GERENCIANDO O FLUXO DE PACIENTES

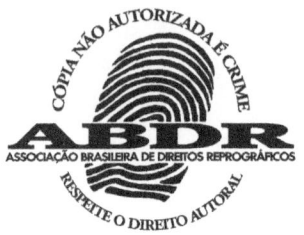

G367	Gerenciando o fluxo de pacientes : estratégias e soluções para lidar com a superlotação hospitalar / Joint Commission Resources; tradução Magda França Lopes. – Porto Alegre : Artmed, 2008. 148 p. ; 28 cm.
	ISBN 978-85-363-1342-9
	1. Administração hospitalar. I. Joint Commission Resources.
	CDU 658.64

Catalogação na publicação: Mônica Ballejo Canto – CRB 10/1023.

Joint Commission Resources

GERENCIANDO O FLUXO DE PACIENTES
ESTRATÉGIAS E SOLUÇÕES PARA LIDAR
COM A SUPERLOTAÇÃO HOSPITALAR

Tradução
Magda França Lopes

Consultoria, supervisão e revisão técnica
Paulo Marcelo Zimmer
Médico
Diretor de Operações – Hospital Mãe de Deus

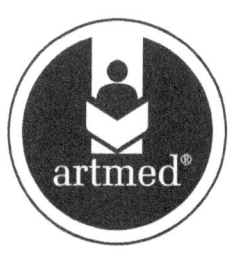

2008

Obra originalmente publicada sob o título
Managing Patient Flow: Strategies and Solutions for Addressing Hospital Overcrowding
ISBN 0-86688-860-8

©2004 Joint Commission on Accreditation of Healthcare Organizations

Joint Commission Resources, Inc. (JCR), a not-for-profit affiliate of the Joint Commission on Accreditation of Healthcare Organizations (Joint Commission), has been designated by the Joint Commission to publish publications and multimedia products. JCR reproduces and distributes these materials under license from the Joint Commission.

All rights reserved. No part of this publication may be reproduced in any form or by any means without written permission from the publisher.
Portuguese-language translation copyright © 2008. All rights reserved.
Translation rights arranged with permission of the Proprietor.

Capa: *Tatiana Spearhacke*

Imagem da capa: ©*iStockphoto/twobluedogs*

Preparação do original: *Leonardo Pereira de Oliveira*

Leitura final: *Priscila Michel Porcher*

Supervisão editorial: *Cláudia Bittencourt*

Editoração eletrônica: *Techbooks*

Reservados todos os direitos de publicação, em língua portuguesa, à
ARTMED® EDITORA S.A.
Av. Jerônimo de Ornelas, 670 - Santana
90040-340 Porto Alegre RS
Fone (51) 3027-7000   Fax (51) 3027-7070

É proibida a duplicação ou reprodução deste volume, no todo ou em parte,
sob quaisquer formas ou por quaisquer meios (eletrônico, mecânico, gravação,
fotocópia, distribuição na Web e outros), sem permissão expressa da Editora.

SÃO PAULO
Av. Angélica, 1.091 - Higienópolis
01227-100 São Paulo SP
Fone (11) 3665-1100   Fax (11) 3667-1333

SAC 0800 703-3444

IMPRESSO NO BRASIL
PRINTED IN BRAZIL
Impresso sob demanda na Meta Brasil a pedido de Grupo A Educação.

Sumário

Introdução — 9
   O que é superlotação? — 9
      Superlotação do PS ou do hospital? — 10
   O propósito deste livro — 10
   Organização do livro — 10
   Agradecimentos — 11

Capítulo 1 As causas da superlotação dos hospitais — 13
   Definindo a superlotação — 15
   O aumento do uso do PS — 15
      Maior gravidade, necessidades mais complexas de tratamento — 15
      Pacientes idosos — 15
      Falta de acesso ao atendimento de saúde — 16
      Visitas não-emergenciais do paciente — 19
      Pacientes que buscam serviços diagnósticos ou de imagem — 20
      Pacientes que buscam medicação — 20
      Pacientes que buscam cuidado de saúde mental — 20
      Crescimento da população — 20
   Questões organizacionais — 21
      Escassez de leitos — 21
      Operando no limite ou acima da capacidade — 21
      Escassez de profissionais — 21
      Aguardando resultados — 24
      Questões externas — 24
      Custos em rápido crescimento — 24
      Fusões e fechamentos de hospitais — 26
      Menos prontos-socorros — 26
      Menos opções de alta — 27
   Fatores legislativos e regulatórios — 27
      EMTALA — 27
      Padrão do "leigo prudente" — 28
      Reembolsos menores — 28

Capítulo 2 O impacto da superlotação no cuidado e na segurança do paciente — 31

Desvio de ambulâncias — 31
Tempos de espera mais longos — 32
    Pacientes de áreas econômicas pobres esperam mais tempo — 32
Aumento do número de pacientes aguardando internação — 34
Comprometimento da segurança do paciente — 34
    Atrasos no tratamento — 34
    Índices mais elevados de erros — 35
    Índices mais elevados de resultados insatisfatórios — 35
    Desistência de pacientes antes de receber tratamento — 37
    Readmissão — 37

Capítulo 3 Usando os padrões da Joint Commission para gerenciar o fluxo de pacientes e prevenir a superlotação — 39

Direito ao tratamento — 39
Ingresso no cuidado, no tratamento e nos serviços — 39
    Avaliação — 40
Gerenciando o fluxo de pacientes — 42
Instalações e serviços — 44
Planejamento do cuidado — 50
Uniformidade do cuidado — 55
Profissionais adequados — 55
Alta e transferência — 58
Manejo das emergências — 60
Melhora contínua — 62

Capítulo 4 Estratégias para gerenciar o fluxo de pacientes e prevenir a superlotação — 65

Equipe multidisciplinar — 65
    Líderes — 66
Entrada, processamento e saída adequados — 66
Avaliação do fluxo de pacientes — 67
    Fluxogramas — 68
    Ferramentas para avaliação da unidade — 68
    Processo do IHI — 70
Indicadores de piora precoce — 71
Sistemas de rastreamento do paciente — 71
    Cálculos — 72
Estratégias para visar entrada, processamento e saída — 72
    Soluções de entrada — 73
    Soluções de processamento — 77
    Soluções de saída — 78
Facilitação e fila — 83

Capítulo 5 Estratégias adicionais para gerenciar o fluxo de pacientes e prevenir a superlotação — 87

O "*fast track*" — 87
Hospitalistas — 87
Soluções baseadas na tecnologia — 88
    Sistemas de rastreamento do paciente — 88

Melhora na comunicação	89
Processos modernizados	90
Medidas de resultado	90
Medidas do Institute for Healthcare Improvement	90
Medidas da Agency for Healthcare Research and Quality	92
Estabelecendo objetivos	92
Aumentando a capacidade de leitos	92
Acrescentando novas unidades	96
Unidades de admissão	97
Unidades de curta permanência	97
Centros de alta	97
Aumentando a cobertura da equipe	98
Contratando mais profissionais	98

Capítulo 6 A colaboração comunitária como uma solução   **101**

Políticas de desvio de ambulâncias	101
Critérios do desvio de ambulâncias	102
Os Estados adotam políticas	104
Sistemas de monitoração estadual	104
Rastreamento refinado	104

Capítulo 7 Estudos de caso: destacando estratégias bem-sucedidas e lições aprendidas   **115**

Metas do Overlook Hospital para os tempos do ciclo de admissão no PS	115
Rastreamento em tempo real	115
Fast-tracking no raio X	116
Melhora dos processos além do pronto-socorro	116
Sistema de manejo da capacidade de demanda	116
Esforços contínuos	121
As chaves do sucesso	121
O Cape Canaveral Hospital ataca o processo de triagem para reduzir atrasos para o paciente	122
Processo de triagem	123
Registro à beira do leito	123
Iniciativas de MD	123
Sucesso gera sucesso	131
O St. John's Regional alivia a agenda do CC para reduzir a superlotação	131
Juntando-se ao IHI	131
O cenário do CC	132
Uma nova programação	132
Obstáculo ao processo	133
Enxergando resultados	133
Facilitando as admissões eletivas	134
Intervenções adicionais	136
Lições aprendidas	136

Apêndice Usando a metodologia do rastreador para avaliar o fluxo de pacientes   **137**

Índice   **143**

Introdução

O que é superlotação?

O American College of Emergency Physicians (ACEP) define a superlotação de pronto-socorro (PS) como "uma situação em que a necessidade identificada de serviços de emergência supera os recursos disponíveis no pronto-socorro. Essa situação ocorre nos prontos-socorros dos hospitais quando seus profissionais e leitos são insuficientes para atender o número de pacientes, o que provoca tempos de espera excessivos".[1]

O que tem levado a essa superlotação? Em 2001, nos Estados Unidos, foram feitas cerca de 107,5 milhões de visitas aos prontos-socorros de hospitais, comparadas às 89,8 milhões de visitas em 1992, representando um aumento de 20%.[2] Embora os pacientes se apresentem ao pronto-socorro com uma grande variedade de condições médicas, desde ferimentos leves a traumas sérios, cada vez eles experimentam níveis maiores de gravidade e condições mais complexas. À medida que a população norte-americana envelhece, aumenta o número de pacientes idosos buscando cuidado, tratamento e serviços nos prontos-socorros, e sua freqüência supera muito a de todos os outros grupos de idade.[3] Além disso, os pacientes que não têm acesso ao atendimento de saúde, quer porque não estão segurados ou estão insuficientemente segurados, quer porque não conseguem marcar uma consulta com seu médico de atenção básica há várias semanas, vão ao pronto-socorro para obter o cuidado que não conseguem em outro lugar. Devido ao Emergency Medical Treatment and Labor Act (Ato do Trabalho e Tratamento Médico de Emergência), o atendimento a esses pacientes não pode ser negado por sua impossibilidade de pagar por ele. E, enquanto o uso do PS continua a aumentar, o número de hospitais que proporcionam cuidado emergencial tem diminuído. Conseqüentemente, um contigente maior de pacientes busca atendimento em um número menor de prontos-socorros.

A superlotação, no entanto, não é um problema *sistêmico* apenas do pronto-socorro. A carência de leitos na internação é a causa mais citada para a superlotação no PS. Em virtude disso, quando os hospitais ficam superlotados, os pacientes, enquanto aguardam leitos para internação, terminam por ser monitorados em áreas não destinadas a tratamento, como corredores. Quando são "acomodados" nos corredores, os pacientes ocupam espaço de tratamento, dependem dos equipamentos e do tempo dos funcionários, comprimindo uma unidade já sobrecarregada. A superlotação também pode dificultar a triagem adequada dos pacientes, obrigando-os a ficar na sala de espera do PS enquanto aguardam leitos.

A superlotação pode resultar ainda no desvio de ambulâncias, primeiro fator a atrair a atenção dos Estados Unidos para o problema dos PSs. Na verdade, um terço de todos os hospitais relatou desvios, não apenas durante a temporada de gripe, mas durante o ano todo.[4]

O comprometimento da segurança do paciente é o impacto mais alarmante da superlotação do PS. Ele é ocasionado por atrasos do tratamento, maior número de erros, piores resultados, desistência dos pacientes antes de serem atendidos e índices mais elevados de readmissão.

Calcula-se que, entre 10 hospitais norte-americanos, mais de seis operam no limite ou acima de sua capacidade. Isso significa que os acúmulos no sistema de saúde que conduziram à superlotação dos PSs tornaram-se um problema de amplitude nacional, afetando hospitais acadêmicos e comunitários, tanto em áreas urbanas quanto rurais.

Superlotação do PS ou do hospital?

De início, a superlotação era considerada um fenômeno do PS. Entretanto, quanto mais os provedores de cuidados de saúde e os pesquisadores investigam suas causas, seus impactos e soluções, mais consideram a questão um problema sistêmico.

Embora seja verdade que o pronto-socorro tem capacidade de prestar uma série de serviços médicos para pacientes gravemente doentes e feridos, ele também depende de muitos serviços auxiliares, como laboratório, diagnóstico por imagem e enfermagem capacitada, para que o atendimento ocorra. A falha de qualquer um dos serviços pode paralisar um pronto-socorro, corroborando a idéia de que o PS não é necessariamente a causa do acúmulo, mas a unidade mais vulnerável a ele. Conseqüentemente, entende-se agora que muitas soluções para a superlotação do pronto-socorro estão fora dele.

O propósito deste livro

Dirigido a diretores e administradores de hospital, administradores de PS, enfermeiros e chefes de enfermagem, funcionários de PS, diretores e coordenadores de segurança do paciente, gerentes de melhora da qualidade e gerentes de risco, este livro descreve como gerenciar o fluxo de pacientes e evitar a superlotação do PS, considerando toda a organização e não apenas a unidade de emergência. O livro defende que, para aliviar com sucesso a superlotação dos PSs, os hospitais devem considerá-los como uma parte integrante da organização, alocando recursos quando o departamento estiver sobrecarregado e comprometendo-se com a monitoração contínua das medidas contra a superlotação e dos resultados para os pacientes.

Coerente com essas conclusões e medidas, o novo padrão da Joint Commission para gerenciar o fluxo de pacientes e evitar a superlotação, LD.3.15*, concentra-se na importância de identificar e mitigar os impedimentos ao fluxo eficiente de pacientes pelo hospital – não apenas no pronto-socorro. O padrão reconhece a particular vulnerabilidade dessa unidade aos efeitos negativos de um gerenciamento de fluxo ineficiente. Finalmente, indica que uma melhor administração dos processos pode garantir o uso de recursos limitados de forma apropriada e, desse modo, reduzir o risco de resultados negativos para os pacientes decorrentes de atrasos na prestação do cuidado.

Além de desenvolver esse padrão, a Joint Commission promoveu o diálogo sobre a superlotação do PS, tratando a questão como uma de suas iniciativas de política pública. Para isso, realizou mesas-redondas com especialistas e partes interessadas, promoveu um simpósio em âmbito nacional e está desenvolvendo um documento oficial que incluirá os elementos mais importantes da discussão a fim de refinar a síntese do problema e propor soluções.

Organização do livro

O Capítulo 1, "As causas da superlotação dos hospitais", discute causas como a falta de recursos disponíveis, incluindo profissionais, leitos e opções de alta.

O Capítulo 2, "O impacto da superlotação no cuidado e na segurança do paciente", descreve o efeito da superlotação, incluindo aumentos nos desvios de ambulâncias, pacientes que enfrentam tempos de espera significativamente mais longos, alojamento em corredores do PS e comprometimento da segurança do paciente.

O Capítulo 3, "Usando os padrões da Joint Commission para gerenciar o fluxo de pacientes e prevenir a superlotação", examina os padrões da Joint Commission associados à prestação de cuidado no pronto-socorro e, em particular, o novo padrão para gerenciar o fluxo e prevenir a superlotação.

O Capítulo 4, "Estratégias para gerenciar o fluxo de pacientes e prevenir a superlotação", oferece planos de ação, como o trabalho em equipe e o apoio da liderança, além de discutir conceitos como entrada, processamento e saída (ou o fluxo de pacientes e sua facilitação), bem como o uso de indicadores de piora precoce.

O Capítulo 5, "Estratégias adicionais para gerenciar o fluxo de pacientes e prevenir a superlotação", apresenta novas propostas para lidar com as questões organizacionais. Entre elas estão a implementação de *fast tracks*, o emprego de hospitalistas, o uso de soluções baseadas em tecnologia, o desenvolvimento de medidas de resultado e o aumento do número de leitos.

O Capítulo 6, "A colaboração comunitária como uma solução", discute a relação do hospital com a comunidade, começando com o desenvolvimento de políticas de desvio. Inclui exemplos de colaboração nos âmbitos comunitário, regional e estadual.

O Capítulo 7, "Estudos de caso: destacando estratégias bem-sucedidas e lições aprendidas", inclui três estudos de caso de organizações que usaram várias abordagens e intervenções para melhorar com sucesso o fluxo de pacientes e diminuir a superlotação. Esses estudos de caso oferecem lições aprendidas de outros hospitais que se adaptaram com seus próprios esforços para reduzir o impacto da superlotação.

---

* Esse padrão tinha o número LD.3.11 até 1º de janeiro de 2005.

O Apêndice, "Usando a metodologia do rastreador para avaliar o fluxo de pacientes", descreve como essa metodologia pode ser usada para avaliar o gerenciamento do fluxo de pacientes. Apresenta um cenário de caso que demonstra como identificar riscos do cuidado que possam conduzir à superlotação no pronto-socorro ou em outras unidades de um hospital.

Agradecimentos

Gostaríamos de agradecer às seguintes pessoas por suas contribuições para esta publicação: Linda K. Kosnik, R.N., M.S.N., A.N.P., C.E.N., chefe de enfermagem, e James A. Espinosa, M.D., F.A.C.E.P., F.A.A.F.P., diretor-médico do Overlook Hospital/Atlantic Health System em Summit, New Jersey; Susan Key, R.N., M.S., C.E.N., diretora dos serviços de emergência do Cape Canaveral Hospital/HealthFirst Inc., em Cocoa Beach, Flórida; e Christy Dempsey, B.S.N., C.N.O.R., diretora dos serviços perioperatórios do St. John's Regional Health Center, em Springfield, Missouri, que proporcionaram os estudos de caso para este livro. Finalmente, desejamos expressar nossa gratidão à escritora Ruth Carol por sua pesquisa sólida e sua explicação clara dos conceitos envolvidos na superlotação hospitalar.

Referências

1. American College of Emergency Physicians. *Responding to emergency department crowding: A guidebook for chapters.* A report of the crowding resources task force. Aug 2002. http://www.acep.org/library/pdf/edCrowdingReport.pdf (accessed Feb. 3, 2004).
2. McCaig L.F., Burt C.W.: National Hospital Ambulatory Medical Care Survey: 2001 Emergency Department Summary. *Advance Data from Vital Health Statistics.* Centers for Disease Control and Prevention. No. 335, Jun. 4, 2003.
3. American Hospital Association. *Trendwatch: Emergency departments – an essential access point to care.* 3(1): Mar 2001. http://www.hospital-connect.com/ahapolicyforum/trendwatch/content/ twmarch 2001. pdf (accessed Jan. 28, 2004).
4. American Hospital Association. *Emergency department overload: A growing crisis.* Study conducted by The Lewin Group for AHA. Apr. 2002.

As causas da superlotação dos hospitais 1

A superlotação hospitalar é um problema importante para todo tipo de instituição de saúde dos EUA.[1-4] O que antes eram incidentes isolados, por exemplo, associados à temporada de gripe, tornaram-se uma experiência cotidiana. A superlotação é tão comum que mais de seis entre 10 hospitais em todo o país estão operando no limite ou acima da sua capacidade.[5] É uma ocorrência diária nos hospitais da Califórnia, como foi relatado por 28% dos diretores de pronto-socorro (PS) recentemente entrevistados.[6] Além disso, a superlotação hospitalar não está limitada às instituições acadêmicas e rurais: é um problema significativo em hospitais universitários, municipais e também privados, tanto nas áreas urbanas quanto rurais. Os hospitais da costa nordeste e oeste têm sido particularmente atingidos, mas nenhuma instituição está imune à superlotação.[3]

À primeira vista, a superlotação foi considerada um fenômeno isolado, ligado ao pronto-socorro. Entretanto, quanto mais os prestadores e pesquisadores do sistema de saúde mergulham em causas e soluções, mais a superlotação é percebida como um problema sistêmico. Em muitos casos, o próprio pronto-socorro não é a causa, mas apenas a unidade mais vulnerável a entrar em pane.

O que provoca a superlotação hospitalar? O debate sobre suas causas pode continuar por longo tempo, mas muitos concordariam que ela é o resultado de uma série de fatores complexos (ver Fig. 1.1). A superlotação resulta das cinco seguintes tendências simultâneas, a maioria das quais está relacionada a demandas de eficiência associadas ao aumento de expectativas:

- A eficiência exigida dos hospitais os impele a operar próximos à sua capacidade máxima, o que provoca uma carência de *recursos*, incluindo pessoal e equipamento, no pronto-socorro.

- A eficiência exigida do sistema de saúde impele os pacientes a buscar atendimento no lugar mais acessível, o que resulta em uma carência de equipamentos e de *capacidade* de pessoal para cuidar dos pacientes de emergência.

- A eficiência exigida dos hospitais os impele a uma disponibilização média, em vez de máxima, da equipe, dos equipamentos e dos leitos (especialmente dos leitos monitorados), o que resulta em uma *flexibilidade* limitada para acomodar qualquer fluxo inesperado de pacientes, não apenas no pronto-socorro, mas em todo o hospital.

- A eficiência exigida dos médicos limita a sua disponibilidade para atender pacientes não-agendados ou até mesmo para retornar seus telefonemas, encorajando esses pacientes a buscar locais *alternativos*, principalmente o pronto-socorro.

- As crescentes *expectativas* dos pacientes focam-se na conveniência do serviço, incluindo atendimento assim que há necessidade e disponibilidade 24 horas do serviço de emergência, independentemente da capacidade de pagamento; isso é exacerbado pela dificuldade dos pacientes não-segurados de encontrar atendimento básico na comunidade.

Devido à capacidade reduzida em todos os níveis do sistema de prestação de serviço, resultante das crescentes pressões por gerenciamento financeiro mais controlado e por eficiência, os hospitais enfrentam uma redução da flexibilidade e da habilidade de acomodar as variações de demanda que ocorrem nos prontos-socorros.

Figura 1.1

Fatores que contribuem para a superlotação dos PSs e para o desvio das ambulâncias

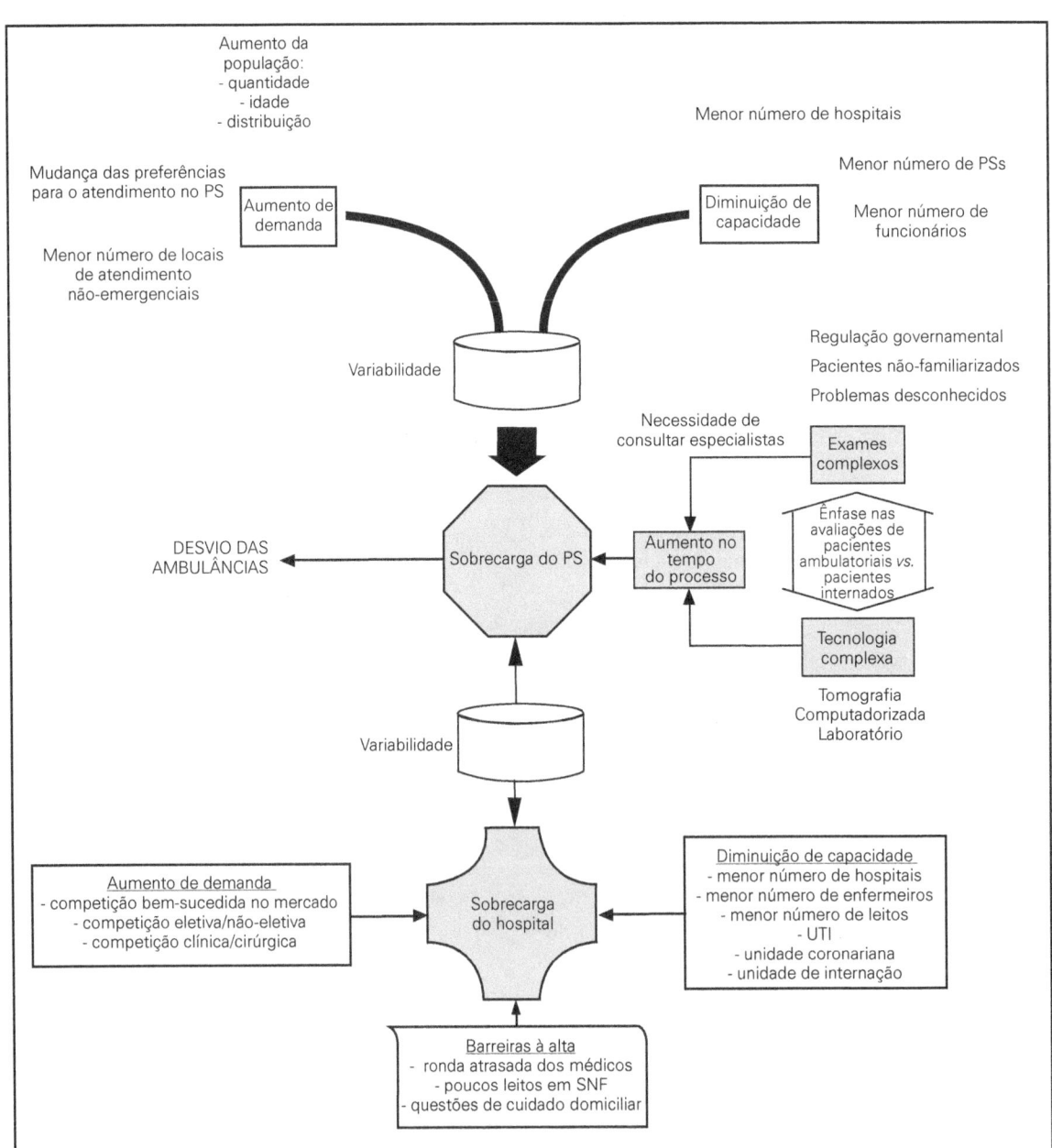

Esta figura ilustra uma série de fatores complexos relacionados a demandas de eficiência e ao aumento das expectativas, o que pode conduzir a uma sobrecarga do PS e a desvios das ambulâncias.

Fonte: The Massachusetts Health Policy Forum. ED Overcrowding in Massachusetts. Making room in our hospitals. *Issue Brief* # 12, Jun. 7, 2001. Usada com autorização.

Outros fatores econômicos que desempenham um papel importante na superlotação hospitalar incluem os custos institucionais crescentes resultantes de remunerações dos médicos, avanço tecnológico e farmacêutico, associados a um reembolso menor por parte das seguradoras e também das agências estaduais e federais. A porcentagem crescente de atendimento não-remunerado rivaliza com os números crescentes de não-segurados. Finalmente, houve um aumento abrupto no volume de pacientes. Ao mesmo tempo, o número de locais de cuidado alternativo, como instituições de enfermagem capacitada (*skilled nursing facilities* – SNFs) e empresas de cuidado domiciliar (*home health agencies* – HHAs), que proporcionam cuidado subagudo para aliviar parte da carga do PS, continua a diminuir.

Definindo a superlotação

The American College of Emergency Physicians (ACEP) define da seguinte maneira a superlotação dos PSs: "Uma situação em que a necessidade identificada de serviços de emergência supera os recursos disponíveis no PS. Essa situação ocorre nos prontos-socorros dos hospitais quando seus profissionais e leitos são insuficientes para atender o número de pacientes, o que provoca tempos de espera excessivos. A superlotação tipicamente envolve pacientes sendo atendidos em áreas que não são de tratamento (como corredores), enquanto aguardam leitos no PS ou na internação. A superlotação também pode envolver uma incapacidade para triar adequadamente os pacientes, o que faz com que grande número de pessoas fique na sala de espera em uma categoria qualquer de avaliação".[7]

Derlet e colaboradores[1] sugerem que a definição inclua:

- todos os leitos disponíveis no pronto-socorro estão ocupados mais de 6 horas por dia;
- pacientes admitidos têm de ficar nos corredores do PS por não haver leitos disponíveis na internação por mais de 6 horas por dia; ou
- o número de horas que o pronto-socorro fica fechado devido à saturação ou opera em regime de desvio de ambulâncias.

Independentemente da definição de superlotação hospitalar, todos reconhecem quando ela está acontecendo.

O aumento do uso do PS

É inquestionável que o número de pacientes buscando cuidado, tratamento e serviços nos prontos-socorros norte-americanos sobe progressivamente desde meados de 1990. Durante o ano de 2001, cerca de 107,5 milhões de visitas foram feitas aos prontos-socorros dos hospitais, o que representa aproximadamente 38,4 visitas para cada 100 pessoas, segundo dados da Pesquisa Nacional de Atenção Médica Ambulatorial e Hospitalar.[8] Isso é mais do que as 89,8 milhões de visitas em 1992, o que representa um aumento de 20% em todo o país (ver Fig. 1.2). O índice de utilização total do PS pela população aumentou 8%, de 35,7 visitas por 100 pessoas em 1992, para 38,4 visitas por 100 pessoas em 2001. Segundo um estudo realizado pela American Hospital Association (AHA), apenas de 2000 a 2001, o volume do PS aumentou 5%.[3] Na Califórnia, um dos Estados mais duramente atingidos, as visitas ao PS aumentaram 27% entre 1990 e 1999.[9]

Maior gravidade, necessidades mais complexas de tratamento

Se a gravidade e a complexidade crescentes do paciente não são o principal fator na superlotação hospitalar, estão entre os três principais.[1,2,6,10] (ver Quadro 1.1). Nos últimos anos, têm-se apresentado ao PS pacientes mais doentes, com condições mais complexas.[10,11] Uma razão fundamental para isso é, em parte, que o padrão de tratamento e diagnóstico no pronto-socorro continua a melhorar à medida que a tecnologia médica avança e melhores medicamentos são desenvolvidos.[12] Como exemplo, pacientes com condições crônicas, como asma, são hoje comumente tratados e monitorados no pronto-socorro durante várias horas antes de haver uma determinação para que sejam admitidos em um leito de internação ou liberados de volta para casa. Similarmente, pacientes que se apresentam com dor no peito podem permanecer no pronto-socorro para ser monitorados durante várias horas antes de se tomar uma decisão sobre sua eventual internação. As pessoas também estão vivendo por mais tempo com doenças crônicas, como insuficiência cardíaca congestiva, doença pulmonar obstrutiva crônica (DPOC), insuficiência renal, AIDS, hipertensão e diabete. Os pacientes com condições crônicas tendem a requerer exames e tratamentos mais complexos.

Pacientes idosos

O mesmo acontece com pacientes idosos: eles tendem a ter co-morbidades que requerem avaliações mais complicadas. Conseqüentemente, requerem mais tempo dos médicos e

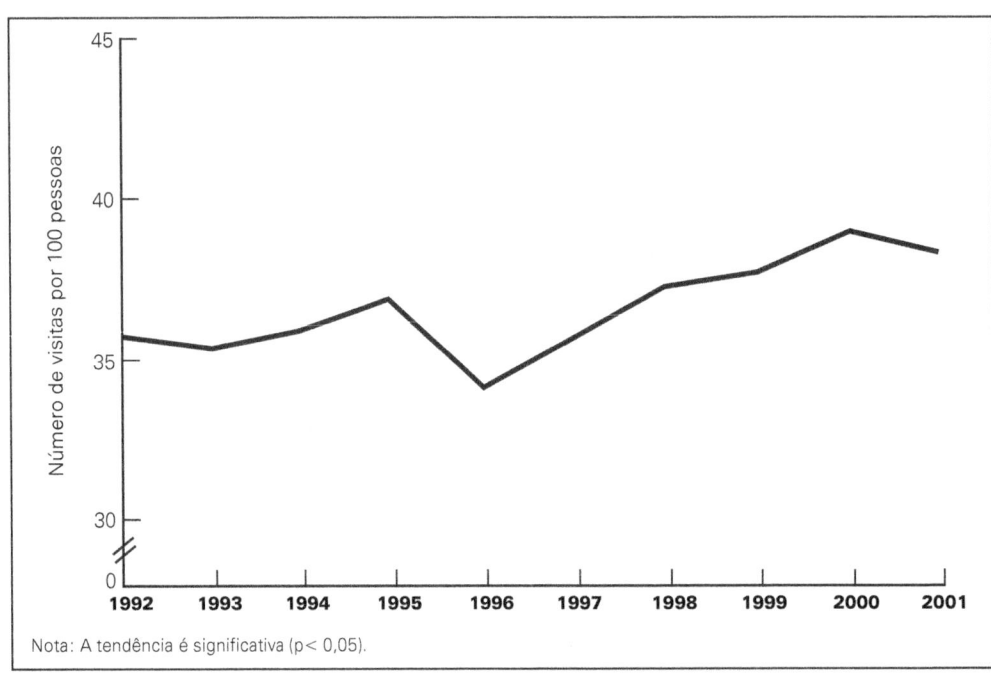

Figura 1.2
Tendência dos índices de visitas ao PS: Estados Unidos, 1992-2001

Nota: A tendência é significativa ($p < 0,05$).

Esta figura mostra o aumento das visitas de pacientes ao pronto-socorro, identificado em 8% de 1992 a 2001.

Fonte: McCaig L.F., Burt C.W.: National Hospital Ambulatory Medical Care Survey: 2001 Emergency Department Summary. *Advance Data from Vital Health Statistics. Centers for Disease Control and Prevention.* No. 335, Jun 4, 2003. Usada com autorização.

da enfermagem para que sejam diagnosticados e tratados, o que pode onerar uma unidade já sobrecarregada.[1]

Entre 1997 e 2000, os norte-americanos com mais de 75 anos tiveram o índice mais elevado de visitas a PSs – 65 para cada 100 pessoas por ano.[13] A média dos EUA é de 39 visitas para cada 100 pessoas por ano. Embora em 2001 o índice de visita ao PS de pessoas com mais de 75 anos tenha declinado para 59,7 para cada 100, os idosos ainda tinham o índice mais elevado de visitas ao PS, comparado à média nacional, que foi de 38,4 para cada 100 pessoas.[8] Além disso, os pacientes idosos tiveram uma proporção mais elevada de visitas emergenciais em comparação com todos os outros grupos de idade.[14]

Falta de acesso ao atendimento de saúde

Os pacientes que não têm acesso a atendimento básico com freqüência buscam tratamento no pronto-socorro. As duas razões mais citadas para essa falta são o fato de os pacientes não terem cobertura de plano de saúde ou não terem conseguido marcar uma consulta na rede básica a tempo.

Pacientes sem seguro saúde

Em meados da década de 1990, quando as visitas ao PS começaram a aumentar, cerca de 41,7 milhões de pessoas não tinham seguro saúde.[15] Aproximadamente nessa época, a classe trabalhadora não-segurada começou a crescer nos Estados Unidos, ou seja, os empregados deixaram de ter cobertura de saúde porque esta se tornou muito cara. Na verdade, o número de trabalhadores com seguro saúde proporcionado pelo empregador caiu de 72% em 1988 para 58% em 1996.[16]

Segundo o U.S. Census Bureau, 43,3 milhões de cidadãos norte-americanos não eram segurados em 2002,[17] o

Quadro 1.1
Como você define a gravidade do paciente?

A gravidade do paciente pode ser mensurada de mais de uma maneira. Seguem-se as medidas mais comumente usadas:

Gravidade baseada na avaliação durante a triagem – a gravidade do paciente se baseia no nível de imediação atribuído pela equipe de triagem na chegada, da seguinte maneira:

- Emergencial – o paciente deve ser visto em menos de 15 minutos após sua chegada.
- Urgente – o paciente deve ser visto entre 15 e 60 minutos após sua chegada.
- Semi-urgente – o paciente deve ser visto entre 1 e 2 horas após sua chegada.
- Não-urgente – o paciente deve ser visto entre 2 e 24 horas após sua chegada.

Fonte: McCaig L.F., Burt C.W.: National Hospital Ambulatory Medical Care Survey: 2001 Emergency Department Summary. *Advance Data from Vital Health Statistics*. Centers for Disease Control and Prevention. No. 335, Jun. 4, 2003.

Gravidade baseada em diagnósticos na alta – a gravidade do paciente é julgada retrospectivamente, com base em determinadas palavras ou frases dos diagnósticos da alta, da seguinte maneira:

- Sempre é uma emergência – exemplos incluem parada cardíaca, taquicardia ou fibrilação ventricular, insuficiência respiratória, meningite, coma, infarto do miocárdio, derrame ou acidente vascular cerebral, angina instável e septicemia.
- Freqüentemente é uma emergência – exemplos incluem trauma, crise de anemia falciforme, assaltos, acidentes com veículos motorizados, avulsão, lesão na mão, luxação, queimadura, mordida humana e laceração ou ferida aberta.
- Às vezes não é uma emergência – exemplos incluem dispnéia, outro tipo de arritmia, DPOC, labirintite, vertigem, abscesso, diabete, hipoglicemia, câncer e lesões dentárias.
- Freqüentemente não é uma emergência – exemplos incluem entorses (tornozelo, pescoço), tensão ou dor musculoesquelética, epistaxe, contusão na parede do tórax, lesão em tecido mole e contusão.

Fonte: Selby J.V., Fireman B.H., Swain B.E.: Effect of a copayment on use of the emergency department in a health maintenance organization. *N Engl J Med* 334(10): 635-641, 1996.

Gravidade baseada na disposição do paciente e na codificação de CPT – o nível de urgência é determinado pelo profissional de codificação usando critérios específicos, que incluem o tipo de disposição (por exemplo, admissão, transferência ou alta), códigos de CPT e outros critérios descritos da seguinte maneira:

- Urgente – "Pacientes (...) que foram admitidos no hospital; tinham condições que foram designadas como urgentes ou com códigos de CPT de cuidado crítico; foram transferidos para outra instituição para tratamento especial, como o cuidado de queimaduras; ou tinham lacerações que requeriam suturas, fraturas ou condições médicas que necessitavam de avaliação ampliada no pronto-socorro".
- Não-urgente – "Visitas (...) por problemas médicos menores, como faringite aguda, otite média, infecção do trato respiratório superior ou queimaduras de primeiro grau".
- Semi-urgente – "Visitas de pacientes com lesões ou condições médicas moderadamente sérias".

Fonte: Williams R.M.: The costs of visits to emergency departments. *N Engl J Med* 334(10): 642-646, 1996.

Gravidade baseada em risco de vida ou de um membro e avaliação realizada em momento oportuno – a gravidade do paciente é indicada usando-se as seguintes diretrizes desenvolvidas pelo Departamento de Planejamento e Desenvolvimento de Saúde do Estado da Califórnia:

- Crítica – "Um paciente que apresenta uma lesão ou doença aguda que pode resultar em dano ou lesão permanente ou morte (por exemplo, lesão na cabeça, acidente com veículo motorizado, tiro)".
- Urgente – "Um paciente com uma lesão ou doença aguda em que a perda da vida ou de um membro não é uma ameaça imediata ao seu bem-estar, ou um paciente que necessita sem demora de uma avaliação (por exemplo, fratura ou laceração)".
- Não-urgente – "Um paciente com uma lesão, doença ou condição não-emergencial; às vezes crônica; que pode ser tratada em um local não-emergencial e não necessariamente no mesmo dia em que é visto no departamento de emergência (por exemplo, testes de gravidez, dor de dente, resfriado, unha encravada)".

Fonte: Lambe S., et al.: Trends in the use and capacity of California's emergency departments, 1990-1999. *Ann Emerg Med* 39(4): 389-432, 2002.

que equivale a quase uma a cada cinco pessoas com menos de 65 anos de idade sem seguro. Para o ano de 2006, era esperado que tais números atingissem entre 51,2 milhões e 53,7 milhões.[18] Alguns sugerem que um adicional de 29 milhões de norte-americanos estão insuficientemente segurados, carecendo de cobertura para cuidados essenciais.[19]

Os pacientes não-segurados tendem a usar mais freqüentemente o pronto-socorro do que aqueles com seguro privado[14] (ver Fig. 1.3). Diferentes condições de saúde, níveis de acesso a cuidados médicos e fatores demográficos são algumas das razões por que os pacientes não-segurados experimentam maiores índices de uso do PS.

Além disso, após se apresentarem ao pronto-socorro, os pacientes não-segurados são hospitalizados por condições que poderiam ser prevenidas com uma freqüência 50% maior do que os pacientes segurados.[20] Uma explicação para a importante diferença é que os pacientes não-segurados têm uma probabilidade maior de adiar ou se abster do cuidado necessário, de modo que, quando se apresentam ao pronto-socorro, estão em situação mais grave.

Conseguindo uma visita à atenção básica

Os pacientes, particularmente aqueles matriculados em organizações de manutenção da saúde (*health maintenance organizations* – HMOs), estão, cada vez mais, buscando atendimento nos prontos-socorros por não conseguirem marcar consultas em horários disponíveis com seus médicos de atenção básica, que freqüentemente estão com seus horários lotados por várias semanas.[4] De fato, as HMOs têm

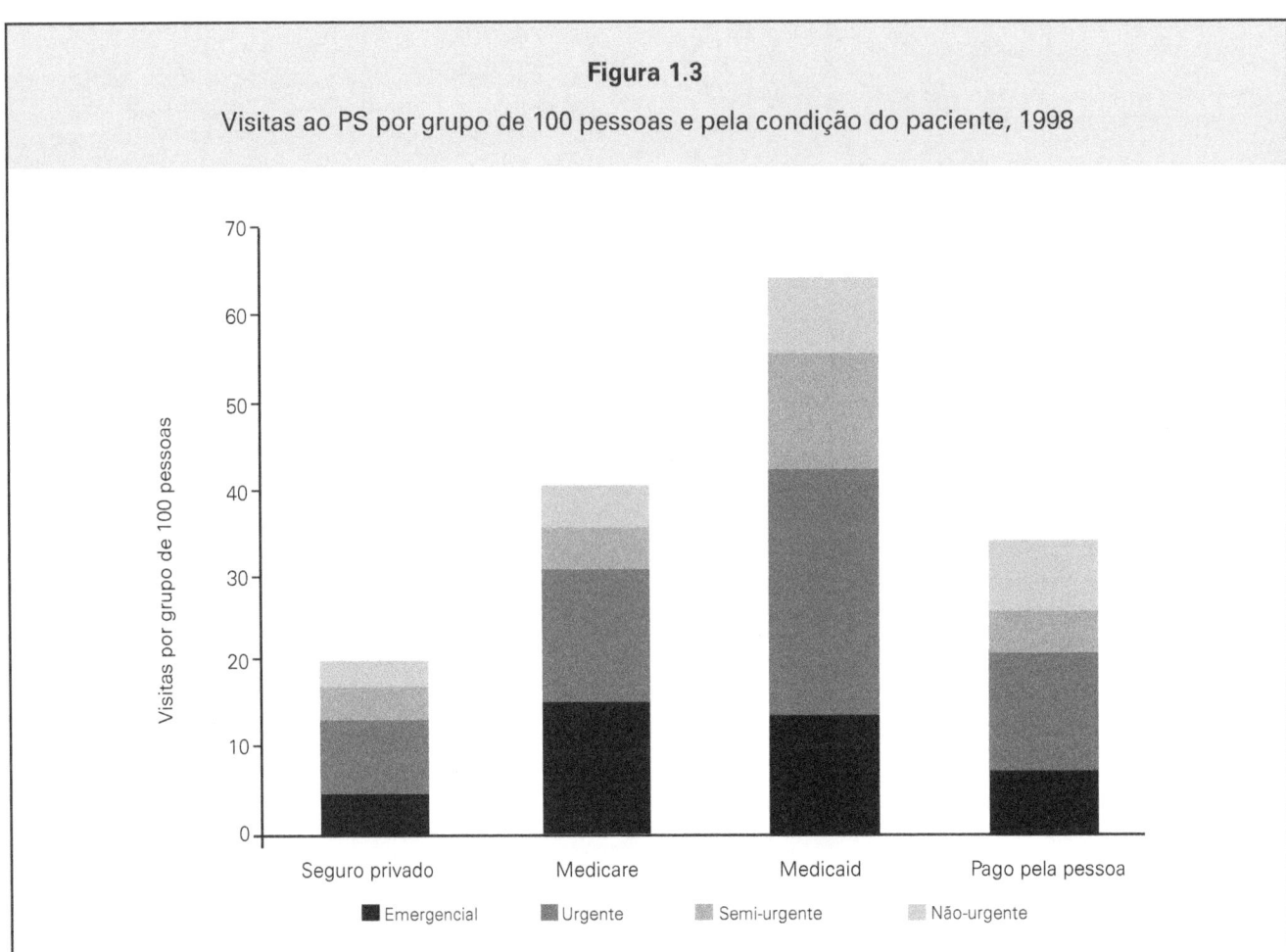

Figura 1.3

Visitas ao PS por grupo de 100 pessoas e pela condição do paciente, 1998

Esta figura mostra que pacientes não-segurados usam o pronto-socorro, em todos os níveis, em um índice mais elevado, devido a diferentes condições de saúde, níveis de acesso a cuidados médicos e fatores demográficos.

Fonte: American Hospital Association. *Trendwatch: Emergency departments – an essential access point to care*. Mar. 2001. Usada com autorização.

relatado, nos últimos anos, aumentos significativos no uso do serviço de PS por parte de indivíduos matriculados. Enquanto os pacientes esperam para conseguir uma consulta com seus médicos, seus sintomas podem piorar, a ponto de requererem um atendimento urgente. Eles então procuram o pronto-socorro. Além disso, os médicos da atenção básica que são pagos por paciente atendido têm menos incentivo para atender aqueles que requerem cuidado urgente, de modo que esses são encaminhados para o pronto-socorro.[4]

Sobrecarregados por seu número atual de pacientes, alguns médicos da atenção básica limitam o atendimento apenas a eles, enquanto outros não aceitam pacientes não-segurados ou segurados pelo Estado. Por exemplo, em 1999, um terço dos médicos não aceitou casos de caridade, 21% não aceitaram novos pacientes do Medicaid, e 10% não aceitaram novos pacientes do Medicare.[21]

Visitas não-emergenciais do paciente

Embora alguns estudos mostrem que os usuários freqüentes de PS têm importantes problemas de saúde e apresentam níveis de gravidade mais elevados do que outros pacientes,[22] muitos que não têm acesso a cuidados médicos recorrem aos prontos-socorros para o tratamento de problemas de saúde não-emergenciais. Um estudo revelou que 75% dos pacientes de PS poderiam ter sido tratados em atenção básica, e 7% das visitas poderiam ter sido prevenidas ou evitadas.[21] Dados do National Center for Health Statistics, que rastreia a gravidade dos pacientes de PS segundo a triagem na chegada, para avaliar a rapidez com que devem ser vistos, indicam que cerca de 26% dos casos de PS foram considerados semi-urgentes ou não-urgentes nos últimos anos[8,13] (ver Fig. 1.4).

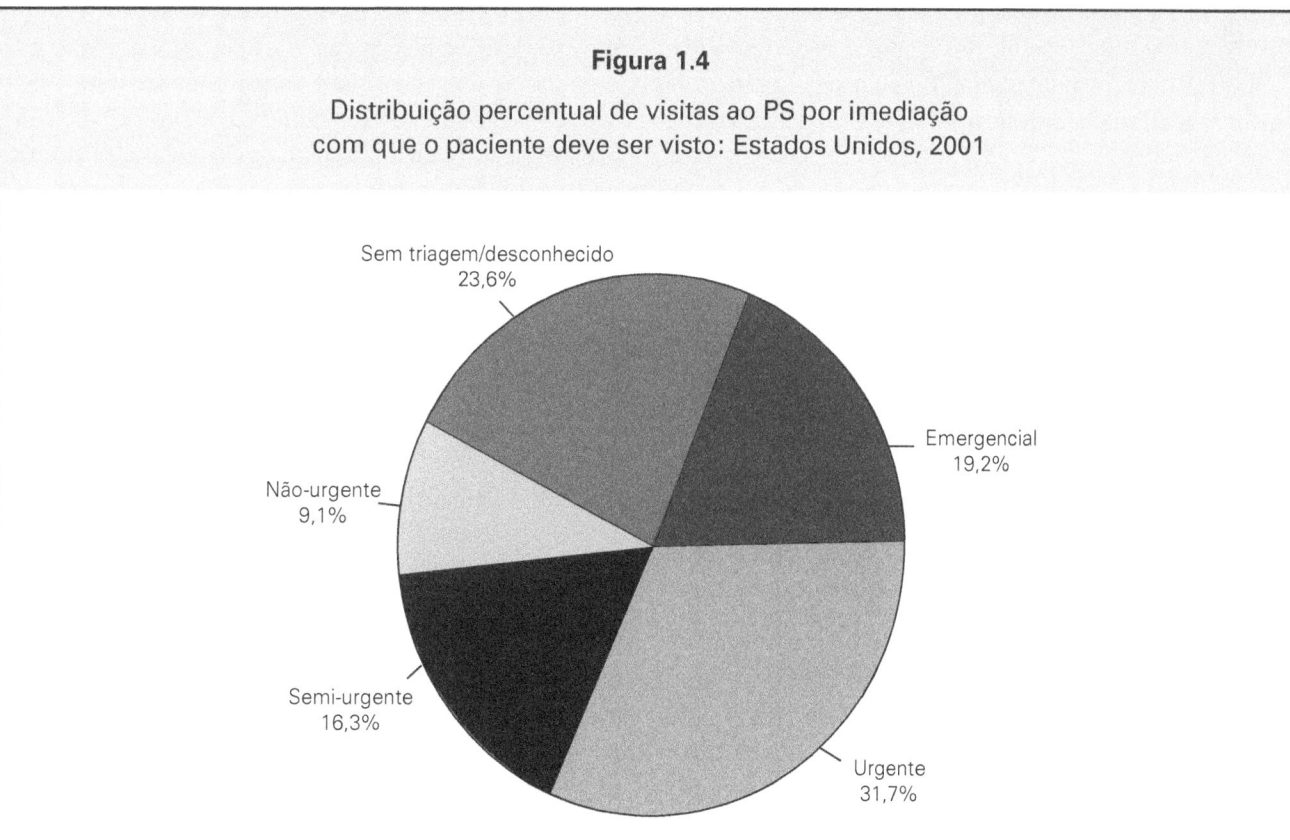

Figura 1.4

Distribuição percentual de visitas ao PS por imediação com que o paciente deve ser visto: Estados Unidos, 2001

- Sem triagem/desconhecido 23,6%
- Emergencial 19,2%
- Urgente 31,7%
- Semi-urgente 16,3%
- Não-urgente 9,1%

Esta figura exibe a alta percentagem de visitas de menor urgência que poderiam ter sido tratadas em uma instituição de atenção básica.

Fonte: McCaig L.F., Burt C.W.: National Hospital Ambulatory Medical Care Survey: 2001 Emergency Department Summary. *Advance Data from Vital Health Statistics.* Centers for Disease Control and Prevention. No. 335, Jun. 4, 2003. Usada com autorização.

Deve-se observar que nem todos acreditam que o uso do PS para atenção básica ou condições não-urgentes tenha dado origem à superlotação hospitalar.[23] O ACEP sustenta não haver evidência dessa relação.[7] Além disso, defende que o uso não-urgente do PS simplesmente conduz à superlotação na sala de espera, não na área de tratamento.

Pacientes que buscam serviços diagnósticos ou de imagem

O pronto-socorro tornou-se uma opção viável para pacientes que requerem testes de diagnóstico ou de avaliação, particularmente quando esses serviços não podem ser realizados em um consultório médico ou não são cobertos pelo seguro saúde.

Em 2001, eles foram solicitados ou realizados em 85% das visitas ao PS.[8] Os serviços mais freqüentemente utilizados foram o exame de avaliação médica, o hemograma completo, a oximetria de pulso, o raio X de tórax e o exame de urina. Exames de imagem foram proporcionados em 40,8% dessas visitas. O uso de ressonância magnética (RM) e tomografia computadorizada (TC) aumentou vertiginosamente na última década. Em 1992, esse tipo de imagem era proporcionado em 2,4% das visitas ao PS, aumentando para 6,3% das visitas ao PS em 2001, um crescimento de 163%. Somente 13% de todas as visitas ao PS não utilizaram serviços de diagnóstico ou avaliação. O tempo médio de atendimento para pacientes que receberam esses serviços era substancialmente mais longo. Os pacientes passavam, em média, 3 horas nos prontos-socorros, em comparação com as 4,9 horas daqueles que tinham de realizar uma avaliação por RM ou TC.

Em 2001, esses procedimentos foram realizados em 40,9% das visitas ao PS.[8] Os procedimentos mais freqüentemente realizados foram a administração de líquidos intravenosos, o cuidado de ferimentos e o cuidado ortopédico.

Pacientes que buscam medicação

Alguns pacientes podem fazer visitas mais freqüentes ao PS para receber medicações caras ou de outro modo indisponíveis. Durante a temporada de gripe de 1999, houve um influxo de indivíduos ao pronto-socorro buscando agentes antigripais recém-disponíveis, possivelmente motivados por propagandas e por não poderem consultar em tempo hábil seus médicos da atenção básica.

Em 2000 e 2001, foram proporcionadas medicações em aproximadamente 74% de todas as visitas ao PS.[8,13] Os analgésicos foram os mais freqüentemente prescritos, perfazendo 34% das medicações mencionadas em 2001. Entre 1997 e 2001, houve um aumento de 18% no uso de medicamentos analgésicos no pronto-socorro, especificamente os antiinflamatórios não-esteróides e analgésicos narcóticos. Depois destes, os mencionados com maior freqüência foram os agentes antimicrobianos e as medicações para o trato respiratório.

Pacientes que buscam cuidado de saúde mental

Muitos pacientes que requerem cuidado psiquiátrico em internação buscam atendimento em prontos-socorros, em grande parte devido a uma carência de serviços psiquiátricos disponíveis.[12] Segundo a National Association of Psychiatric Health Systems, de 1992 a 2000, o número de hospitais psiquiátricos públicos caiu 29%, o de hospitais psiquiátricos privados, 38%, e as unidades psiquiátricas dos hospitais gerais diminuíram em 14%.[24] O número de leitos psiquiátricos também declinou quase 16%. Entre 1992 e 1998, o número de leitos dos hospitais psiquiátricos públicos foi reduzido em 32%, e os leitos dos hospitais psiquiátricos privados diminuíram em 23%. Os pacientes que têm alucinações ou exibem comportamento anti-social, tendências suicidas ou violentas podem sobrecarregar os prontos-socorros já lotados, requerendo observação e tratamento. Somam-se a eles os pacientes que abusam de drogas ou álcool. Cerca de 2,5 milhões de visitas aos PSs em 2001 – ou 2,3% – foram relacionadas ao uso de álcool pelo paciente, por outra pessoa ou por ambos.[8]

Crescimento da população

Algumas áreas dos EUA estão experimentando crescimentos populacionais que contribuem para a superlotação hospitalar. Nas comunidades com alto crescimento populacional ocorrido entre 1996 e 2000, os hospitais registraram níveis mais elevados de desvio das ambulâncias e da desistência de pacientes antes que recebessem uma avaliação médica, em comparação com os hospitais localizados em comunidades de menor crescimento populacional.[10] No ano fiscal de 2001, os hospitais nas áreas metropolitanas com alto crescimento populacional apresentaram um índice de operação em regime de desvio das ambulâncias cerca de cinco vezes maior do que os hospitais em áreas com crescimento populacional inferior. Um exemplo disso é Phoenix, que experimentou um aumento populacional de 40% nos últimos anos, mas não um aumento dos recursos hospitalares ou dos serviços de PS desde o início da década de 1990.[11,25]

Questões organizacionais

As questões organizacionais são um fator importante em uma superlotação hospitalar. Algumas delas são do controle do hospital, como disponibilizar mais leitos na internação, operar em vários níveis de capacidade e lidar com a escassez de pessoal.

Escassez de leitos

Uma causa da superlotação hospitalar é a indisponibilidade de leitos equipados para cuidado crítico.[1,2] Essa é também uma causa fundamental dos desvios das ambulâncias[5] e dos significativos atrasos na alta dos pacientes.[26] A escassez de leitos ocorre mais comumente na unidade de terapia intensiva (UTI) ou na unidade de cuidados críticos. Outras áreas de escassez recorrente são as unidades de leitos monitorados por instrumentos ou com telemetria.[10,12]

A indisponibilidade de leitos para admissão nos hospitais faz com que os pacientes ocupem um espaço valioso no pronto-socorro ou fiquem "a bordo", ou seja, temporariamente colocados em corredores do hospital ou outras áreas abertas (por exemplo, unidades de "observação") até que sejam disponibilizados leitos na internação. Um estudo recente indica que, por esse motivo, a duração da permanência no PS parece aumentar substancialmente quando a ocupação do hospital excede um limiar de 90%.[27]

Operando no limite ou acima da capacidade

Um pronto-socorro superlotado é um sinal de que alguma parte do hospital está operando no limite ou acima da capacidade. Segundo um estudo recente da AHA, a maioria dos prontos-socorros dos hospitais – 62% – está operando nessas condições.[3] Especificamente, 90% dos centros de trauma de Nível 1 e dos hospitais de grande porte, com mais de 300 leitos, relatam que seus prontos-socorros estão operando dentro da sua capacidade máxima e não podem acomodar facilmente mais pacientes. Segundo o estudo, isso é verdadeiro para 79% dos hospitais urbanos, 45% dos rurais, 81% dos hospitais universitários e 56% dos não-universitários.

Duas décadas atrás, os hospitais podiam se permitir equipar seus leitos de internação em um limite próximo à sua capacidade máxima, até que sofreram crescentes pressões financeiras para conter os gastos. A revolução na prestação de cuidados foi marcada por redução no reembolso do paciente internado, bem como por especificações quanto ao tempo de permanência e aos serviços cobertos. Em vista disso, os hospitais começaram a limitar o número de leitos que equipavam. Alguns passaram a usar leitos em outras unidades "mais lucrativas", como aquelas destinadas a admissões programadas para procedimentos cirúrgicos. Conseqüentemente, na realidade econômica atual, os hospitais não conseguem mais satisfazer os picos periódicos de demanda. Tal situação é conhecida como um declínio na "capacidade de expansão". Muitos hospitais simplesmente não podem se permitir equipar leitos vazios ou abrir novos leitos.

Escassez de profissionais

Os leitos estão escassos porque os hospitais têm escassez de profissionais. Os prestadores de atendimento emergencial estão deixando o campo de cuidados críticos em números sem precedentes devido às exigências dos ambientes de trabalho. Entre eles estão os enfermeiros emergencistas, médicos e profissionais auxiliares.[25] As causas incluem horários inadequados, escassez de pessoal, aumento do número de pacientes, má remuneração, número reduzido de benefícios, replanejamento do trabalho e alto risco no local de trabalho.[19]

Enfermeiros

No início da década de 1990, a iminência de uma escassez de enfermeiros já era previsível. Apesar dos esforços para atrair candidatos para a profissão, o número de enfermeiros parece insuficiente para atender às necessidades de atendimento de saúde das próximas décadas. Atualmente, dos cerca de 403 mil enfermeiros nos Estados Unidos que trabalham nas áreas de cuidado crítico dos hospitais, quase 95 mil passaram pelo menos metade do seu tempo trabalhando no pronto-socorro.[28]

O U.S. Department of Health and Human Services (HHS) relatou que, em 2000, a escassez de enfermeiros era de 6% – ou 110 mil.[29] Calcula-se que ela passe para 20% em 2015 e chegue a 29% em 2020. Isso se traduz em uma escassez de 800 mil profissionais desta área em 2020.

Esse problema parece ser mais agudo em áreas especializadas, como o cuidado de emergência, conforme evidencia a procura crescente de enfermeiros de cuidado crítico temporários ou itinerantes para preencher lacunas de pessoal. A procura tem aumentado vertiginosamente nos Estados Unidos nos últimos anos. Especificamente, a procura por enfermeiros emergencistas aumentou 140%.[28] Uma explicação para o fato de as especialidades serem mais afetadas é que o número de enfermeiros com menos de 30 anos – a idade em que as pessoas tipicamente buscam uma carreira na enfermagem de cuidado crítico – caiu quase 40% desde 1980.[30] Outra razão poderia ser o resultado do treinamento adicional requerido. Para se tornar um especialista de pronto-socorro, os enfermeiros precisam de pelo menos um ano de treinamento avançado após a faculdade de enfermagem para obter proficiência em todas as áreas do cuidado de emergência, o que inclui ênfase em triagem, trauma, preparo para o desastre, cuidado pediátrico e questões psicossociais dos pacientes que estão no pronto-socorro (ver Quadro 1.2).

Contribui para a escassez o fato de a força de trabalho de enfermagem estar envelhecendo. A média de idade dos enfermeiros ativos aumentou 4,5 anos entre 1983 e 1998.[30] Atualmente, a média de idade de um enfermeiro é de 45 anos, com apenas 9% com menos de 30 anos.[31] Na próxima década, está previsto que a média de idade de um enfermeiro será de 45,4 anos, e calcula-se que mais de 40% da força de trabalho esteja com mais de 50 anos. O número total de enfermeiros trabalhando em tempo integral deve atinjir seu pico em torno de 2007, daí em diante declinando consistentemente com a aposentadoria desses profissionais.

Ao mesmo tempo, o número de novos enfermeiros formados tem caído progressivamente nos últimos anos. Segundo o HHS, em 2000 graduaram-se 26% menos enfermeiros do que em 1995.[29] Similarmente, o National Council of State Boards of Nursing relata que o número de enfermeiros graduados caiu quase 27% entre 1995 e 2002.[32] O número de enfermeiros trabalhando em tempo integral é aproximadamente 35% inferior ao número daqueles que entraram no mercado de trabalho na década de 1980.[30]

Se essas duas tendências continuarem, projeta-se que a força de trabalho da enfermagem não mais atenderá as necessidades projetadas para longo prazo. Estima-se que em 2020 ela será mais ou menos a mesma que é hoje, deixando de suprir quase 20% das necessidades previstas.[30] O U.S. Bureau of Labor Statistics estima que em 2010 serão necessários mais de um milhão de novos enfermeiros para satisfazer a demanda crescente de reposição.[32]

Enquanto isso, segundo uma pesquisa realizada pela American Organization of Nurse Executives, o índice médio de rotatividade para os enfermeiros nos Estados Unidos foi de aproximadamente 21% em 2000.[33] A taxa média de disponibilidade de vagas para enfermeiros no setor de cuidado agudo dos hospitais foi de cerca de 10%, com índices mais altos em algumas especialidades, incluindo pronto-socorro. No âmbito nacional, a taxa média de disponibilidade de vagas no pronto-socorro foi de quase 12%. Os hospitais urbanos e as instituições do sul dos Estados Unidos foram mais duramente atingidos, com taxas de disponibilidade para enfermeiros no pronto-socorro variando entre 15 e 14%, respectivamente. Do mesmo modo, os dados do governo federal colocam em 16,5% a taxa de disponibilidade de vagas para os cargos de enfermagem em 2001.[31]

Considera-se que a escassez de enfermeiros tem desempenhado um papel importante na superlotação hospitalar. À diminuição de enfermeiros buscando a área de pronto-socorro soma-se a escassez de enfermeiros nos andares de internação, prejudicando o fluxo de pacientes e provocando

---

Quadro 1.2

O escopo da enfermagem de pronto-socorro

O escopo da prática da enfermagem de pronto-socorro envolve avaliação, análise, diagnóstico de enfermagem, identificação de resultado, planejamento, implementação de intervenções e avaliação das reações humanas a problemas percebidos, reais ou potenciais, repentinos ou urgentes, físicos ou psicossociais, que são fundamentalmente episódicos ou agudos e ocorrem em vários lugares. Pode ser requerido que os enfermeiros supram: cuidado mínimo das medidas de apoio à vida; educação do paciente, da família e de outras pessoas importantes; encaminhamento apropriado e planejamento da alta; e conhecimento de implicações legais.

As características da prática da enfermagem de pronto-socorro incluem:

- Avaliação, análise, diagnóstico de enfermagem, implementação de intervenções, identificação de resultado e avaliação das reações humanas de indivíduos de todos os grupos etários cujo cuidado é dificultado pelo acesso limitado à história médica passada e pela natureza episódica de seus cuidados médicos.
- Triagem e priorização.
- Preparo para operações de emergência.
- Estabilização e ressuscitação.
- Intervenção de crise para populações de pacientes específicos, como os sobreviventes de abuso sexual.
- Prestação de cuidado em ambientes não-controlados ou imprevisíveis.
- Consistência, dentro das possibilidades, ao longo do tratamento.

Fonte: Emergency Nurses Association: *Scope of emergency nursing practice*. Jul. 1999.

superlotação no PS. Alguns estudos chegam a sugerir que a escassez de enfermeiros é um dos principais fatores para a superlotação.[2,3,6,7,11,12,20,34] Um estudo recente correlaciona a quantidade de tempo em que os hospitais estão operando em regime de desvio das ambulâncias com seus índices de disponibilidade de vagas para enfermeiros. Essa pesquisa relata que os hospitais que operavam em regime de desvio das ambulâncias em 20% ou mais do seu tempo tinham uma taxa média de 16% de disponibilidade de vagas para enfermeiros. Mais da metade – 51% – dos diretores de enfermagem recentemente pesquisados afirmam que a superlotação dos hospitais é um resultado da escassez de enfermeiros.[35]

Além disso, o pronto-socorro confia nos enfermeiros mais experientes em emergência para prestar o cuidado especializado de várias maneiras. Eles conduzem a triagem, o momento em que o paciente entra no sistema, e determinam se ele precisa de atenção médica imediata ou se pode esperar.[20] Sua perícia e suas habilidades de enfermagem em cuidado crítico são necessárias na sala de ressuscitação de trauma e de cuidados intensivos. Além disso, os enfermeiros da emergência são hábeis em reconhecer mudanças sutis na condição de seus pacientes, dificilmente perceptíveis dado o curto tempo que ficam com eles.

Devido à alta rotatividade e às taxas de vagas para enfermeiros, os hospitais começaram a usar pessoal temporário, incluindo enfermeiros "flutuantes", em tempo parcial, que não estão familiarizados com o pronto-socorro. Em 2001, mais da metade de todos os hospitais dos Estados Unidos usavam enfermeiros de agências ou itinerantes para preencher as vagas.[36] Ainda que esses enfermeiros sejam experientes em cuidados de emergência, são novos no setor e requerem uma supervisão mais rigorosa do que os regularmente contratados, possivelmente conduzindo a uma maior ineficiência na prestação do cuidado, o que, por sua vez, aumenta os atrasos no pronto-socorro.[10]

Escassez de médicos e especialistas

Os enfermeiros podem não ser os únicos profissionais a se tornarem escassos nos próximos anos. Uma crescente escassez de médicos pode resultar em uma redução de 50 mil médicos em 2010, o que representa menos de 6% da demanda prevista.[37] Mas, em 2020, esse número pode chegar a uma redução de 200 mil médicos, incluindo especialistas, ou seja, mais de 20% da demanda. As especialidades afetadas incluem médicos intensivistas, anestesiologistas, cardiologistas e radiologistas, todos profissionais que desempenham um papel fundamental na prestação do cuidado emergencial.

Como os enfermeiros, muitos especialistas em medicina pulmonar estão na faixa dos 50 anos e próximos da aposentadoria.[38] Quase 30% dos pneumologistas têm mais de 55 anos, sendo 60 a idade média de aposentadoria. Enquanto isso, o número de residentes dessa área será insuficiente para compensar tais perdas da força de trabalho. Segundo o Committee on Manpower for Pulmonary and Critical Care Societies, formado pelo American College of Chest Physicians, pela American Thoracic Society e pela Society of Critical Care Medicine, espera-se que a redução de médicos pneumologistas em tempo integral atinja 28% em 2020 e 33% em 2025.

Os hospitais já sofrem uma escassez de especialistas em regime de sobreaviso.[1,10] Entretanto, essa redução não é o resultado de um número insuficiente de médicos. Os especialistas que atuam nesse regime, como os neurocirurgiões, cardiologistas e ortopedistas que dão consulta ou proporcionam tratamento médico especializado, não atendem mais um número ilimitado de chamadas. De acordo com o estudo realizado pela AHA, o mais difícil parece ser conseguir cobertura para neurocirurgia, neurologia e cirurgia cardiotorácica no PS.[3]

Os médicos de sobreaviso têm como queixa mais comum a falta de pagamento por parte dos órgãos públicos e das organizações de cuidado gerenciado (MCOs).[39] As consultas de especialistas são freqüentemente necessárias para ajudar a admitir pacientes no pronto-socorro ou para proporcionar tratamento durante a sua presença ali. No entanto, alguns especialistas estão sobrecarregados por suas responsabilidades na internação e na clínica, o que os impede de atender a chamados. Outros têm simplesmente se recusado a atender os chamados porque rotineiramente não são reembolsados por estes serviços. Na situação econômica atual, não é raro os planos de saúde negarem cobertura e atrasarem os pagamentos para serviços de saúde emergenciais. Por exemplo, a MCO pode se recusar a pagar um médico que preste cuidado de emergência, mas esteja "fora do sistema", mesmo que o especialista empregado pelo plano de saúde esteja indisponível. Conseqüentemente, a falta de especialistas que façam sobreaviso atingiu proporções endêmicas em Estados com grande penetração do cuidado gerenciado, como Califórnia e Arizona.

A carga de trabalho dos plantonistas de sobreaviso também aumentou em resultado da má prática médica associada ao tratamento de pacientes de PS. Segundo uma pesquisa da American Medical Association (AMA), quase dois terços desses especialistas alteraram sua prática devido à crise de responsabilidade médica.[40] Especificamente, 24% deles, incluindo aqueles da medicina de emergência, pararam de prestar alguns serviços, como o cuidado de emergência e de trauma. Desses, 92% relataram que as pressões de responsabilidade foram importantes em sua decisão de deixar de prestar esses serviços.

Mais uma vez, a escassez causa impacto na disponibilidade da prestação de cuidado no pronto-socorro. Segundo estudo da Emergency Nurses Association (ENA), 25% das demoras são causadas pela incapacidade de conseguir consultas de especialistas.[41] Em uma pesquisa do ACEP realizada em 2001, destinada a proporcionar um quadro das dimensões da superlotação nos prontos-socorros dos EUA, quase 8% dos pacientes que se apresentavam à unidade estavam esperando consultas com especialistas que façam sobreaviso.[7]

Escassez de outros cuidadores

A escassez de profissionais para cuidado, tratamento e serviços dos pacientes de PS não se restringe a enfermeiros e médicos. Os hospitais enfrentam baixa disponibilidade para vários grupos de profissionais em uma época em que a demanda de funcionários hospitalares aumentou significativamente em todas as regiões dos Estados Unidos.[36] Entre eles estão técnicos de imagem, farmacêuticos, enfermeiros práticos licenciados, auxiliares de enfermagem, técnicos de laboratório, faturistas, técnicos no manejo de informações e profissionais de limpeza e manutenção.

Por exemplo, a taxa de disponibilidade de vagas em 2001 para técnicos de imagem foi de 15,3%, e para os técnicos de laboratório, 9,5%.[36] Os técnicos de imagem cada vez mais estão encontrando emprego em centros autônomos, que podem oferecer melhor horário, remuneração mais elevada e melhores planos de aposentadoria.

A taxa de disponibilidade de vagas para farmacêuticos hospitalares é de quase 6%, com um índice de rotatividade de 7,5% em 2003.[42] O tempo médio de demora para preencher uma vaga é de 5,7 meses, além de um adicional de 3 meses, em média, para treinar o novo contratado. Mais farmacêuticos estão encontrando emprego em companhias de biotecnologia e farmácias de varejo, que podem oferecer melhores horários e remuneração mais elevada.

A carência desses profissionais de apoio resulta não somente em superlotação hospitalar e operação em regime de desvio das ambulâncias, mas também em número reduzido de leitos equipados, aumento dos tempos de espera para cirurgias ou até mesmo seu cancelamento, descontinuação de programas ou redução das horas de serviço, adiamento da alta e duração prolongada da estada, redução na aquisição de nova tecnologia e nos planos para expansão da instituição[36] (ver Fig. 1.5).

Além disso, alguns hospitais têm sido obrigados a reduzir seu pessoal administrativo e de secretaria, responsável pelas telecomunicações, pela requisição de documentos e pelo processamento de dados, tarefas essenciais para o funcionamento de prontos-socorros.[10] Esses cortes entram em choque com a necessidade de um tempo administrativo adicional para autorizações e transferências de pacientes que recebem cuidados no pronto-socorro. A falta de apoio administrativo pode resultar em atrasos devido a chamadas telefônicas não-atendidas, acúmulo de requisições para exames laboratoriais e radiológicos e admissões.

Aguardando resultados

Como foi previamente mencionado, a maioria dos pacientes que se apresenta ao pronto-socorro passa por testes de diagnóstico ou avaliação. Quer esses testes sejam avançados, como TCs, RMs ou exames de medicina nuclear, quer sejam testes diagnósticos comuns, como radiografias, exames laboratoriais e outros serviços de apoio, como gasometria, o recebimento dos resultados pode, com freqüência, provocar atrasos no serviço.[6,10] De acordo com o estudo da ENA, 46% dos atrasos são causados por uma espera por laudos da radiologia e do laboratório.

Questões externas

Algumas questões que afetam o fluxo de pacientes no pronto-socorro, como elevação dos custos médicos, fusões e fechamentos de hospitais, reembolso e regulamentações federais, estão fora do controle dos hospitais.

Custos em rápido crescimento

A escassez de força de trabalho tem resultados negativos nos números finais dos hospitais. Os custos de recrutamento para enfermeiros, por exemplo, subiram de 50 para 70% nos últimos anos.[36] Os hospitais pagam salários-base mais elevados, horas extras, comissões de agências, bônus e benefícios aos enfermeiros. Cerca de 71 milhões de dólares foram pagos, em 2001, para o uso de enfermeiros itinerantes ou de agências. A maioria das instituições paga a enfermeiros temporários 20% mais em salários por hora e benefícios do que pagaria a enfermeiros contratados. Em média, um hospital gasta entre 5 e 6 milhões de dólares a mais com enfermeiros de agências para cobrir cargos vagos, o dobro do que custariam enfermeiros contratados.

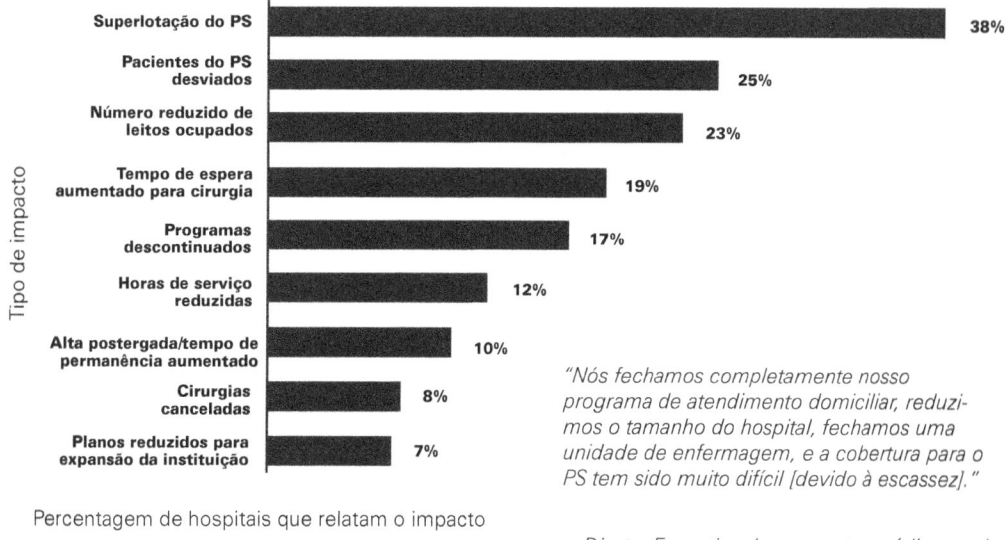

Figura 1.5
Impacto da escassez da força de trabalho sobre o serviço

Quais são os efeitos gerais?
A escassez impõe mudanças nas operações hospitalares e no cuidado dos pacientes.

- Superlotação do PS — 38%
- Pacientes do PS desviados — 25%
- Número reduzido de leitos ocupados — 23%
- Tempo de espera aumentado para cirurgia — 19%
- Programas descontinuados — 17%
- Horas de serviço reduzidas — 12%
- Alta postergada/tempo de permanência aumentado — 10%
- Cirurgias canceladas — 8%
- Planos reduzidos para expansão da instituição — 7%

Percentagem de hospitais que relatam o impacto

"Nós fechamos completamente nosso programa de atendimento domiciliar, reduzimos o tamanho do hospital, fechamos uma unidade de enfermagem, e a cobertura para o PS tem sido muito difícil [devido à escassez]."

—Diretor Executivo de um centro médico rural no centro-oeste dos Estados Unidos.

Esta figura destaca o impacto da falta de profissionais sobre várias áreas da força de trabalho.

Fonte: Relatório encomendado pela American Hospital Association, Association of American Medical Colleges, Federation of American Hospitals e National Association of Public Hospitals and Health Systems: *The Healthcare Workforce Shortage and its Implications for America's Hospitals*, First Consulting Group, Fall 2001. http://www.fahs.com/publications/studies/FCG%20Workforce%20Report.pdf (acessado em 21 de julho de 2004). Usada com permissão.

Diante dessa escassez na força de trabalho, os hospitais enfrentam custos de mão-de-obra que aumentam 50% mais rápido do que em outras indústrias de serviços.[3] Em 2001, esses custos foram responsáveis por aproximadamente a metade dos gastos hospitalares; estima-se que tais gastos se elevem como conseqüência da contínua escassez de pessoal.[43]

Entre 1997 e 2001, os custos não-referentes à mão-de-obra foram responsáveis por aumentos de 24% no cuidado hospitalar.[44] Somente em 2000, o custo de produtos farmacêuticos subiu 17,3%. Em 2001, o custo de meio litro de sangue subiu, em média, 31%.[34] Calcula-se que os custos dos produtos farmacêuticos subam de 9,9% dos gastos totais de um hospital, em 2001, para 14,5% em 2012.[43]

O gasto com tecnologia médica é outra despesa que continua a aumentar tão rapidamente quanto o avanço da tecnologia. Por exemplo, um equipamento tradicional, como uma máquina de raio X, custa 175 mil dólares. A tecnologia mais atual equivalente é uma máquina de TC, que custa 1 milhão de dólares. A tecnologia de ponta é uma imagem funcional de TC com PET, que custa 2,3 milhões de dólares.[45]

Os prêmios do seguro por erro médico continuam a sofrer aumentos importantes, tanto para os provedores quanto para os hospitais. Quando um número crescente de pessoas suspende o seguro de responsabilidade ou se torna insolvente, a competição entre o menor número de segurados aumenta, e os prêmios se tornam mais elevados. Desde 2001, muitos médicos têm sofrido aumentos de prêmio, variando de 29 a 81%.[46] Os gastos com responsabilidade profissional de muitos hospitais também duplicaram.[47] Em 2002, os prêmios aumentaram entre 30% e até mais de 100%.[44] O cuidado de emergência é um dos serviços mais afetados por esses aumentos. Especificamente, eles resultam em uma perda de médicos e uma cobertura reduzida no pronto-socorro. Como resultado, os hospitais assumem um risco adicional na forma de dedutíveis aumentados, níveis de cobertura reduzidos e dedutíveis assumidos. Alguns hospitais optam pelo seguro próprio ou criam clientes cativos para compartilhar o risco entre pequenos grupos de provedores e reduzir a dependência de portadores de seguros comerciais.

Atendimento não-reembolsado

Estima-se que, atualmente, apenas metade de todo o cuidado de emergência é reembolsado.[48] Em 1996, os médicos emergencistas proveram um atendimento não-reembolsado no valor de 426 milhões de dólares devido ao Emergency Medica Treatment and Labor Act (EMTALA)*.[49] Em 2000, hospitais proveram 21,6 bilhões de dólares em atendimento não-reembolsado. Em 2001, médicos emergencistas e outros especialistas perderam 4,2 bilhões de dólares em renda prestando cuidados relacionados ao EMTALA.[48] Mais de um terço dos médicos emergencistas presta mais de 30 horas por semana de cuidado relacionado ao EMTALA a pacientes que, do contrário, poderiam não receber nenhum atendimento. Segundo um estudo recente da AMA, eles perdem uma média de 138.300 dólares por ano de crédito não-compensada relacionado ao EMTALA.[50]

Embora os Centers for Medicare & Medicaid Services (CMS) reconheçam que o atendimento não-reembolsado é um componente importante do custo da prática para os médicos emergencistas, não refletido acuradamente no sistema de valor relativo baseado nos recursos,[49] os médicos emergencistas e os hospitais continuam a perder dinheiro cuidando dos pobres. Ainda que muitos hospitais prestem cuidados a indigentes, e na verdade isso faça parte da sua missão, no atual ambiente econômico, não mais existe uma das bases do seguro tradicional que permita o "deslocamento do custo".

Fusões e fechamentos de hospitais

Em meados da década de 1990, a internação em hospitais começou a diminuir, em grande parte devido aos esforços da indústria de cuidado à saúde para controlar esse tipo de tratamento, reduzindo, assim, os custos. Em conseqüência, o conceito de atendimento ambulatorial, incluindo cirurgia, firmou-se e aumentou substancialmente. Enquanto isso, os hospitais em que a internação tornava-se progressivamente mais curta foram obrigados a fechar, incorporar-se ou se transformar em outros tipos de instituições. Nos EUA, o número de leitos médicos/cirúrgicos diminuiu 18% entre 1994 e 1999, e o número de leitos de UTI, quase 3%.[4] Algumas partes do país foram duramente atingidas. Por exemplo, o número de leitos médicos/cirúrgicos em Boston e Cleveland caiu 29% e 31%, respectivamente.

Segundo o HHS, entre 1990 e 2000, 208 hospitais rurais e 296 hospitais urbanos fecharam.[51] Esses números representam 7,8% de todos os hospitais rurais e 10,6% dos urbanos. Em 2000, 64 hospitais de atendimentos agudos – 42 urbanos e 22 rurais – fecharam, representando 1,4% de todos os hospitais dos Estados Unidos. Embora essa seja o mesmo número total de hospitais que fecharam em 1999, 22 outros hospitais foram abertos ou reabertos em 2000, em comparação com 1999. As reorganizações e fusões de hospitais foram responsáveis por 19 dos fechamentos. O cuidado de emergência estava em geral disponível a uma distância de mais de 15 km de uma instituição fechada.

No final da década, quando os hospitais estavam rotineiramente equipando um número limitado de leitos, a utilização do PS começou a aumentar. Entre 1998 e 1999, as visitas ao PS aumentaram 5%: de 94,8 milhões para 99,5 milhões.[12] Não só mais pacientes estavam buscando cuidado em prontos-socorros, mas também o estavam buscando em menos hospitais. As instituições remanescentes começaram a sofrer o aumento resultante do fechamento de outros hospitais locais.

Menos prontos-socorros

Entre 1992 e 2001, o National Hospital Ambulatory Medical Care Survey relata que o número de prontos-socorros hospitalares nos Estados Unidos diminuiu cerca de 15%.[8] Segundo os dados da AHA, a queda foi de 4.908 em 1991[52] para 4.037 em 2002.[53]

Algumas regiões do país foram mais atingidas do que outras. Por exemplo, em Massachusetts, o número de prontos-socorros declinou 24% entre 1990 e 2000.[54] Segundo um estudo recente, na Califórnia, o número diminuiu 12% entre 1990 e 1999.[9] A AHA calcula em 50 o número de fechamentos de PSs de hospitais durante a década de 1990.[14] Somente no ano fiscal de 2000, nove prontos-socorros fecharam na Califórnia.

---

* N. de R.T.: O Emergency Medical Treatment and Labor Act (EMTALA) foi aprovado pelo Congresso norte-americano em 1986, com o objetivo de evitar que pacientes não-cobertos por seguro-saúde ou indigentes tivessem seu atendimento recusado em serviços de pronto-socorro.

Menos opções de alta

Os hospitais não estavam só fechando suas portas na década de 1990; também estavam reduzindo o seu investimento em SNFs e HHAs. Devido ao Balanced Budget Act (BBA) de 1997, as mudanças no reembolso do Medicare foram em grande parte responsáveis pela saída dos hospitais do setor de cuidado estendido.[4] Conseqüentemente, eles foram deixados com menos opções para liberar os pacientes de pronto-socorro que requeriam esse tipo de cuidado.

Na última década, muitos SNFs e HHAs saíram do setor ou requereram falência. Em 1998, havia 15.037 SNFs operando em todo o país. Esse número diminuiu para 14.775 em 2001.[55] Em 1994, 13.296 HHAs foram abertas em todos os Estados Unidos. Em 2001, havia 11.677 HHAs ainda operando.[56]

Fatores legislativos e regulatórios

Os fatores legislativos e regulatórios que pressionam e influenciam a superlotação hospitalar incluem o EMTALA, o reembolso reduzido do Medicare e do Medicaid* e, em menor grau, o Prudent Layperson's Act.

EMTALA

Como foi previamente mencionado, vários norte-americanos não-segurados ou insuficientemente segurados estão cada vez mais se apresentando aos prontos-socorros para receber cuidado, tratamento e serviços. A lei federal conhecida como EMTALA lhes garante seu direito de receber esse cuidado no pronto-socorro. O ato requer que a equipe do PS realize um exame de avaliação e, se o paciente necessitar de tratamento de emergência, trate ou estabilize-o antes de transferi-lo para outra instituição. O EMTALA foi aprovado pelo Congresso em 1986 para impedir que os hospitais se recusem a tratar ou transferir para hospitais filantrópicos ou municipais aqueles pacientes que não podem pagar por tais serviços nem têm cobertura do Medicaid.

Hospitais e médicos que participam do Medicare e que forem descobertos violando o EMTALA podem sofrer as seguintes sanções:

- Encerramento da participação do hospital e/ou do médico nos programas Medicare e Medicaid.

---

* N. de R.T.: O Medicare é um seguro de saúde do governo norte-americano para pessoas com mais de 65 anos com certas deficiências. O Medicaid é um seguro de saúde administrado pelo Estado, disponível para pessoas e famílias de baixa renda e que se encaixem em critérios definidos.

Quadro 1.3

Chamada de especialistas de acordo com o EMTALA

A lista de médicos que realizam plantão a distância é uma escala que fornece data e horário em que esses profissionais estão organizados para atender o hospital, a fim de proporcionar a avaliação e o tratamento necessários para estabilizar um indivíduo com uma condição médica emergencial. A lista deve incluir especialistas e subespecialistas rotineiramente disponíveis para o pronto-socorro.

Para cumprir o EMTALA, os médicos que realizam plantão a distância devem fazer o seguinte:

- Responder prontamente ao hospital quando solicitados a atender pacientes e realizar um exame de avaliação médica ou proporcionar cuidado de estabilização.

- Discutir o caso com o representante autorizado do hospital que receber o paciente e obter sua concordância para a transferência do paciente.

- Aceitar pacientes transferidos de outras instituições e não recusar qualquer transferência instável, contanto que o hospital tenha a capacidade e a competência para proporcionar o tratamento.

Fonte: American Medical Association. *EMTALA quick reference guide for on-call physicians*. http://www.ama-assn.org/ama/upload/mm/21/emtala.pdf (acessado em 9 de agosto de 2004).

- Multas monetárias civis de 50 mil dólares por violação contra o hospital com 100 ou mais leitos. A multa por violação para hospitais com menos de 100 leitos não pode exceder 25 mil dólares.

- Multas monetárias civis de até 50 mil dólares por violação para médicos.

- Multas civis potenciais de até 50 mil dólares por violação, assim como possível exclusão do Medicare, para plantonistas a distância responsáveis por exame, tratamento ou transferência de um paciente e que não compareçam ao hospital (ver Quadro 1.3).

Novos recursos autorizados pelo Health Insurance Portability and Accountability Act (HIPPA) de 1996 ajudaram a fortalecer o cumprimento do EMTALA. Em 1998, o Office of the Inspector General (OIG) do HHS lançou um boletim informativo especial esclarecendo implicações da lei na tentativa de aumentar seu cumprimento.[4]

Padrão do "leigo prudente"

O BBA requer que todas as seguradoras reembolsem os hospitais pelo cuidado de pronto-socorro requerido conforme o bom senso. A partir desse decreto, mais de 30 Estados aprovaram legislação que promulgou o padrão do "leigo prudente", que inclui todos os pacientes cujas contas médicas são pagas por programas federais. Embora os estatutos variem segundo o Estado, eles essencialmente sustentam que, se uma pessoa está sofrendo ou acredita estar experimentando uma emergência médica, sua seguradora tem de pagar por uma visita ao PS, mesmo que o paciente não busque autorização prévia. Esse estatuto não apenas combate a exigência de autorização prévia, mas também negações de cobertura ao cuidado emergencial.

Reembolsos menores

O reembolso para o cuidado emergencial baseado em mecanismos de recursos, como os Medicare Diagnostic Related Groups e o Ambulatory Payment Classification System, continua a encolher. As reduções nos programas Medicare e Medicaid autorizadas pelo BBA, que representam as maiores na história do programa do governo norte-americano, cortaram os pagamentos hospitalares de uma parcela desproporcional do Medicaid, 10,4 bilhões de dólares durante 5 anos – apesar de se tratar de um programa destinado a ajudar os hospitais que servem pacientes de baixa renda. Mesmo depois de o Congresso ter tentado diminuir esses cortes, os pagamentos do Medicare permaneceram 12% mais baixos.

Enquanto isso, os pagamentos do Medicare e do Medicaid continuam abaixo dos custos reais e, na verdade, resultaram em uma lacuna de pagamento de 21% para os hospitais entre 1987 e 2002.[34] Cerca de 58% dos hospitais atualmente sofrem prejuízo atendendo pacientes do Medicare.[57] Em 2005, foi previsto que 65% dos hospitais seriam afetados. Em 2002, os médicos emergencistas sofreram um corte de 8% no reembolso dos serviços para o Medicare, e são esperados cortes adicionais nos próximos anos.[34,58]

Os índices de reembolso do Medicaid tendem a ser ainda menores do que os índices do Medicare: 73% dos hospitais experimentaram margens negativas do Medicaid em 2000. Nesse mesmo ano, os hospitais receberam 82 centavos para cada dólar gasto em cuidado prestado a pacientes do Medicaid e da assistência filantrópica.[34] No Estado de Nova York, o programa paga 95 dólares por uma visita ao PS – uma remuneração que foi estabelecida em 1991. Entretanto, o custo médio por visita ao PS excede 200 dólares.[59]

Referências

1. Derlet R.W., Richards J.R., Kravitz R.L.: Frequent overcrowding in U.S. emergency departments. *Acad Emerg Med* 8(2):151-155, 2001.
2. Derlet R.W., Richards J.R.: Emergency department overcrowding in Florida, New York, and Texas. *South Med J* 95(8):846-849, 2002.
3. American Hospital Association: *Emergency department overload: A growing crisis.* Study conducted by The Lewin Group for AHA. Apr 2002.
4. Brewster L.R., Rudell L.S., Lesser C.S.: Emergency room diversions: A symptom of hospitals under stress. *Issue Brief* 38:1-4, May 2001.
5. American Hospital Association: *Emergency department overload: A growing crisis.* Study conducted by The Lewin Group for AHA. Apr 2002.
6. Richards J.R., Navarro M.L., Derlet R.W.: Survey of directors of emergency departments in California on overcrowding. *West J Med* 172:385-388, Jun 2000.
7. American College of Emergency Physicians: *Responding to emergency department crowding: A guidebook for chapters. A report of the crowding resources task force.* Aug 2002. http://www.acep.org/library/pdf/edCrowdingReport.pdf (accessed Dec.17, 2003).
8. McCaig L.F., Burt C.W.: National Hospital Ambulatory Medical Care Survey: 2001 Emergency Department Summary. *Advance Data from Vital Health Statistics.* Centers for Disease Control and Prevention. No. 335, Jun 4, 2003.
9. Lambe S., et al.: Trends in the use and capacity of California's emergency departments, 1990-1999. *Ann Emerg Med* 39(4):389-432, 2002.
10. Derlet R.W., Richards J.R.: Overcrowding in the nation's emergency departments: Complex causes and disturbing effects. *Ann Emerg Med* 35(1):63-68, 2000.
11. Bazzoli G.J., et al.: Does U.S. hospital capacity need to be expanded? *Health Aff* 22(6):40-54, 2003.
12. U.S. General Accounting Office: *Hospital emergency departments: Crowded conditions vary among hospitals and communities.* No. 03-460. Mar 2003.
13. McCaig L.F., Ly N.: National Ambulatory Medical Care Survey: 2000 Emergency Department Summary. *Advance Data from Vital Health Statistics.* Centers for Disease Control and Prevention. No. 326, Apr 22, 2002.
14. American Hospital Association: Emergency departments – an essential access point to care. *Trendwatch.* Mar 2001. http://www.hospitalconnect.com/ahapolicyforum/trendwatch/content//twmarch2001.pdf (accessed Jan. 28, 2004).
15. Carrasquillo O., Himmelstein D.U., Woolhandler S.: Going bare: Trends in health insurance coverage, 1989 through 1996. *Am J Public Health* 89(1): 36-42, 1999.
16. American College of Emergency Physicians: White paper. *Defending America's Safety Net.* 1999.
17. Employee Benefits Research Institute: *Sources of Health Insurance and Characteristics of the Uninsured: Analysis of the March 2003 current population survey.* No. 264. Dec 2003.
18. National Coalition on Health Care: Facts on Health Insurance Coverage. http://www.nchc.org/facts/coverage.pdf (accessed Jan 29, 2004).
19. O'Brien P.M., et al.: *The emergency departments as a public safety net.* American College of Emergency Physicians. *Defending America's Safety Net.* p. 19-21, 1999.
20. American College of Physicians: Patient Safety Task Force. *Patient safety in the emergency department environment.* 2001.

21. Cherry D.K., Burt C.W., Woodwell D.A.: National Ambulatory Medical Care Survey: 1999 Summary. *Advance Data from Vital Health Statistics*. Centers for Diseases Control and Prevention. No. 322, Jul 2001.
22. Sun B.C., Burstin H.R., Brennan T.A.: Predictors and outcomes of frequent emergency department users. *Acad Emerg Med* 10(4):320-328, 2003.
23. Billings J., Parikh N., Mijanovich T.: Emergency department use in New York city: A substitute for primary care? *The Commonwealth fund/Issue Brief*, Nov 2000.
24. National Association of Psychiatric Health Systems: *Challenges facing behavioral health: The pressures on essential behavioral health care services*. Apr 7, 2003. http://www.naphs.org/news/WhitePaper4301.pdf (accessed Jan 28, 2004).
25. Taylor T.B.: Emergency services crisis of 2000 – The Arizona experience. *Acad Emerg Med* 8:1107-1108, 2001.
26. Emergency Nurses Association: *New government study illustrates need for solution to emergency department overcrowding*. http://www.ena.org/news/release/details.asp?=47 (accessed Jan. 28, 2004).
27. Forster A.J., et al.: The effect of hospital occupancy on emergency department length of stay and patient disposition. *Acad Emerg Med* 10(2):127-133, 2003.
28. American Association of Critical-Care Nurses: *About critical care nursing*. http://www.aacn.org/AACN/mrkt.nsf/ad0ca3b3bdb4f33288256981006fa692/2c0a84d2dea9... (accessed Feb. 3, 2004).
29. U.S. Department of Health and Human Services: *Projected Supply, Demand, and Shortages of Registered Nurses: 2000-2020*. Jul 2002.
30. Buerhaus P.L.: Why are shortages of hospital RNs concentrated in specialty care units? *Nurs Econ* 18(3):111-116, 2000.
31. Department of Health and Human Services: *National Sample Survey of Registered Nurses*. Mar 2000. http://www.bhpr.hrsa.gov/healthwork-force/rnsurvey/ (accessed Sep. 26, 2003).
32. American Association of Colleges of Nursing: *Nursing shortage fact sheet*. http://www.aacn.nche.edu/Media/Backgrounders/shortagefacts.htm (accessed Feb. 3, 2004).
33. American Organization of Nurse Executives: *Acute care hospital survey of RN vacancy and turnover rates*. The HSM Group, Ltd. Jan 2002.
34. American Hospital Association: *Cracks in the Foundation*. Study conducted by The Lewin Group for AHA. Apr 2002.
35. American Organization of Nurse Executives: *Acute care hospital survey of RN vacancy and turnover rates*. The HSM Group, Ltd. Jan 2002.
36. Report commissioned by the American Hospital Association, the Association of American Medical Colleges, the Federation of American Hospitals, and The National Association of Public Hospitals and Health Systems: *The Healthcare Workforce Shortage and its Implications for America's Hospitals*, First Consulting Group, Fall 2001. http://www.fahs.com/publications/studies/FCG%20Workforce%20Report.pdf (accessed July 21, 2004).
37. Cooper R.A., et al.: Economic and demographic trends signal an impending physician shortage. *Health Aff* 21(1):140-154, 2002.
38. Schmitz R., Lantin M., White A.: *Future needs in pulmonary and critical care medicine*. Cambridge, Massachusetts: Abt Associated, 1999.
39. Johnson L.A., Taylor T.B., Lev R.: The emergency department on-call backup crisis: Finding remedies for serious public health problems. *Ann Emerg Med* 37:495-499, 2001.
40. American Medical Association: *AMA survey shows patients losing access to care*. Apr 3, 2003. http://www.ama-assn.org/ama/pub/article/print/1616-7494.html (accessed Jan. 26, 2004).
41. Emergency Nurses Association: *New government study illustrates need for solution to emergency department overcrowding*. http://www.ena.org/news/release/details.asp?=47 (accessed Dec. 18, 2003).
42. *American Society of Health-System Pharmacists Pharmacy Staffing Survey 2003*. http://www.ashp.org/practicemanager/StaffSurvey2003.pdf (accessed Feb. 9, 2004).
43. *Executive Summary*. Economic Analysis of Healthcare Cost Studies commissioned by Blue Cross, Blue Shield Association. Feb. 25, 2003.
44. *Cost of Caring: Key drivers of growth in spending on hospital care*. Prepared for the American Hospital Association and the Federation of American Hospitals. Feb. 19, 2003.
45. American Hospital Association. Cutting edge costs: Hospitals and new technology. *Trendwatch*. Sep 2002. http://www.hospitalconnect.com/ahapolicyforum/trendwatch/content/twsept2002pt1.pdf and http://www.hospitalconnect.com/ahapolicyforum/trendwatch/content/twsept2002pt2.pdf (accessed July 20, 2004).
46. American Hospital Association: Medical liability insurance: Looming crisis? *Trendwatch*. Jun 2002. http://www.hospitalconnect.com/ahapolicyforum/trendwatch/content/tw020618medliap1.pdf (accessed July 20, 2004).
47. American Hospital Association: *Professional liability insurance: A growing crisis*. AHA Professional Liability Insurance Survey, Mar 2003.
48. American College of Emergency Physicians: Fact Sheets: The uninsured: Access to medical care. http://www.acep.org/1,2885,0.html (accessed Jan. 26, 2004).
49. American College of Emergency Physicians: Defending America's Safety Net. 1999.
50. Center for Health Policy Research, American Medical Association: *Physician marketplace report: The impact of EMTALA on physician practices*. http://www.ama-assn-org/ama1/pub/upload/mm/363/pmr2003-02.pdf (accessed Dec. 17, 2003).
51. Adams J.G., Biros M.H.: The endangered safety net: Establishing a measure of control. *Acad Emerg Med* 8(11):1013-1015, 2001.
52. American Hospital Association: *Hospital Statistics*. 1992-1993 edition.
53. American Hospital Association: *Hospital Statistics*. 2004 edition.
54. McManus M.: *Emergency department overcrowding in Massachusetts: Making room in our hospitals*. The Massachusetts Health Policy Forum: Issue Brief, Waltham, Massachusetts. Jun 2001.
55. U.S. Census Bureau: *Statistical Abstract of the United States: 2003*.
56. Cherner L.L.: *The Universal Healthcare Almanac*. Silver & Cherner, Ltd. Phoenix, Arizona, 2003.
57. American Hospital Association: *Hospitals face a challenging operating environment*. Statement of the AHA before the Federal Trade Commission. Health Care Competition Law and Policy Workshop. Sep. 9-10, 2002.
58. American College of Emergency Physicians: Fact Sheets: Costs of emergency care. http://www.acep.org/1,2893,0.html (accessed Dec. 17, 2003).
59. *Under stress: Inside the emergency department*. HealthLeaders Roundtable: Executive Summary. Mar 2003.

O impacto da superlotação no cuidado e na segurança do paciente

2

O pronto-socorro (PS) pode não ser o lugar onde se originam as causas da superlotação hospitalar, mas é certamente uma das unidades mais afetadas por elas. O impacto da superlotação pode se manifestar de diversas formas em toda a organização. Este capítulo trata dos seus sintomas e do seu efeito na prestação de serviços e no atendimento obtido.

A incidência crescente de desvio de ambulâncias, o que primeiro chamou a atenção dos Estados Unidos para o problema da superlotação hospitalar, é o sintoma mais visível. No entanto, o impacto da superlotação hospitalar também é perceptível no aumento significativo dos tempos de espera. Quando o pronto-socorro entra em pane, os pacientes esperam mais tempo para ser atendidos, receber os resultados dos exames laboratoriais e de diagnóstico, ser tratados e ser admitidos ou receber alta. Se o paciente é admitido no hospital, também pode ter de esperar para conseguir um leito na internação por não haver nenhum vazio, ou porque estes podem não estar equipados. O paciente que precisa ser liberado para o cuidado subagudo pode experimentar atrasos para ser transferido para o local apropriado porque o setor pode não ter leitos disponíveis.

Outro impacto desconcertante da superlotação do hospital é o comprometimento da segurança do paciente.

Desvio de ambulâncias

Os hospitais operam em regime de desvio de ambulâncias quando não têm a capacidade ou competência necessárias para aceitar pacientes adicionais.[1] Alguns hospitais definem os tipos de desvios, incluindo categorias como saturação no pronto-socorro, saturação total do hospital ou um desastre interno, como falta de energia. O desvio pode ocorrer para uma categoria específica de pacientes, como aqueles que requerem cuidado de trauma, neurocirurgia, cuidado intensivo ou serviços como exames de tomografia computadorizada (TC).[1,2]

Quando um hospital está operando em regime de desvio de ambulâncias, outros têm de assumir os pacientes em excesso. Logo, os outros hospitais podem precisar operar neste regime também. Essa situação é referida como "prevalência do desvio", que ocorre quando todos os prontos-socorros de uma área solicitam o desvio de ambulâncias, mas são obrigados a reabrir, ainda que estejam operando no limite ou acima da sua capacidade.

Anteriormente, o desvio de ambulâncias era restrito a circunstâncias isoladas durante alguns meses do inverno, como a temporada de gripe. No entanto, episódios de desvio têm ocorrido mais freqüentemente nos últimos anos e durante todo o ano, segundo os achados do Center for Studying Health System Change, que realizou visitas a 12 comunidades representativas dos Estados Unidos.[3]

Segundo um estudo recente da American Hospital Association (AHA), hoje em dia, um terço de todos os hospitais opera em regime de desvio de ambulâncias no PS.[4] Especificamente, mais da metade de todos os PSs urbanos relatam estar operando deste modo. Um em cada oito PSs relata trabalhar nesse regime em 20% ou mais do tempo. A principal razão para essa medida, conforme o estudo, é a falta de leitos para cuidado crítico, citada por 43% dos entrevistados, seguida por superlotação do hospital, relatada por 24%, e falta de leitos para cuidado agudo geral, citada por 14%.

Segundo o General Accounting Office (GAO), embora dois em cada três hospitais tenham pedido para as ambulâncias serem desviadas para outras instituições em algum momento do ano fiscal de 2001, uma porção menor – aproximadamente um em cada 10 – estava utilizando este procedimento em mais de 20% do ano.[2] A agência estima que dois em cada três hospitais operaram em regime de desvio mais de 10% do tempo, e um em cada 10 usou essa medida em mais de 20% do tempo, aproximadamente 5 horas por dia.

Entre janeiro de 2000 e outubro de 2001, o desvio de ambulâncias ocorreu rotineiramente em pelo menos 22 Estados norte-americanos, impedindo o acesso aos serviços de emergência a mais de 75 milhões de pessoas que residem nas áreas metropolitanas afetadas.[5] Essa estatística provém de um relatório de 2001 intitulado "National Preparedness: Ambulance Diversions Impede Access to Emergency Rooms" (Alerta nacional: os desvios de ambulâncias impedem o acesso aos prontos-socorros), sancionado pelo Committee on Government Reform of the U.S. House of Representatives (Comitê de Reforma Governamental do Congresso dos Estados Unidos).

Muitos Estados têm circunstâncias específicas em torno do desvio de ambulâncias e sua casuística. Por exemplo, uma pesquisa realizada em 2001 pelo American College of Emergency Physicians (ACEP) no Estado de Washington registra que ocorriam, em média, 18 episódios por mês entre os hospitais de maior porte e três por mês entre os menores. Tantos os hospitais de maior quanto os de menor porte gastavam 7,5 horas, em média, com o desvio.[1]

Em 2000, um quarto dos prontos-socorros de Massachusetts solicitou 100 ou mais horas de desvio de ambulância. No ano seguinte, em média dois hospitais por dia fecharam seus prontos-socorros às ambulâncias em Boston. Nesse mesmo ano, alguns hospitais do Arizona utilizavam o desvio em 30 a 50% do tempo.[7]

Em 2000, o Cleveland Clinic Hospital esteve fechado para pacientes de ambulâncias durante aproximadamente 12 horas por dia.[3] Em fevereiro de 2002, os prontos-socorros hospitalares de grande parte de Cincinnati estavam tão lotados que utilizaram 174 vezes o desvio de ambulâncias, 55% mais em relação ao ano anterior e substancialmente mais do que os 139 episódios relatados durante todo o ano de 1999.[1]

A superlotação no pronto-socorro está se tornando tão rotineira que alguns hospitais têm desenvolvido programas de fechamento ou desvio. Segundo o Center for Studying Health System Change, os hospitais de Syracuse, não tendo capacidade para admitir pacientes de PS num ritmo contínuo, alternam, regularmente, horários em que estão fechados para novos pacientes.[3]

O desvio de ambulâncias contribui para atrasos de vários dias no tratamento em PS. Por exemplo, uma viagem até o segundo hospital prolonga o tempo até o paciente ser visto por um médico emergencista. Uma vez que o paciente chega, a instituição freqüentemente não tem seus registros médicos anteriores. Conseqüentemente, pode ser necessário todo um complemento de testes e procedimentos básicos. Não só esse processo atrasa o tratamento, mas o tempo e os procedimentos diagnósticos adicionais podem reduzir a capacidade do pronto-socorro de avaliar e tratar outros pacientes. Às vezes, o segundo hospital não tem meios de tratar o paciente, obrigando a ambulância a levá-lo a um terceiro local ou de volta ao primeiro.

Tempos de espera mais longos

Os pacientes podem esperar várias horas para serem vistos no pronto-socorro antes de serem tratados, admitidos ou liberados. Tempos de espera de seis a oito horas não são incomuns em alguns prontos-socorros.[1,8]

Entretanto, em 2000, o tempo de espera médio para pacientes não-emergenciais serem vistos por um atendente do PS era de 68 minutos, um aumento representativo em relação aos 51 minutos em 1997, de 33% em três anos.[9] Em geral, o tempo de espera médio era de 45 minutos. Os números aumentaram significativamente em 2001, quando os pacientes passaram em média três horas esperando no pronto-socorro.[10] Para quase 400 mil desses pacientes – ou 4% – a espera se estendeu a 24 horas ou mais (ver Fig. 2.1).

Segundo uma pesquisa do ACEP que usou uma amostra de 250 prontos-socorros norte-americanos, o tempo de demora para um paciente ser tratado e liberado é, em média, de 112 minutos, quase 2 horas.[2] O tempo de demora para um paciente ser admitido é de 205 minutos, quase 3,5 horas. Uma pesquisa recente da AHA exibe números similares. O tempo de espera médio para o paciente ser transferido de um pronto-socorro para um leito de cuidado agudo ou crítico é de 3,2 horas.[4]

Pacientes de áreas econômicas pobres esperam mais tempo

Parece que viver em um bairro pobre pode aumentar o tempo de espera de um indivíduo para ser atendido em um pronto-socorro. O GAO relata que os tempos de espera são mais longos em comunidades com mais pessoas não-seguradas. Em 2002, os tempos de espera para consultas não-emergenciais ao PS eram, em média, 25 minutos mais longos em unidades com predominância de pacientes não-

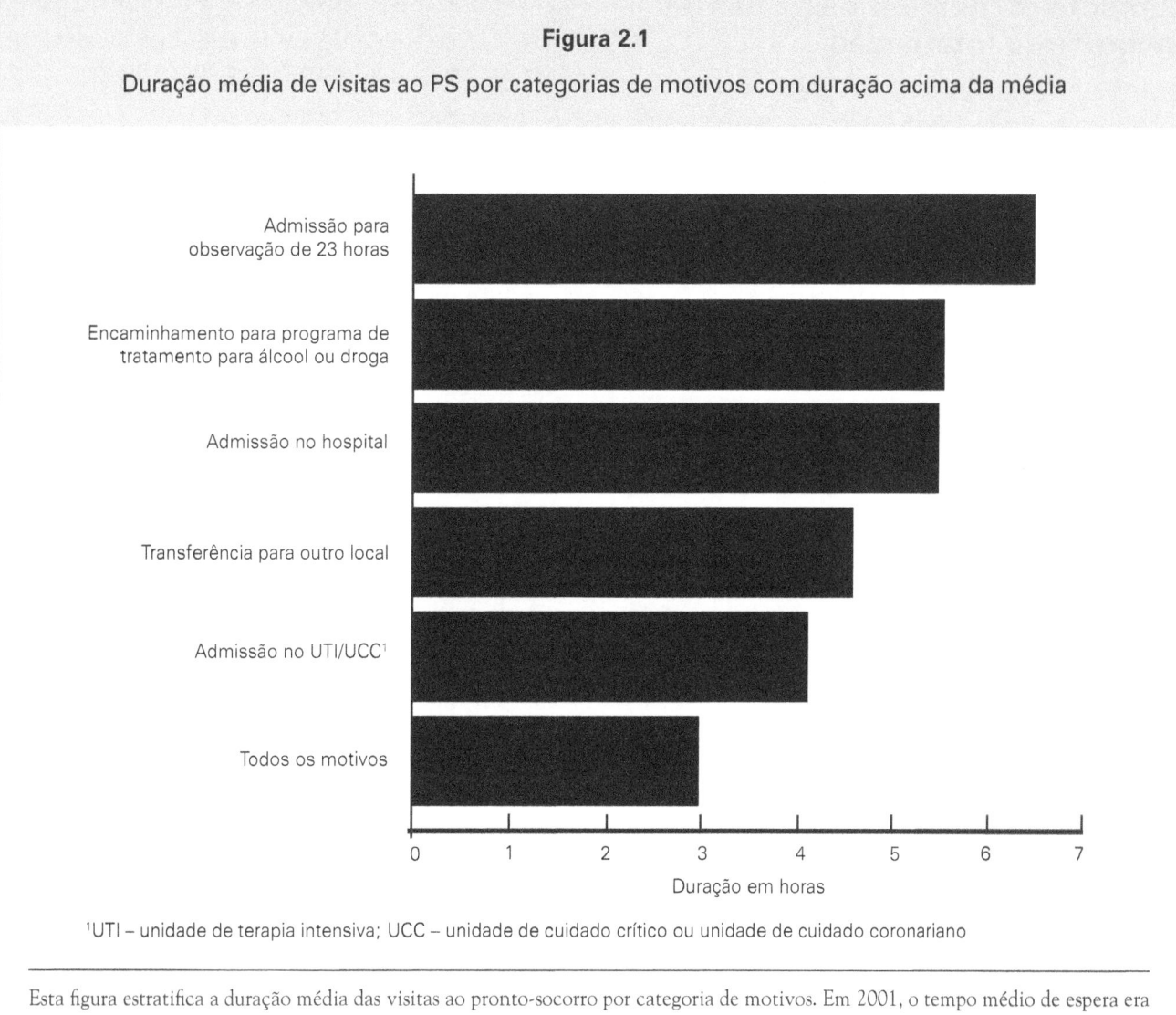

Figura 2.1
Duração média de visitas ao PS por categorias de motivos com duração acima da média

¹UTI – unidade de terapia intensiva; UCC – unidade de cuidado crítico ou unidade de cuidado coronariano

Esta figura estratifica a duração média das visitas ao pronto-socorro por categoria de motivos. Em 2001, o tempo médio de espera era de 3 horas.

Fonte: McCaig L.F., Burt C.W.: National Hospital Ambulatory Medical Care Survey: 2001 Emergency Department Summary. *Advance Data from Vital Health Statistics*. Centers for Disease Control and Prevention. No. 335, Jun. 4, 2003. Usada com autorização.

segurados do que em outras comunidades[2]. A diferença era de 90 minutos *versus* 65 minutos.

Similarmente, um estudo de tempos de espera nos prontos-socorros da Califórnia mostrou que eles eram significativamente mais longos nos bairros mais pobres.[11] Os pacientes esperavam, em média, 56 minutos no pronto-socorro. No entanto, 42% dos pacientes esperavam mais do que uma hora. A cada 10 mil dólares de diferença na renda per capita de uma mesma área, os pacientes esperam 10 minutos a mais. Uma explicação para esse quadro pode ser o fato de as comunidades mais pobres tenderem a ser povoadas com uma proporção maior de pessoas sem seguro saúde. Esses indivíduos tendem a ter problemas médicos complexos e requerem mais apoio financeiro, administrativo e social.[11] Outra razão pode ser o fato de que os hospitais em áreas pobres tendem a ter menos recursos, o que provoca carência de meios para levar os pacientes rapidamente para o pronto-socorro.

Aumento do número de pacientes aguardando internação

Os pacientes também esperam cada vez mais tempo para serem internados. Por isso, os que estão aguardando internação – esperando nos corredores a liberação de leitos na internação – constituem uma média de 22% do censo dos pacientes do PS.[1] Além disso, segundo o estudo do ACED destinado a proporcionar um quadro das dimensões da superpopulação de hospitais, 73% desses pacientes ficaram no pronto-socorro durante mais de duas horas após ser tomada a decisão de sua internação.

Comprometimento da segurança do paciente

O comprometimento da segurança do paciente é o aspecto mais alarmante da superlotação do hospital. Ele é causado por atrasos no tratamento, índices de erro mais elevados, piores resultados, desistência dos pacientes antes de conseguir receber atendimento e índices de readmissão mais elevados.

Além de o cuidado poder ser comprometido, porque os prestadores de serviço do PS trabalham em um ritmo febril na tentativa de cuidar de todos os pacientes que enchem a unidade, o pronto-socorro é um ambiente repleto de riscos. Entre os fatores que aumentam o seu potencial de risco estão os seguintes:

- O número absoluto de pacientes a quem o cuidado é prestado.
- Necessidades complexas – clínicas, sociais, econômicas e psicológicas – dos pacientes que se apresentam ao pronto-socorro e de suas famílias.
- Escassez crítica de funcionários técnicos.
- Desvios freqüentes das tarefas e natureza incontrolável do fluxo de trabalho.
- O número crescente de pacientes não-segurados que tensiona os recursos disponíveis na unidade.
- Limitações de recursos, incluindo escassez de leitos na internação, indisponibilidade de consultas com especialistas, sistemas ineficazes para o cuidado de trauma, escassez de recursos de saúde mental e de medicação.
- Expectativas crescentes do paciente e da família.
- Carência de registros médicos confiáveis e relacionamentos prévios estabelecidos entre os prestadores do PS e os pacientes.
- Exigências regulatórias crescentes relacionadas à prática e exigências de autorização e faturamento impostas pelos governos federal, estadual e local, entre outras.
- O papel do pronto-socorro como único provedor de atendimento médico para muitos indivíduos.
- A velocidade de expansão do conhecimento que desafia uma especialidade já caracterizada por sua amplitude.[12]

Em um ambiente desse tipo, o cuidado do paciente pode ser freqüentemente comprometido, em especial quando o pronto-socorro está operando no limite ou acima da sua capacidade. Um estudo que usou índices de reconsulta e de mortalidade como marcadores de boa qualidade de atendimento comprovou que uma instituição superlotada implica uma redução na qualidade do cuidado proporcionado em seu pronto-socorro.[13]

Dos diretores médicos de todos os prontos-socorros de Massachusetts, que têm sido duramente atingidos com episódios de desvio de ambulâncias, 72% acreditam que o cuidado do paciente é comprometido nessas situações.[1] Audiências públicas em dois Estados – Califórnia e Nova York – evocaram testemunhas sobre o risco de os pacientes esperarem por atendimento ou ficarem alojados nos corredores dos prontos-socorros.[14]

Atrasos no tratamento

Considere o que pode acontecer como resultado da superlotação de um PS:

- Um paciente fica no corredor durante duas horas com um infarto do miocárdio não-diagnosticado. Em conseqüência, a administração de drogas trombolíticas é significativamente atrasada.
- Um paciente se apresenta com uma perna inchada, machucada. Ele espera uma hora para conseguir fazer um raio X e mais duas horas para que um radiologista interprete a imagem e trate o machucado.
- Um paciente fica sentado no corredor durante quase oito horas com um hematoma subdural em expansão. A equipe do PS está muito ocupada tratando outros pacientes para avaliá-lo ou oferecer tratamento.
- Um paciente com hipertermia não é atendido por um profissional que meça sua temperatura. Conseqüentemente, sua condição não é reconhecida nem imediatamente tratada.

Sejam os atrasos no diagnóstico e no tratamento resultado de uma carência de profissionais disponíveis para avaliar e tratar os pacientes, ou da incapacidade de se ter resultados laboratoriais ou de diagnóstico processados e devolvidos rapidamente, o fato tais atrasos são excessivos, tanto para pacientes com condições que não são emergenciais quanto para aqueles com condições médicas graves.[15,16] A demora excessiva para o início do tratamento adequado é provavelmente um dos fatores subjacentes mais significativos para o declínio na qualidade do cuidado proporcionado nessas unidades.[13]

Índices mais elevados de erros

Onde a segurança do paciente está comprometida, os índices de erros aumentam. No seu relatório "To Err is Human"[17], o Instituto de Medicina sugere que até 98 mil pessoas morrem nos hospitais em conseqüência de erros médicos. O maior índice de erros com conseqüências graves é encontrado nos prontos-socorros (ver Quadro 2.1).

O alto volume e a extrema complexidade da medicina de emergência criam um ambiente propenso a erros e a qualidade problemática.[19] Esses erros podem ser categorizados em dois tipos: ativos e latentes. Os erros ativos podem ser atribuídos ao erro humano. No pronto-socorro, um erro *ativo* envolveria a administração de uma medicação à qual já se sabe que o paciente é alérgico. Os erros *latentes* tipicamente resultam das conseqüências tardias das ações ou decisões organizacionais do hospital. No pronto-socorro, um erro latente seria a falta de um sistema de registro eletrônico do paciente que permitisse à equipe rastrear suas alergias e seus eventos adversos anteriores.

Quando a equipe do PS está sobrecarregada com o volume de pacientes, decisões erradas resultantes de falha na comunicação são erros comuns que acabam aumentando.[16] Outros erros ativos incluem amostras ou formulários de pedidos de radiologia erroneamente rotulados.

Índices mais elevados de resultados insatisfatórios

Os gestores dos prontos-socorros reconhecem que atrasos no diagnóstico e no tratamento colocam os pacientes em risco.[16,20] Os gestores dos PSs também atribuem esses resultados adversos à superlotação do hospital.[1,15] Em prontos-socorros de hospitais da Flórida, de Nova York e do Texas, tal situação resultou em morte, incapacidade permanente,

---

Quadro 2.1

Fatores que aumentam o risco de erros

O National Quality Forum identificou o aumento do risco de erros sob os seguintes fatores ambientais:

- Muitas e variadas interações com tecnologia de tratamento e diagnóstica
- Uso de grande variedade de equipamentos
- Muitos profissionais envolvidos no cuidado de um paciente
- Muitas tarefas no atendimento
- Alta gravidade da doença ou lesão do paciente
- Um ambiente propenso a distrações
- Necessidade de um manejo rápido do cuidado e de tomadas de decisão pressionadas pelo tempo
- Alto volume ou fluxo imprevisível de pacientes
- Uso de intervenções diagnósticas ou terapêuticas com uma estreita margem de segurança, incluindo o uso de medicações de alto risco
- Limites à comunicação com pacientes ou colegas
- Ambiente de ensino com profissionais inexperientes[18]

O pronto-socorro satisfaz todos esses critérios.

---

necessidade de procedimentos adicionais e aumento do tempo de hospitalização[15] (ver Quadro 2.2).

Quanto maior a espera, maior o risco de conseqüências adversas. Os pacientes que esperam mais tempo por tratamento correm um risco maior de desenvolver mais complicações e sofrer uma piora dos sintomas relacionados à sua condição.[8] Parece que o descontentamento associado a essa piora, juntamente com a ansiedade relacionada à espera – especialmente quando não-informada ou imprevista – podem aumentar o risco de resultados adversos e piores prognósticos.

Morte ou lesão grave

Os prontos-socorros são a fonte de mais da metade dos casos de eventos sentinela relatados de morte ou lesão permanente resultantes de atrasos no tratamento, conforme relatado à Joint Commission.[21] Segundo essa organização, dos 55

> **Quadro 2.2**
>
> **Resultados insatisfatórios**
>
> Exemplos de resultados insatisfatórios incluem:
> - Atraso no tratamento do infarto agudo do miocárdio
> - Atraso no tratamento de acidente cerebrovascular trombótico
> - Sepse em pacientes com apendicite
> - Atraso no diagnóstico de sepse em paciente pediátrico
> - Atraso no tratamento de hemorragia intracraniana
> - Morte por atraso na avaliação de hérnia encarcerada
> - Intubação e permanência prolongada na unidade de terapia intensiva por atraso no tratamento de asma.
>
> *Fonte*: Derlet R.W., Richards J.R.: Emergency department overcrowding in Florida, New York, and Texas. *South Med J* 95(8):846-849, 2002.

casos relatados de atrasos no tratamento, 52 resultaram em morte do paciente. As causas raízes mais comumente citadas dos eventos sentinela no pronto-socorro foram escassez de pessoal, mencionada por 34% dos entrevistados, e falta de especialistas disponíveis, apontada por 21%. A superlotação foi citada como um fator contribuinte em 31% dos casos. (Ver Fig. 2.2 para uma lista das razões mais comuns para os atrasos.)

Em Massachusetts, investigações estaduais vincularam duas mortes e pelo menos uma lesão grave a prontos-socorros superlotados.[22] Segundo um estudo recente realizado pela University of Texas School of Public Health, pacientes gravemente feridos têm uma probabilidade duplamente maior de morrer quando os centros de trauma do Nível 1 de Houston estão operando em regime de desvio de ambulâncias. Nos oito primeiros meses de 2001, esses centros de trauma, que recebem 80% dos pacientes da área, estavam operando nesse regime em 40% do tempo.

Desistência de pacientes antes de receber tratamento

Embora longos tempos de espera *possam* prolongar a dor e o sofrimento do paciente, eles definitivamente causam frustração.[15,16] De acordo com relatos do GAO, entre 1 e 3% dos pacientes vão embora depois da triagem, mas antes de uma avaliação médica. Um estudo da Califórnia determinou um número maior que 4% dos pacientes que buscam cuidado nos prontos-socorros de Los Angeles.[24] Quando o volume de pacientes excede aproximadamente 100 por dia, a proporção aumenta.[25]

A principal razão para os pacientes irem embora sem atendimento é o tempo de espera [16,26], ainda que isso também ocorra por falha no recebimento de uma pré-autorização de seu plano de saúde[24] para a visita. Longas esperas no pronto-socorro também desencorajam os pacientes a usar a instituição para necessidades futuras de atenção à saúde.

Não surpreende que a percentagem de desistência dos pacientes seja significativamente mais alta nos prontos-socorros com tempos de espera mais longos.[24] Em um estudo, os pacientes que foram embora teriam esperado 52 minutos a mais do que os que foram atendidos, se tivessem aguardado para ver um médico.[27] Aqueles que desistiram relataram haver esperado uma média de 3 horas e meia antes de ir embora. Apenas 5% deles esperaram menos de 30 minutos antes de ir embora. Dos pacientes que saíram sem atendimento, 86% o fizeram simplesmente porque a espera estava "longa demais".

Um número substancial dos pacientes que vão embora sem atendimento é classificado como urgente na admissão. Em um estudo, metade dos desistentes tinha necessidades de cuidado urgente, segundo descrito pelo enfermeiro da triagem.[27] Ainda que muitos pacientes que foram embora sem atendimento tenham melhorado após uma ou duas semanas, alguns podem ter sido prejudicados pelas longas esperas. Especificamente metade dos pacientes que foram embora procurou um médico no transcorrer da semana seguinte, e 27% foram para outro pronto-socorro. Em um estudo prospectivo similar, 46% dos que foram embora sem atendimento necessitavam de atenção médica imediata, e 29% necessitavam de cuidado dentro de 24 a 48 horas. Desses que foram embora, 11 foram hospitalizados na semana seguinte, e três pessoas requeriam cirurgia de emergência.[28] Num hospital, mesmo depois de implementadas melhorias que reduziram significativamente o número de pacientes desistentes, 16 entre 51 pessoas – 31% – que iam embora sem avaliação eram consideradas urgentes.[26]

Se os pacientes gravemente doentes que vão embora antes de receber o atendimento apropriado não conhecem outros locais em que podem obter cuidado, eles continuam, em grande parte, sem tratamento. Isso significa que muitas pessoas não conseguem obter acesso aos serviços necessários de atenção à saúde.[24]

Figura 2.2

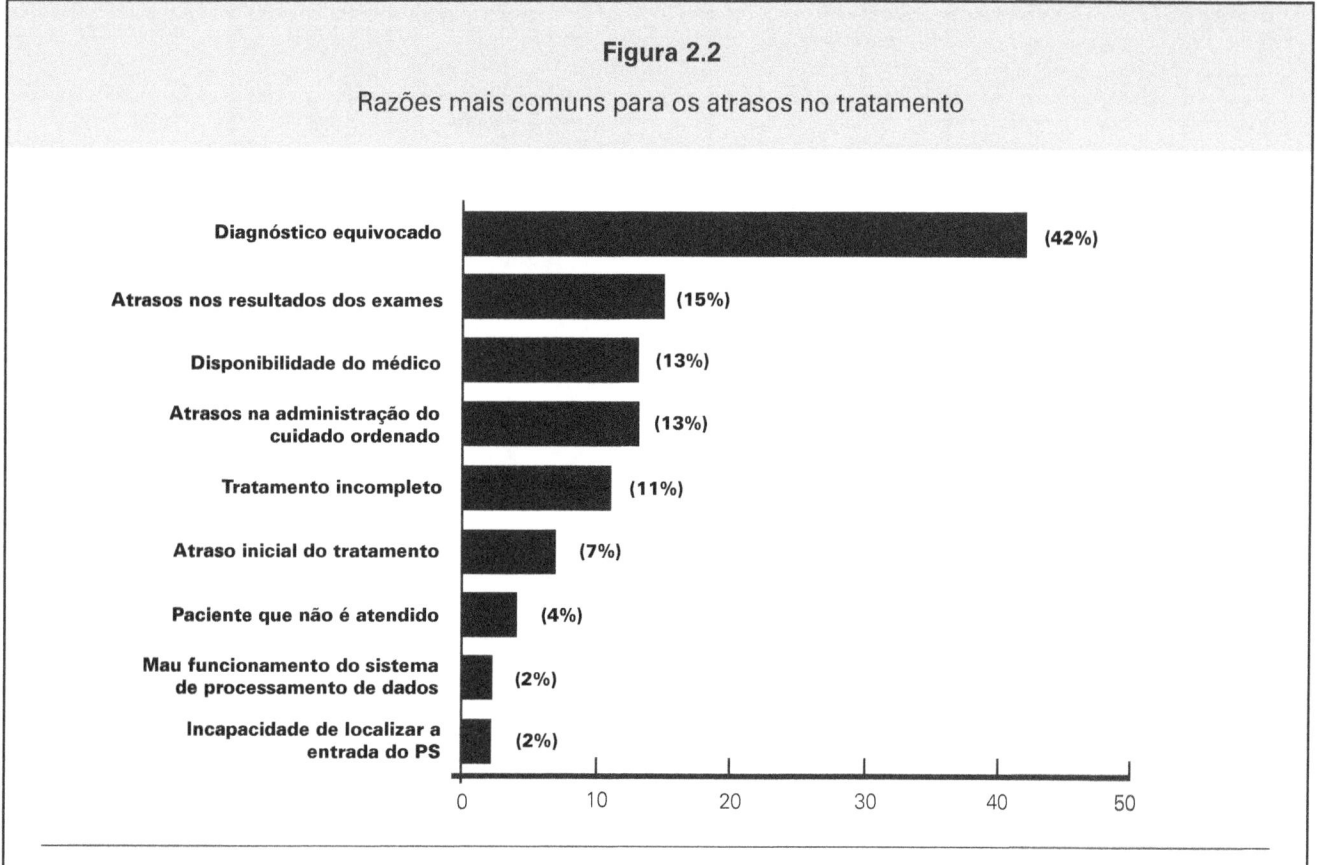

Razões mais comuns para os atrasos no tratamento

- Diagnóstico equivocado (42%)
- Atrasos nos resultados dos exames (15%)
- Disponibilidade do médico (13%)
- Atrasos na administração do cuidado ordenado (13%)
- Tratamento incompleto (11%)
- Atraso inicial do tratamento (7%)
- Paciente que não é atendido (4%)
- Mau funcionamento do sistema de processamento de dados (2%)
- Incapacidade de localizar a entrada do PS (2%)

Esta figura destaca os fatores citados como responsáveis por eventos sentinela nos prontos-socorros. Os atrasos foram relatados como a causa de mais da metade dos casos de morte ou lesão do paciente.

Fonte: Joint Commission on Accreditation of Healthcare Organizations: *Sentinel Event Alert*, Issue 26. June 17, 2002. http://www.jcaho.org/about+us/news+letters/sentinel+event+alert/sea_26.htm (acessado em 17 de dezembro de 2003). Usada com autorização.

Readmissão

O número de pacientes de PSs que são readmitidos logo após uma alta está em um dígito. São pacientes liberados prematuramente que retornam para mais avaliação ou tratamento.

Segundo dados da National Hospital Ambulatory Medical Care Survey,[10] realizada em 2001, cerca de 3% dos pacientes que se apresentaram no pronto-socorro estiveram naquela unidade dentro das 72 horas anteriores. Eles foram responsáveis por aproximadamente 3,2 milhões de visitas naquele ano. Além disso, 5,5% das visitas a PSs foram para acompanhamento do mesmo problema. Outro estudo também concluiu que 3% dos pacientes que usavam o pronto-socorro voltavam para cuidado adicional, em geral dentro de sete dias.[29]

Embora sejam pequenos em número, esses "pacientes de retorno" tendem a ser mais doentes e, por isso, usam muito mais os recursos do cuidado de emergência do que o paciente médio que se apresenta no pronto-socorro.[1,29] Eles requerem muito mais tempo para serem avaliados e tratados do que outros pacientes, implicam um custo muito mais elevado para o PS – até mais de 350% – e, finalmente, têm uma probabilidade duas vezes maior de serem admitidos no hospital, tendendo a passar longas temporadas hospitalizados.

Referências

1. American College of Emergency Physicians: *Responding to emergency department crowding: A guidebook for chapters*. A report of the crowding resources task force. Aug 2002.
   http://www.acep.org/library/pdf/edCrowdingReport.pdf (accessed Feb. 3, 2004).
2. Hospital emergency departments: *Crowded conditions vary among hospitals and communities*. U.S. General Accounting Office. No. 03-460. Mar 2003.

3. Brewster L.R., Rudell L.S., Lesser C.S.: Emergency room diversions: A symptom of hospitals under stress. *Issue Brief* 38:1-4, May 2001.
4. American Hospital Association: *Emergency department overload: A growing crisis*. Study conducted by The Lewin Group for AHA. Apr 2002.
5. Committee on Government Reform, U.S. House of Representatives: *National Preparedness: Ambulance Diversions Impede Access to Emergency Rooms*. Oct 16, 2001.
6. The Massachusetts Health Policy Forum: Emergency department overcrowding in Massachusetts: Making room in our hospitals. *Issue Brief* No. 12, Jun 2001.
7. Taylor T.B.: Emergency services crisis of 2000 – the Arizona experience. *Acad Emerg Med* 8: 1107-1108, 2001.
8. Murray M., Tantau C.: Must patients wait? *Jt Comm J Qual Improv* 24(8): 423-425, 1998.
9. McCaig L.F., Ly N.: National Hospital Ambulatory Medical Care Survey: 2000 Emergency Department Summary. *Advance Data from Vital Health Statistics*. Centers for Disease Control and Prevention. No. 326, Apr 22, 2002.
10. McCaig L.F., Burt C.W.: National Hospital Ambulatory Medical Care Survey: 2001 Emergency Department Summary. *Advance Data from Vital Health Statistics*. Centers for Disease Control and Prevention. No. 335, Jun 4, 2003.
11. Lambe S., et al.: Waiting times in California's emergency departments. *Ann Emerg Med* 41(1):35-44, 2003.
12. Patient Safety Task Force, American College of Physicians: *Patient safety in the emergency department environment*. 2001.
13. Miro O., et al.: Decreased health care quality associated with emergency department overcrowding. *Eur J Emerg Med* 6(2):105-107, 1999.
14. Henry M.C.: Overcrowding in America's emergency departments. *Acad Emerg Med* 8(2):188-189, 2001.
15. Derlet R.W., Richards J.R.: Emergency department overcrowding in Florida, New York, and Texas. *South Med J* 95(8):846-849, 2002.
16. Derlet R.W., Richards J.R.: Overcrowding in the nation's emergency departments: Complex causes and disturbing effects. *Ann Emerg Med* 35(1):63-68, 2000.
17. Committee on the Quality of Health Care in America, Institute of Medicine. *To Err Is Human: Building a Safer Health System*. Washington, D.C.: National Academy Press, 2000.
18. Kizer K.W.: Patient safety: A call to action: A consensus statement from the National Quality Forum. *Med Gen Med* 3(1):2001. http://www.medscape.com/viewarticle/408114_print (accessed Feb. 18, 2004).
19. Burstin H.: 'Crossing the quality chasm' in emergency medicine. *Acad Emerg Med* 9(1):1074-1077, 2002.
20. Derlet R.W., Richards J.R., Kravitz R.L.: Frequent overcrowding in U.S. emergency departments. *Acad Emerg Med* 8(2):151-155, 2001.
21. Joint Commission on Accreditation of Healthcare Organizations: *Sentinel Event Alert*, Issue 26. Jun 17, 2002. [http://www.jcaho.org/about+us/news+letters/sentinel+event+alert/sea_26.htm (accessed Dec. 17, 2003).
22. Adams J.G., Biros M.H.: The endangered safety net: Establishing a measure of control. *Acad Emerg Med* 8(11): 1013-1015, 2001.
23. Begley C., Chang Y., Wood R.: Hospital ED diversion and mortality: Evidence from Houston. http://www.judgeeckels.org/PDF/trauma_report.pdf (accessed Feb. 18, 2004).
24. Stock L.M., et al.: Patients who leave emergency departments without being seen by a physician: Magnitude of the problem in Los Angeles County. *Ann Emerg Med* 23(2):294-298, 1994.
25. Hobbs D., Kunzman S.C., Tandberg D., Sklar D.: Hospital factors associated with emergency center patients leaving without being seen. *Am J Emerg Med* 18(7):767-772, 2000.
26. Fernandes C.M.B., Price A., Christenson J.M.: Does reduced lenght of stay decrease the number of emergency department patients who leave without seeing a physician? *J Emerg Med* 15(3):397-399, 1997.
27. Bindman A.B., et al.: Consequences of queuing for care at a public hospital emergency department. *JAMA* 266(8):1091-1096, 1991.
28. Baker D.W., Stevens C.D., Brook R.H.: Patients who leave a public hospital emergency department without being seen by a physician. Causes and consequences. *JAMA* 266(8):1085-1090, 1991.
29. Baer R.B., Pasternak J.S., Zwemer F.L. Jr.: Recently discharged inpatients as a source of emergency department overcrowding. *Acad Emerg Med* 8(11):1091-1094, 2001.

Usando os padrões da Joint Commission para gerenciar o fluxo de pacientes e prevenir a superlotação

3

Vários padrões da Joint Commission estão associados à provisão de cuidado, tratamento e serviços no pronto-socorro (PS). Chama particularmente a atenção o novo padrão LD.3.15*, que se concentra na importância de identificar e mitigar os impedimentos ao fluxo eficiente de pacientes em todo o hospital. Esse padrão é de especial importância para o pronto-socorro, porque a unidade é particularmente vulnerável aos efeitos negativos do gerenciamento ineficiente do fluxo de pacientes, ou seja, maiores riscos para o paciente e menor qualidade do cuidado.

A discussão que se segue ressalta como o cumprimento dos padrões e elementos de desempenho (EDs), que aparecem no *Comprehensive Accreditation Manual for Hospitals: The Official Handbook* (CAMH), é um avanço no gerenciamento do fluxo de pacientes e na prevenção da superlotação. A discussão trata da maneira como o cuidado é prestado em um hospital. **Nota**: *Por favor, consulte o CAMH para atualizações destes padrões e EDs.*

Direito ao tratamento

Um hospital tem uma responsabilidade ética perante os pacientes e a comunidade que ele serve. Como parte da sua responsabilidade, o hospital deve manter interações honestas e apropriadas com os pacientes.

RI.2.10 *O hospital respeita os direitos dos pacientes.*

Elementos de desempenho para RI.2.10

1. As políticas e práticas do hospital dirigem-se aos direitos dos pacientes de receber cuidado, tratamento e serviços dentro da competência e missão da instituição e observando o cumprimento da lei e da regulamentação.

2. Cada paciente tem o direito de ter respeitados seus valores, crenças e preferências culturais, psicossociais, espirituais e pessoais.
3. O hospital defende o direito de cada paciente à dignidade pessoal.
4. O hospital acomoda o direito à pastoral e a outros serviços espirituais para os pacientes.

Manter uma lista dos direitos do paciente não garante que esses direitos sejam respeitados. Um hospital demonstra sua defesa desses direitos na maneira como seus funcionários interagem com os pacientes e os envolvem nas decisões sobre seu cuidado, tratamento e serviços. Esse padrão é mantido pelo respeito que o hospital dedica à cultura e aos direitos dos pacientes durante essas interações, a começar por seu direito a cuidado, tratamento e serviços.

As políticas e práticas hospitalares devem lidar com esses direitos dentro de sua competência e missão e no cumprimento da lei e da regulamentação.

Ingresso no cuidado, no tratamento e nos serviços

A concordância em proporcionar cuidado, tratamento e serviços a um paciente deve se basear tanto nas necessidades do mesmo quanto no escopo de serviços do hospital. Para estabelecer uma determinação sobre a prestação de cuidado, tratamento e serviços, o hospital deve realizar os seguintes passos:

- Estabelecer critérios para determinar a elegibilidade do ingresso.
- Definir o mínimo de informações necessárias para determinar a elegibilidade do paciente para ingressar em um programa ou serviço.

---
* Este padrão tinha o número LD.3.11 até 1º de janeiro de 2005, quando se tornou padrão LD.3.15.

- Definir se os profissionais e os locais necessários para proporcionar os serviços oferecidos são consistentes com a missão do hospital.
- Tendo como base esses critérios, tomar as decisões do ingresso no cuidado, no tratamento e nos serviços apropriados oferecidos pelo hospital.

PC.1.10 *O hospital aceita cuidar, tratar e prestar serviços apenas àqueles pacientes cujas necessidades identificadas nesses três níveis ele possa satisfazer.*

Elementos de desempenho para PC.1.10

1. O hospital tem um processo escrito definido que inclui o seguinte:
    - as informações a serem reunidas para determinar a elegibilidade para a entrada no hospital;
    - as populações de pacientes aceitos e dispensados pelo hospital (por exemplo, programas destinados a tratar adultos que não tratam crianças pequenas);
    - os critérios para determinar a elegibilidade para ingresso no sistema;
    - os procedimentos para aceitar encaminhamentos.
2. Até 8. Não se aplicam.
9. O hospital aceita pacientes para cuidado, tratamento e serviços segundo os processos estabelecidos.

Os hospitais devem ter um processo escrito definido que inclua cada elemento listado nestes EDs de padronização. Além disso, o hospital deve ter processos estabelecidos adequados para aceitar pacientes para cuidado, tratamento e serviços.

Avaliação

Em geral, a identificação e a prestação de cuidado, tratamento e serviços apropriados dependem de três processos:
1. *Coleta de dados* sobre o histórico de saúde do paciente; sua condição física, funcional e psicossocial; e as necessidades adequadas ao local e às circunstâncias.
2. *Análise dos dados* para compreensão das necessidades de cuidado, tratamento e serviços dos pacientes e da necessidade de dados adicionais.
3. *Tomada de decisões de cuidado, tratamento e serviços* com base em informações obtidas sobre as necessidades de cada paciente e na sua resposta a cuidado, tratamento e serviços.

Para determinar cuidado, tratamento e serviços apropriados às necessidades iniciais do paciente, assim como as alterações destas enquanto ele estiver no pronto-socorro, o paciente deve passar por uma avaliação. O hospital deve definir tal avaliação e garantir que ela seja individualizada para satisfazer as necessidades de cada paciente e para lidar com as necessidades de populações especiais.

O processo definido pelo hospital deve avaliar a condição física, cognitiva, comportamental, emocional e psicossocial do paciente. Essa avaliação deve identificar fatores de facilitação e possíveis obstáculos para o paciente atingir seus objetivos, incluindo a apresentação de problemas e necessidades como os seguintes:

- Sintomas que podem estar associados a uma doença, condição ou tratamento (como dor, náusea ou dispnéia).
- Barreiras sociais, incluindo culturais e de idioma.
- Fatores sociais e ambientais.
- Deficiências físicas.
- Transtornos de comunicação.
- Transtornos cognitivos.
- Transtornos emocionais, comportamentais e mentais.
- Abuso e dependência de substâncias e outros comportamentos aditivos.

A eficácia e a freqüência da avaliação dependem de vários fatores, incluindo necessidades do paciente, objetivos do programa e cuidado, tratamento e serviços proporcionados. As atividades de avaliação podem variar entre os locais, dependendo da definição dos diretores-clínicos e de outros diretores do hospital. A reavaliação precisa ser realizada e documentada dentro de um tempo razoável para identificar as necessidades do paciente e determinar se estão sendo satisfeitas.

Para que isso ocorra, o hospital deve determinar não somente os tipos de pacientes, mas também seu número. Por exemplo, se um pronto-socorro decide que vai aceitar pacientes queimados, também deve determinar a quantos desses pacientes ele pode prestar cuidado, tratamento e serviços. Assim, a instituição pode precisar de 20 novos leitos, em vez de 10, para tratar vítimas de queimadura.

CI.1.10 *O risco de desenvolvimento de uma infecção associada ao cuidado de saúde é minimizado por meio de um programa de controle de infecção hospitalar.**

Base lógica para CI.1.10

O risco de infecções associadas ao cuidado de saúde (IACSs) existe em todo hospital. Um programa eficaz de controle de infecção (CI) que possa sistematicamente identificar os riscos e responder adequadamente deve envolver todos os programas e locais dentro do hospital.

Elementos de desempenho para CI.1.10

1. Um programa de CI é implementado em todo o hospital.
2. São identificados os indivíduos e/ou cargos com autoridade para tomar as medidas necessárias para prevenir ou controlar a aquisição e transmissão de agentes infecciosos.
3. Todos os componentes e funções organizacionais aplicáveis são integrados no programa de CI.
4. Os sistemas são adequados à comunicação com profissionais independentes registrados, profissionais do hospital, alunos/estagiários, voluntários e, se for o caso, visitantes, pacientes e familiares sobre a prevenção e o controle da infecção, incluindo suas responsabilidades para evitar disseminação da infecção dentro do hospital.
5. O hospital tem sistemas para relatar informação sobre vigilância, prevenção e controle de infecção a:
   - profissionais adequados dentro do hospital;
   - autoridades de saúde pública federais, estaduais e locais, segundo a lei e a regulamentação;
   - corpos de acreditação (*ver* Sentinel Event Reporting and National Patient Safety Goals no CAMH);
   - organização de encaminhamento ou receptora quando um paciente foi transferido ou encaminhado e a presença de uma IACS não era conhecida no momento da transferência ou do encaminhamento.
6. São indicados sistemas para a investigação de surtos de doenças infecciosas.
7. São indicados políticas e procedimentos aplicáveis em todo o hospital.
8. Não se aplica.
9. O hospital tem um plano escrito de CI† que inclui:
   - uma descrição dos riscos priorizados;
   - uma declaração dos objetivos do programa de CI;
   - uma descrição das estratégias do hospital para minimizar, reduzir ou eliminar os riscos priorizados;
   - uma descrição de como as estratégias serão avaliadas.

O programa de CI deve sistematicamente identificar os riscos de infecção e responder adequadamente a eles. O plano deve ser claro e conciso, porém fluido e dinâmico. Os hospitais não devem despender tempo listando tudo o que poderiam fazer na prevenção e no controle da infecção, e sim se concentrar nas necessidades e maneiras mais imediatas de lidar com elas. O formato do plano pode incluir narrativas, políticas, protocolos, diretrizes práticas, caminhos clínicos, mapas de cuidado ou qualquer combinação destes.

Como muitos pacientes que se apresentam ao pronto-socorro podem sofrer de doenças contagiosas, o programa de CI do hospital deve indicar como eles devem ser tratados. Além disso, prevenir a disseminação da infecção é fundamental quando os pacientes estão em áreas de espera públicas, alojados nos corredores ou em outras áreas do hospital aguardando uma decisão de admissão.

PC.15.20 *A transferência ou alta de um paciente para outro nível de cuidado, tratamento e serviços e para diferentes profissionais ou locais baseia-se nas necessidades avaliadas do paciente e na competência do hospital.*

Base lógica para PC.15.20

Para alguns pacientes, o planejamento eficaz trata de como as necessidades serão satisfeitas à medida que são movidos para o próximo nível de cuidado, tratamento e serviços. Para outros, o planejamento depende de um entendimento claro de como o paciente pode ter acesso aos serviços no futuro, caso haja necessidade.

Elementos de desempenho para PC.15.20

1. As necessidades de cuidado contínuo do paciente são identificadas para atender suas necessidades físicas e psicossociais.

---

* Este padrão e seus elementos de desempenho tornaram-se efetivos em 1º de janeiro de 2005.

† **Plano escrito.** Um documento sucinto e útil, formulado previamente, que identifica as necessidades, relaciona as estratégias para satisfazer essas necessidades e estabelece metas e objetivos. O formato do plano pode incluir narrativas, políticas e procedimentos, protocolos, diretrizes práticas, caminhos clínicos, mapas de cuidado ou uma combinação destes.

2. Os pacientes são informados de maneira adequada sobre a necessidade de planejar a alta ou a transferência para outra organização ou nível de cuidado.
3. O planejamento para a transferência ou a alta envolve o paciente e todos os profissionais independentes registrados, profissionais do hospital e familiares envolvidos na prestação de cuidado, tratamento e serviços ao paciente.
4. Quando o paciente é transferido, as informações prestadas a ele incluem:
   - a razão de estar sendo transferido;
   - alternativas à transferência, se houver.
5. O processo de planejamento da alta é iniciado no começo do processo de cuidado, tratamento e serviços.
6. Quando o paciente recebe alta, as informações a ele fornecidas incluem:
   - a razão de estar recebendo alta;
   - a necessidade antecipada de cuidado, tratamento e serviços* continuados após a alta.
7. Quando indicado, o paciente é instruído sobre a maneira de obter mais cuidado, tratamento e serviços para satisfazer as necessidades identificadas.
8. Quando indicado e antes da alta, o hospital providencia ou ajuda a família a preparar os serviços necessários para satisfazer as necessidades do paciente após a saída do hospital.
9. São dadas instruções escritas de alta ao paciente e/ou àqueles responsáveis pela prestação do seu cuidado contínuo, de forma clara e compreensível.

No contexto da admissão a cuidado, tratamento e serviços, esse padrão lida com a transferência de um paciente, o que é relevante para o pronto-socorro, uma vez que o objetivo da unidade é tratar, estabilizar e transferir pacientes para o próximo nível de cuidado, tratamento e serviços, conforme necessário para melhorar sua condição de saúde. Para alguns pacientes, o planejamento eficaz consiste em como suas necessidades serão satisfeitas quando forem transferidos para outros níveis.

Depois de identificar as necessidades do paciente para o cuidado continuado, o hospital deve informá-lo no momento adequado sobre a necessidade de planejar sua transferência para outra organização ou nível de cuidado. Todos os profissionais envolvidos devem participar do planejamento da transferência, incluindo o paciente e seus familiares.

No caso de uma transferência, o paciente deve ser informado sobre por que está sendo transferido e quais as alternativas para a transferência, se houver.

Gerenciando o fluxo de pacientes

LD.3.15 *Os líderes desenvolvem e implementam planos para identificar e mitigar os impedimentos ao fluxo eficiente de pacientes em todo o hospital.*[†]

Base lógica para LD.3.15

O gerenciamento do fluxo de pacientes ao longo do seu tratamento é essencial para a prevenção da superlotação, um problema que pode afetar a segurança e a qualidade do cuidado oferecido. O pronto-socorro é particularmente vulnerável aos efeitos negativos da ineficiência nesse processo. Por essa razão, embora os prontos-socorros tenham pouco controle sobre o volume e o tipo de chegada dos pacientes, e a maioria dos hospitais tenha perdido a "capacidade de expansão" para manejar a natureza elástica das admissões de emergência, ainda existem outras oportunidades de melhora. Esse aperfeiçoamento pode garantir o uso adequado de recursos limitados e, assim, reduzir o risco de resultados negativos para os pacientes devido a atrasos na prestação de cuidado, tratamento ou serviços.

Para entender suas implicações para o sistema, a liderança deve identificar todos os processos fundamentais para o fluxo do paciente por todo o sistema hospitalar, desde o momento em que ele chega, passando pela admissão, a avaliação e o tratamento até a alta. Os processos de apoio que causam impacto no fluxo de pacientes – por exemplo, procedimentos diagnósticos, de comunicação e de transporte do paciente – são relevantes. Medidas adequadas são identificadas e implementadas para permitir a monitoração de cada processo e o apoio do(s) processo(s) por parte dos líderes do hospital. Esses processos críticos devem ser modificados para melhorar o fluxo de pacientes.

---

* Os serviços disponíveis incluem, quando apropriado, educação especial, cuidado diário do adulto, manejo do caso, serviços de cuidado domiciliar, asilo, instituições de longo tempo de permanência, cuidado ambulatorial, grupos de apoio, serviços de reabilitação e serviços comunitários de saúde mental.

[†] Este padrão e seus elementos de desempenho (EDs) tornaram-se efetivos em 1º de janeiro de 2005. Em 1º de julho de 2004, os pesquisadores exploraram o progresso do hospital com relação à satisfação desse padrão e de seus EDs e deram instruções sobre os achados. Esses achados não estão incluídos no relatório da pesquisa, nem influenciam a decisão de acreditação final do hospital.

Elementos de desempenho para LD.3.15

1. Os líderes avaliam as questões do fluxo de pacientes, o impacto sobre a segurança destes e o plano para mitigar esse impacto.
2. O planejamento abarca a prestação do cuidado apropriado para pacientes admitidos que devem ser mantidos em leitos temporários – por exemplo, unidade de cuidado pós-anestesia e áreas do pronto-socorro.
3. Os líderes e a equipe médica compartilham a responsabilidade de desenvolver processos que favoreçam o fluxo eficiente de pacientes.
4. O planejamento inclui a prestação de cuidado, tratamento e serviços adequados para aqueles pacientes que estão colocados em locais de excesso de fluxo, como corredores.
5. Indicadores específicos são usados para avaliar componentes do processo de fluxo dos pacientes e abordam:
   - disponibilização de espaço para o leito do paciente;
   - eficiência das áreas de cuidado, tratamento e serviço;
   - segurança das áreas de cuidado, tratamento e serviço;
   - processos de serviço de suporte que causam impacto no fluxo dos pacientes.
6. Os resultados dos indicadores estão disponíveis aos responsáveis por processos que atendem o fluxo dos pacientes.
7. Os resultados dos indicadores são relatados regularmente à liderança para melhorar o planejamento.
8. O hospital melhora os processos ineficientes ou inseguros identificados pela liderança como essenciais para o movimento eficiente dos pacientes.
9. São definidos critérios para guiar decisões sobre o início de desvio de ambulâncias.

O gerenciamento do fluxo de pacientes ao longo do seu tratamento é essencial para a prevenção da superlotação, um problema que pode afetar a segurança e a qualidade do cuidado oferecido. O pronto-socorro é particularmente vulnerável aos efeitos negativos da ineficiência nesse processo. Por essa razão, embora os prontos-socorros tenham pouco controle sobre o volume e o tipo de chegada dos pacientes, e a maioria dos hospitais tenha perdido a "capacidade de expansão" para manejar a natureza elástica das admissões de emergência, ainda existem outras oportunidades de melhora. Esse aperfeiçoamento pode garantir o uso adequado de recursos limitados e, assim, reduzir o risco de resultados negativos para os pacientes devido a atrasos na prestação de cuidado, tratamento ou serviços.

Para entender suas implicações para o sistema, a liderança deve identificar todos os processos fundamentais para o fluxo do paciente por todo o sistema hospitalar, desde o momento em que ele chega, passando pela admissão, a avaliação e o tratamento até a alta. Os processos de apoio que causam impacto no fluxo de pacientes – por exemplo, procedimentos diagnósticos, de comunicação e de transporte do paciente – são relevantes. Medidas adequadas são identificadas e implementadas para permitir a monitoração de cada processo e o apoio do(s) processo(s) por parte dos líderes do hospital. Esses processos críticos devem ser modificados para melhorar o fluxo de pacientes.

Os líderes devem avaliar o fluxo dos pacientes, o impacto sobre a segurança destes e um plano para mitigar esse impacto. O planejamento deve abranger a prestação de cuidado apropriado para pacientes que devem ser mantidos em leitos temporários, como na unidade de cuidado de pós-anestesia e nos corredores do PS. Os líderes e a equipe médica compartilham a responsabilidade de desenvolver processos que melhorem o fluxo eficiente dos pacientes, incluindo a prestação de cuidado e serviços adequados para os pacientes que estão em locais de excesso de fluxo.

Os resultados dos indicadores devem ser disponibilizados para os responsáveis pela coordenação do fluxo e relatados regularmente para a liderança a fim de aperfeiçoar o planejamento. A organização deve melhorar os processos ineficientes ou inseguros identificados pela liderança. Devem ser definidos critérios para guiar as decisões no caso de necessidade de desvio de ambulâncias.

Os hospitais devem ter um processo que monitore o fluxo de pacientes, o que não se confunde sua capacidade física. Por exemplo, no passado, uma unidade de internação podia registrar uma ocupação de 80% para determinar em que capacidade estava operando. Para gerenciar o fluxo de pacientes atualmente, a unidade precisa registrar o número dos que foram transferidos e o número dos que foram aceitos em um determinado período de tempo.

Identificando os processos fundamentais do fluxo, o hospital pode determinar quais são os impedimentos e onde eles ocorrem. Por exemplo, os pacientes podem estar sendo admitidos inadequadamente em algumas unidades de internação. Os médicos podem, ainda, transferir seus pacientes para a unidade de telemetria, mesmo que não requeiram monitoração, porque a proporção entre enfermeiros e pacientes é tipicamente mais alta nessas unidades do que em um andar de clínica geral. O hospital pode reduzir admissões inapropriadas à unidade implementando critérios e monitorando seu cumprimento.

Instalações e serviços

Um hospital tem uma responsabilidade ética perante os pacientes e a comunidade que ele serve. Como parte de sua responsabilidade, o hospital deve manter interações honestas e apropriadas com os pacientes.

RI.2.10 *O hospital respeita os direitos dos pacientes.* (Ver p. 39 para estes elementos de desempenho padronizados.)

Respeitar o direito do paciente a cuidado, tratamento e serviços inclui garantir seus direitos à dignidade pessoal. Caso se torne necessário "acomodar" os pacientes no corredor do hospital enquanto aguardam leito na internação, isso deve ser feito de uma maneira digna.

A mesma postura deve ser mantida em relação a valores, crenças e preferências culturais, psicossociais, espirituais e pessoais de cada paciente. Conseqüentemente, o hospital deve disponibilizar serviços espirituais, tais como os pastorais.

RI.2.130 *O hospital respeita as necessidades de confidencialidade, privacidade e segurança dos pacientes.*

Base lógica para RI.2.130

Este padrão e seus EDs permitem flexibilidade na maneira como um hospital pode cumprir essa exigência. Privacidade, segurança e proteção podem ser demonstradas de várias formas – por meio de políticas, procedimentos, práticas ou planejamento do ambiente, por exemplo.

Elementos de desempenho para RI.2.130

1. O hospital protege a confidencialidade das informações sobre os pacientes.
2. O hospital respeita a privacidade dos pacientes.
3. Os pacientes que desejam ter conversas telefônicas privadas têm acesso a espaço e telefones adequados às suas necessidades e ao cuidado, tratamento e serviços proporcionados.
4. O hospital proporciona a segurança e a proteção dos pacientes e de seus bens.
5. Não se aplica.
6. Não se aplica.

Elemento adicional de desempenho para as instalações hospitalares que proporcionam cuidado de prazo mais longo (mais de 30 dias)

7. O número de pacientes em um quarto é adequado aos objetivos do hospital e a idades, níveis desenvolvimentais, condições clínicas ou necessidades diagnósticas dos pacientes.

Privacidade, segurança e proteção podem ser demonstradas de várias maneiras, como, por exemplo, por meio de políticas, procedimentos, práticas ou planejamento do ambiente. O hospital deve proteger a confidencialidade das informações do paciente. Deve também respeitar sua privacidade. Por exemplo, os pacientes que desejam ter conversas telefônicas privadas devem ter acesso a espaço e telefones adequados às suas necessidades e ao cuidado, tratamento e serviços proporcionados.

RI.2.140 *Os pacientes têm direito a um ambiente que preserve a dignidade e contribua para uma auto-imagem positiva.*

Base lógica para RI.2.140

O hospital cria um ambiente protegido para todos os pacientes. Como um programa ou unidade às vezes se torna o "lar" do paciente, o hospital proporciona uma atmosfera que lhe garante dignidade. Por exemplo, em uma unidade de longo tempo de internação, os pacientes têm espaço para colocar cartões de saudação, calendários e outros itens pessoais importantes para o seu bem-estar.

Elementos de desempenho para RI.2.140

1. O ambiente do cuidado garante a auto-imagem positiva dos pacientes e preserva sua dignidade.
2. O hospital proporciona espaço de armazenagem suficiente para satisfazer as necessidades pessoais dos pacientes.
3. O hospital permite que os pacientes guardem e usem roupas e objetos pessoais, a menos que isso infrinja os direitos de outras pessoas ou seja médica ou terapeuticamente contra-indicado (conforme adequado ao local ou ao serviço).

O hospital deve criar um ambiente protegido para todos os pacientes. Como um programa ou unidade às vezes pode se tornar o "lar" do paciente, o hospital deve proporcionar uma atmosfera que lhe garanta dignidade.

Tipicamente, os pacientes tratados em um corredor do hospital em conseqüência da superlotação não conseguem ter privacidade. No entanto, o hospital pode mostrar que respeita o direito à privacidade do paciente tendo um plano para lidar com essa situação quando o PS estiver superlotado. O hospital pode, por exemplo, instalar cortinas nos corredores, que podem ser puxadas quando um paciente está sendo avaliado. Um quarto pode ser reservado para conduzir exames de PS. Após, os pacientes seriam movidos para um corredor designado, com cortinas ou paredes para "acomodá-los" temporariamente. Ou o hospital pode escolher levantar paredes temporárias, como aquelas comumente usadas para cubículos de escritório, formando uma sala de exame quando não houver espaço disponível no pronto-socorro.

RI.2.150 *Os pacientes têm o direito de estar protegidos de abuso, negligência e exploração* mental, física, sexual e verbal.*

Elementos de desempenho para RI.2.150

1. O hospital se dedica, com o máximo de sua competência, a proteger os pacientes de abuso, negligência ou exploração real ou percebida de qualquer pessoa, incluindo a equipe médica, alunos, voluntários, outros pacientes, visitantes ou familiares.
2. Todas as alegações, observações ou casos suspeitos de abuso, negligência ou exploração que ocorram no hospital são investigados pelo hospital.

Este padrão pode ser particularmente desafiador quando o pronto-socorro está superlotado, há um número insuficiente de funcionários e pouco espaço. No entanto, o hospital ainda deve ponderar como protegerá seus pacientes, com o máximo de sua competência, de abuso, negligência ou exploração, real ou imaginária, por parte de qualquer pessoa, incluindo equipe médica, alunos, voluntários, outros pacientes, visitantes ou familiares. Todas as alegações, observações ou casos suspeitos de abuso, negligência ou exploração que ocorram no hospital devem ser por ele investigados.

---

* **Exploração**. Aproveitar-se indevidamente de outra pessoa para seu próprio proveito ou benefício.

PI.1.10 *O hospital reúne dados para monitorar seu desempenho.*

Base lógica para PI.1.10

Os dados ajudam a determinar as prioridades de melhora do desempenho. Os dados coletados sobre problemas de alta prioridade e áreas deficitárias são usados para monitorar a estabilidade dos processos existentes, identificar oportunidades de melhora, possíveis mudanças e formas de manter melhoras já conquistadas. A coleta de dados ajuda a identificar áreas específicas que requeiram mais estudo. Estas são determinadas considerando-se a estabilidade do processo, os riscos e os eventos sentinela, assim como as prioridades estabelecidas pelos líderes. Além disso, o hospital identifica aquelas áreas que necessitam de melhora e determina as mudanças desejadas. As medidas de desempenho são usadas para determinar se as mudanças redundam em resultados desejados. O hospital identifica a freqüência e os detalhes da coleta de dados.

Elementos de desempenho para PI.1.10

1. O hospital coleta dados para as prioridades identificadas pelos líderes (ver padrão LD.4.50).
2. O hospital considera a coleta de dados nas seguintes áreas:
   - opiniões e necessidades dos profissionais;
   - percepções dos profissionais acerca dos riscos para os indivíduos e sugestões para melhorar a segurança do paciente;
   - disposição dos profissionais para relatar eventos adversos imprevistos.
3. O hospital coleta dados acerca das percepções do paciente sobre o cuidado, o tratamento e os serviços,[†] incluindo:
   - suas necessidades e expectativas específicas;
   - como o hospital satisfaz essas necessidades e expectativas;
   - como o hospital pode melhorar a segurança do paciente;
   - a eficácia do manejo da dor, quando adequado.

[†] A Joint Commission está mudando a expressão *satisfação com o cuidado, o tratamento e os serviços* para a expressão mais inclusiva *percepção sobre o cuidado, o tratamento e os serviços*, para melhor medir o desempenho das organizações na satisfação das necessidades, expectativas e preocupações dos clientes. Usando este termo, a organização estará preparada para avaliar não apenas a satisfação dos pacientes e/ou das famílias com o cuidado, o tratamento ou os serviços, mas também se a organização satisfaz suas necessidades e expectativas.

O hospital coleta dados que medem o desempenho de cada um destes processos de alto risco, ao provê-los:

4. Manejo da medicação.
5. Uso de sangue e de derivados de sangue.
6. Uso de contenção.
7. Uso de isolamento.
8. Manejo e tratamento do comportamento.
9. Não se aplica.
10. Procedimentos operatórios e outros procedimentos invasivos.
11. Não se aplica.
12. Ressuscitação e seus resultados.

Informações relevantes desenvolvidas a partir das seguintes atividades são integradas nas iniciativas de melhora do desempenho. Isso ocorre de uma maneira consistente com quaisquer políticas ou procedimentos do hospital destinados a preservar confidencialidade ou privilégio de informações estabelecido pela lei aplicável.

13. Gestão do risco.
14. Manejo da utilização.
15. Controle de qualidade.
16. Vigilância e relato do controle de infecção.
17. Pesquisa, quando adequado.
18. Autópsias, quando realizadas.

O uso dos dados é essencial para ajudar a determinar as prioridades de melhora do desempenho (MD) em todo o hospital, incluindo o pronto-socorro. Os dados coletados sobre problemas de alta prioridade e áreas deficitárias são usados para monitorar a estabilidade dos processos existentes, identificar oportunidades de melhora, e possíveis mudanças e formas de manter melhoras já conquistadas. A coleta de dados ajuda a identificar áreas específicas que requeiram mais estudo. Estas áreas são determinadas considerando-se a estabilidade do processo, os riscos e os eventos sentinela, assim como as prioridades estabelecidas pelos líderes do hospital. Além disso, o hospital deve identificar áreas que necessitem de melhora e determinar as mudanças desejadas. Os profissionais devem então usar as medidas de desempenho para determinar se as mudanças redundam nos resultados desejados. O hospital é responsável pela identificação da freqüência e dos detalhes da coleta de dados.

O hospital também deve coletar dados que meçam o desempenho de cada um destes processos de alto risco ao proporcioná-los: manejo das medicações, uso de sangue e derivados de sangue, uso de contenção, uso de isolamento, manejo e tratamento do comportamento, procedimentos operatórios e outros procedimentos invasivos e ressuscitação e seus resultados.

Finalmente, informações relevantes desenvolvidas a partir de certas atividades devem ser integradas nas iniciativas da MD. A gestão do risco, o manejo da utilização, o controle da qualidade, a vigilância e o relato do controle de infecção, a pesquisa (se adequado) e as autópsias, quando realizadas, estão entre essas atividades. As informações devem ser consistentemente integradas com quaisquer políticas ou procedimentos do hospital que se destinem a preservar a confidencialidade ou o privilégio de informação estabelecido pela lei aplicável.

O hospital deve coletar dados que sejam relevantes ao desempenho do pronto-socorro quando a unidade estiver operando no limite ou acima da sua capacidade. Essas medidas de dados incluiriam os tempos médio e máximo para os pacientes serem vistos por um médico emergencista, os tempos médio e máximo para os serviços auxiliares, quanto tempo o hospital está operando em regime de desvio de ambulâncias, assim como a baixa de pacientes. As medidas também devem lidar com questões dos profissionais, como percepções da razão de o pronto-socorro estar superlotado e as soluções para lidar com a superlotação na unidade. As medidas que lidam com as opiniões dos pacientes incluem a competência com que os profissionais do PS satisfazem suas necessidades e expectativas e a eficiência com que seu caso foi tratado durante suas visitas ao PS.

Os líderes do hospital devem proporcionar a estrutura para o planejamento, a direção, a coordenação, a provisão e a melhora do cuidado, do tratamento e dos serviços para responder às necessidades da comunidade e do paciente e melhorar os resultados da atenção à saúde.

LD.2.20 *Cada programa, serviço, setor ou departamento organizacional tem uma liderança efetiva.*

Base lógica para LD.2.20

Líderes eficazes no local ou no âmbito do departamento ajudam a criar um ambiente e uma atitude que contribuem com a missão do hospital, possibilitando satisfazer ou superar seus objetivos. Eles apóiam os profissionais e promovem a sensação de que cada um da equipe hospitalar é dono de seu processo de trabalho. Embora possa ser apropriado aos líderes delegar trabalho a profissionais qualificados, eles são fundamentalmente responsáveis por cuidado, tratamento ou serviços prestados na sua área.

Elementos de desempenho para LD.2.20

1. Os líderes de programa, serviço, setor ou departamento garantem a eficácia e a eficiência das operações.
2. Os líderes mantêm os profissionais responsáveis por suas obrigações.
3. Os programas, serviços, setores ou departamentos que proporcionam o cuidado do paciente são dirigidos por um ou mais profissionais qualificados com treinamento e experiência apropriados, ou por um profissional independente registrado, qualificado e com os privilégios clínicos adequados.
4. A responsabilidade pela direção administrativa e clínica desses programas, serviços, setores ou departamentos está definida por escrito.
5. Os líderes garantem que um processo é adequado para coordenar os processos de cuidado, tratamento e serviço entre programas, serviços, setores ou departamentos.

Sem uma liderança competente, o pronto-socorro será incapaz de lidar com as questões gerais do hospital que contribuem para a superlotação e implementar políticas que gerenciem efetivamente o fluxo de pacientes e previnam a superlotação.

LD.3.10 *Os líderes se envolvem tanto no planejamento de curto prazo quanto no de longo prazo.*

Elementos de desempenho para LD.3.10

1. Os líderes criam declarações de visão, missão e objetivo.
2. O plano do hospital para os serviços especifica quais cuidados, tratamentos ou serviços são proporcionados diretamente e quais são oferecidos por meio de consultoria, contrato ou outro acordo.
3. Serviços de anestesia estão disponibilidade se forem realizados cirurgia ou serviços obstétricos.
4. Até 25. Não se aplicam.
26. O planejamento para o cuidado, o tratamento e os serviços aborda:
    - as necessidades e expectativas dos pacientes e, quando apropriado, das famílias e das fontes de encaminhamento;
    - necessidades dos profissionais;
    - o escopo do cuidado, do tratamento e dos serviços necessitados pelos pacientes em todos os setores do hospital;
    - recursos (financeiros e humanos) para a provisão de cuidado e serviços de apoio;
    - necessidades de recrutamento, retenção, desenvolvimento e educação continuada de todos os profissionais;
    - dados para medir o desempenho dos processos e resultados do cuidado.

Os líderes são responsáveis por criar declarações de visão, missão e objetivos. O plano do hospital para os serviços deve especificar que cuidado, tratamento e serviços são proporcionados diretamente e quais são oferecidos por meio de consultoria, contrato ou outro acordo. Serviços de anestesia devem estar disponíveis se forem proporcionados serviços cirúrgicos ou obstétricos.

O planejamento de longo prazo para o gerenciamento do fluxo de pacientes pode requerer que o hospital aumente o número de leitos de internação e PS. Uma opção é usar os leitos da unidade de cuidado da pós-anestesia ou do laboratório gastrintestinal após o expediente.

LD.3.30 *Um hospital demonstra um compromisso com sua comunidade proporcionando serviços essenciais com adequação.*

Base lógica para LD.3.30

Por meio do processo de planejamento, os líderes determinam, em primeiro lugar, que serviços diagnósticos, terapêuticos, de reabilitação e outros são essenciais para a comunidade; em segundo lugar, quais deles o hospital proporcionará diretamente e quais através de encaminhamento, consultoria, dispositivos contratuais ou outros acordos; em terceiro lugar, os horários para proporcionar o cuidado dos pacientes.

Elementos de desempenho para LD.3.30

1. Os serviços essenciais incluem pelo menos:
   - radiologia diagnóstica;
   - nutrição e dietética;
   - emergência;
   - medicina nuclear*;
   - cuidados de enfermagem;
   - patologia e laboratório clínico;
   - farmácia;

---

* Não requerida para hospitais que proporcionam apenas serviços psiquiátricos e para uso de drogas.

- fisioterapia regenerativa;
- reabilitação física[†];
- serviço social.

2. Além disso, o hospital tem pelo menos um dos seguintes serviços clínicos de cuidado agudo:
- medicina;
- obstetrícia e ginecologia[‡];
- pediatria;
- cirurgia;
- psiquiatria infantil, adolescente ou adulta;
- tratamento do uso de drogas.

Como já foi dito, os líderes hospitalares devem, em primeiro lugar, determinar quais serviços diagnósticos, terapêuticos, de reabilitação e outros são essenciais para a comunidade; em segundo lugar, quais deles o hospital proporcionará diretamente e quais por meio de encaminhamento, consultoria, arranjos contratuais ou outros acordos; em terceiro lugar, os horários para proporcionar o cuidado, o tratamento e os serviços aos pacientes.

LD.3.80 *Os líderes proporcionam espaço, equipamento e outros recursos de forma adequada.*

Elementos de desempenho para LD.3.80

1. Os líderes providenciam a disposição e a alocação de espaço para facilitar a prestação eficiente e efetiva de cuidado, tratamentos e serviços.
2. Os líderes providenciam para a adequação do espaço interior e exterior para o cuidado, o tratamento e os serviços oferecidos, bem como para as idades e outras características dos pacientes.
3. Os líderes determinam o uso seguro, a manutenção, a disponibilidade de acesso e a supervisão de campos, equipamentos e áreas de atividade especial.
4. Os líderes proporcionam equipamentos adequados e outros recursos.

Como mencionado, os líderes hospitalares devem providenciar a disposição e a alocação de espaço para facilitar a prestação eficiente e efetiva de cuidado, tratamento e serviços, bem como espaço interior e exterior adequados para cuidado, tratamento e serviços oferecidos e para as idades e outras características dos pacientes. Os líderes devem determinar o uso seguro, a manutenção, a disponibilidade de acesso e a supervisão dos campos, dos equipamentos e de áreas de atividade especial. Eles devem também providenciar equipamentos adequados e outros recursos.

LD.3.90 *Os líderes desenvolvem e implementam políticas e procedimentos para cuidado, tratamento e serviços.*

Elementos de desempenho para LD.3.90

1. Os líderes desenvolvem políticas e procedimentos que guiam e apóiam o cuidado, o tratamento e os serviços ao paciente.
2. As políticas e os procedimentos são consistentemente implementados.

O pronto-socorro deve ter uma política e um procedimento a respeito da triagem, por exemplo, os quais devem ser consistentemente implementados independente de a unidade operar abaixo, no limite ou acima de sua capacidade. Os pacientes não devem ser realocados do cuidado crítico para o cuidado geral simplesmente porque o pronto-socorro está superlotado.

LD.4.10 *Os líderes estabelecem expectativas, planos e processos de manejo para medir, avaliar e melhorar as atividades de administração, manejo, clínicas e de apoio do hospital.*

Elementos de desempenho para LD.4.10

1. Os líderes estabelecem expectativas para a melhora do desempenho.
2. Os líderes desenvolvem planos para a melhora do desempenho.
3. Os líderes gerenciam processos para melhorar o desempenho hospitalar.
4. Os líderes participam de atividades para a melhora do desempenho.
5. Indivíduos e profissões apropriados de cada setor ou departamento relevante participam colaborativamente nas atividades de melhora do desempenho de todo o hospital.

No pronto-socorro, os líderes podem estabelecer planos de acompanhamento mensal do número de pacientes que

---

[†] Não requerida para hospitais que proporcionam apenas serviços psiquiátricos e para uso de drogas.
[‡] Quando o hospital proporciona serviços cirúrgicos ou obstétricos, também estão disponíveis serviços de anestesia.

aguardam internação. Se os dados mostram que o número é mais alto do que aquele que o hospital está tentando atingir, os líderes também são responsáveis pela implementação de estratégias para reduzir o número desses pacientes. Entre as estratégias podem estar processos para reduzir o tempo em atendimento, que podem incluir o aumento dos tempos para os serviços auxiliares, incentivos para que médicos solicitem menos exames durante algumas épocas e, mais importante, instrução dos pacientes a respeito dos centros de cuidado de urgência que podem melhor servir às suas necessidades.

EC.8.10 *O hospital estabelece e mantém um ambiente apropriado.*

Base lógica para EC.8.10

É importante que o ambiente físico seja funcional e apropriado para cura e cuidado. Alguns elementos do ambiente podem ser importantes para influenciar positivamente os resultados, a satisfação e a segurança do paciente. Tais elementos podem também contribuir na forma como o espaço é percebido e funciona para pacientes, familiares, visitantes e profissionais.

Elementos de desempenho para EC.8.10

1. Os espaços interiores devem ser:
   - apropriados para o cuidado, o tratamento e os serviços proporcionados e para as necessidades dos pacientes relacionadas à idade e a outras de suas características;
   - planejados prevendo espaço para armários e gavetas destinados a armazenar objetos pessoais e outros itens dos pacientes encarregados de sua própria higiene pessoal e que usem roupas de passeio (por exemplo, pacientes de cuidado da saúde comportamental);
   - planejados para proporcionar bom intercâmbio recreacional, considerando as preferências pessoais, quando possível, e acomodando equipamentos necessários para as atividades da vida diária, como cadeiras de rodas. Esta determinação se aplica a hospitais que proporcionam cuidado de mais longo prazo (mais de 30 dias);
   - equipados para reabilitação e atividades adequadas de forma que não comprometa a segurança do ambiente. Esta determinação se aplica a hospitais que proporcionam cuidado de mais lango prazo (mais de 30 dias).
2. Os móveis e equipamentos devem ter as seguintes características:
   - ser mantidos seguros e em bom estado de conservação;
   - refletir o nível de habilidade e as necessidades do paciente;
   - para ambientes hospitalares que proporcionam cuidado de mais longo prazo (mais de 30 dias), ajudar a normalizar o ambiente de vida do paciente;
3. Para ambientes hospitalares que proporcionam cuidado de mais longo prazo (mais de 30 dias), as áreas externas são:
   - disponibilizadas quando requeridas para cuidado, tratamento e serviços (por exemplo, quando alguns grupos de pacientes, como pacientes pediátricos, experimentam longos tempos de permanência);
   - apropriadas e seguras, considerando-se o cuidado, o tratamento e os serviços proporcionados e as necessidades dos pacientes com relação à idade e outras características.
4. As áreas usadas pelo paciente são seguras, limpas, funcionais e confortáveis.
5. A iluminação é adequada ao cuidado, ao tratamento e aos serviços e às atividades específicas ali conduzidas.
6. A iluminação é controlada pelos pacientes quando adequado.
7. A ventilação proporciona níveis aceitáveis de temperatura e umidade e elimina odores.
8. Não se aplica.
9. Não se aplica.
10. Não se aplica.
11. As trancas das portas e outras restrições estruturais usadas são consistentes com as necessidades dos pacientes, a política, a lei e a regulamentação do programa.
12. A provisão de acesso de emergência é proporcionada a todos os espaços fechados e ocupados.[*]

Como já foi dito, é importante que o ambiente físico do hospital seja funcional e promova a cura e o cuidado. Alguns elementos do ambiente podem ser importantes para influenciar positivamente os resultados, a satisfação e a segurança do

---
[*] Este ED tornou-se efetivo em 1º de janeiro de 2005.

paciente. Tais elementos também podem contribuir na forma como o espaço é percebido e funciona para pacientes, familiares, visitantes e profissionais.

As áreas usadas pelo paciente devem ser seguras, limpas, funcionais e confortáveis. A iluminação deve ser adequada para o cuidado, o tratamento, e os serviços e as atividades específicas que ali são conduzidas. A ventilação deve proporcionar níveis aceitáveis de temperatura e umidade e eliminar odores. Mesmo que os pacientes estejam alojados nos corredores, o ambiente deve apresentar todas as características precedentes.

Planejamento do cuidado

Muitos dos padrões relacionados ao planejamento do cuidado podem ser particularmente desafiadores, porque o cuidado, o tratamento e os serviços requeridos por pacientes que se apresentam ao pronto-socorro podem ser muito variados. É comum que alguns dos processos envolvidos sejam negligenciados. Por exemplo, um paciente pode ser admitido, mas não designado imediatamente a um leito da internação devido a um acúmulo no sistema, e, então, ser liberado do pronto-socorro. Em conseqüência, o paciente pode ser colocado em uma área de espera e não receber avaliações nutricionais, psicológicas e físicas, nem os planos normais de cuidado de enfermagem da internação, até que seja colocado em um quarto ou leito adequado.

RI.2.30 *Os pacientes são envolvidos nas decisões sobre o cuidado, o tratamento e os serviços prestados.*

Base lógica para RI.2.30

Tomar decisões sobre cuidado, tratamento e serviços às vezes cria problemas, conflitos ou outros dilemas para o hospital e os pacientes, a família ou outras pessoas com poder decisório. Esses dilemas podem envolver questões sobre admissão, cuidado, tratamento, serviços ou alta. O hospital, os pacientes e, quando necessário, suas famílias trabalham cooperativamente para resolver esses dilemas.

Elementos de desempenho para RI.2.30

1. Os pacientes são envolvidos nas decisões sobre seu cuidado, tratamento e serviços.
2. Os pacientes são envolvidos na resolução de dilemas sobre cuidado, tratamento e serviços.
3. Um substituto na tomada de decisão, conforme permitido por lei, é identificado quando um paciente não pode tomar decisões sobre seu cuidado, tratamento e serviço.
4. O representante legalmente responsável aprova as decisões de cuidado, tratamento e serviço.[*]
5. A família, conforme apropriado e permitido pela lei, com permissão do paciente ou do seu substituto na tomada de decisão, está envolvida nas decisões de cuidado, tratamento e serviço.

Os pacientes devem participar da resolução de dilemas sobre o cuidado, o tratamento e os serviços que recebem no pronto-socorro. Os profissionais encarregados do cuidado devem envolver o paciente em quaisquer decisões tomadas e receber respaldo sobre a factibilidade ou o desejo do paciente de concordar.

PC.2.20 *O hospital define por escrito os dados e as informações reunidas durante a avaliação e a reavaliação.*

Elementos de desempenho para PC.2.20

1. A definição por escrito que o hospital faz dos dados e das informações reunidas durante a avaliação e a reavaliação inclui:
   - as atividades de triagem, avaliação e reavaliação por cada especialidade;
   - o conteúdo da avaliação e da reavaliação;
   - os critérios para a realização de uma avaliação nova ou mais profunda[†].
2. As atividades de triagem, avaliação e reavaliação descritas estão dentro do escopo da prática, das leis de licenciamento do Estado, das regulamentações aplicáveis ou da certificação da especialidade que realiza a avaliação.
3. Quando adequado, informações separadas de avaliação e reavaliação especializadas são identificadas para os grupos de pacientes.
4. As informações definidas pelo hospital para serem coletadas durante a avaliação inicial incluem as seguintes, conforme relevantes para o cuidado, o tratamento e os serviços:
   - avaliação física, quando apropriado;
   - avaliação psicológica, quando apropriado;
   - avaliação social, quando apropriado;
   - avaliação de nutrição e hidratação de cada paciente, quando apropriado;

---

[*] Em alguns Estados norte-americanos, a lei determina que cuidado urgente, planejamento familiar e/ou serviços de saúde comportamental podem ser proporcionados a um menor sem aprovação ou consentimento de pai/mãe ou responsável.

[†] Por exemplo, as avaliações de risco nutricionais ou funcionais podem ser definidas para pacientes em risco. Nesses casos, os critérios do risco nutricional devem ser desenvolvidos por dietetistas ou outros indivíduos qualificados, e os critérios de risco funcional devem ser desenvolvidos por especialistas em reabilitação ou outros indivíduos qualificados.

- o estado de cada paciente, quando apropriado;
- para os pacientes que recebem cuidado em fase terminal, as variáveis sociais, espirituais e culturais que influenciam as percepções e expressões de tristeza do paciente, de seus familiares ou de outras pessoas importantes.

5. O hospital tem critérios definidos para a situação em que devem ser desenvolvidos planos nutricionais.

Como os pacientes que se apresentam ao pronto-socorro podem estar instáveis ou passar rapidamente de uma condição estável para uma instável, é fundamental ter registrados por escrito os dados relacionados às suas reavaliações.

PC.2.120 *O hospital define por escrito a referência de tempo para a condução da avaliação inicial.*

Elementos de desempenho para PC.2.120

1. O hospital especifica a referência de tempo para conduzir a avaliação inicial.

O hospital especifica as seguintes referências de tempo para estas avaliações (EDs 2-5):

2. Uma história médica e um exame físico são realizados dentro de 24 horas após a admissão na internação.
3. Um enfermeiro realiza uma avaliação dentro das 24 horas seguintes à admissão na internação.
4. Uma triagem nutricional, quando justificada pelas necessidades ou pela condição do paciente, é realizada dentro de 24 horas após a admissão na internação.
5. Uma triagem do estado funcional, quando justificada pelas necessidades ou pela condição do paciente, é realizada dentro de não mais de 24 horas após a admissão na internação.

Alguns desses elementos podem ter sido completados anteriormente, mas devem satisfazer os seguintes critérios:

6. A história e o exame físico devem ter sido completados nos 30 dias anteriores à admissão ou readmissão do paciente.
7. As atualizações da condição do paciente desde a avaliação são registradas no momento da admissão.

Ter referências de tempo para conduzir a avaliação inicial é de particular importância para o pronto-socorro devido às readmissões. Por exemplo, um paciente pode se apresentar ao pronto-socorro com dores no estômago e ter alta porque as dores cedem, retornando algumas horas depois com apendicite.

PC.2.130 *As avaliações iniciais são realizadas conforme definido pelo hospital.*

Elementos de desempenho para PC.2.130

1. Cada paciente é avaliado pela política do hospital.
2. A avaliação inicial de cada paciente é conduzida dentro da referência de tempo especificada conforme necessidades do paciente, política hospitalar, leis e regulamentos.
3. Um enfermeiro avalia a necessidade de cuidado do paciente em todos os setores, conforme requerido por lei, regulamentação ou política hospitalar.

Para garantir que cada paciente receba uma avaliação completa que estabeleça sua necessidade de cuidado, as avaliações iniciais devem ser realizadas conforme definido pelo hospital.

PC.2.150 *Quando necessário, os pacientes são reavaliados.*

Base lógica para PC.2.150

Cada paciente pode ser reavaliado por muitas razões, incluindo as seguintes:

- para avaliar sua resposta a cuidado, tratamento e serviços;
- para responder a uma mudança significativa em sua situação, diagnóstico ou condição;
- para satisfazer exigências legais ou regulatórias;
- para atender os períodos de tempo especificados pelo hospital;
- para atender os períodos de tempo determinados pelo curso do cuidado, do tratamento e dos serviços para o paciente.

Elemento de desempenho para PC.2.150

1. Cada paciente é reavaliado quando necessário.

A reavaliação é fundamental para entender se as decisões de cuidado, tratamento e serviços são apropriadas e eficientes. Os pacientes são reavaliados por diferentes razões, tais como:

- avaliar a resposta de um paciente a cuidado, tratamento e serviços;
- responder a uma mudança importante na situação, no diagnóstico ou na condição;
- satisfazer exigências legais ou regulatórias;
- cumprir os períodos de tempo especificados pelo hospital;
- cumprir os períodos de tempo determinados pelo curso do cuidado, do tratamento e dos serviços ao paciente.

PC.3.10 *Possíveis vítimas de abuso ou negligência são avaliadas (ver padrão RI.2.150).*

Base lógica para PC.3.10

As vítimas de abuso ou negligência podem ir para um hospital de várias maneiras. O paciente pode ser incapaz ou relutante em falar sobre o abuso, e este pode não ser visível de maneira óbvia. Os profissionais precisam ser capazes de identificar o abuso ou a negligência, assim como sua extensão e circunstâncias, para proporcionar ao paciente o cuidado adequado.

Os critérios para identificar e avaliar as vítimas de abuso, negligência ou exploração devem ser usados em todo o hospital. A avaliação deve ser conduzida em conformidade às exigências da lei para preservar materiais comprobatórios e apoiar futuras ações legais.

Elementos de desempenho para PC.3.10

1. O hospital desenvolve ou adota critérios[*] para identificar vítimas em cada uma das seguintes situações:
   - ataque físico;
   - estupro;
   - molestamento sexual;
   - abuso doméstico;
   - negligência ou abuso de idoso;
   - negligência ou abuso de criança.
2. Os profissionais adequados[†] são instruídos sobre abuso ou negligência e como lidar com ele, se apropriado.
3. Uma lista de agências comunitárias privadas e públicas que proporcionam ou providenciam avaliação e cuidado de vítimas de abuso é mantida para facilitar encaminhamentos apropriados.
4. As vítimas de abuso ou negligência são identificadas usando-se os critérios desenvolvidos ou adotados pelo hospital em sua entrada no sistema e de forma contínua e regular.
5. Os profissionais do hospital encaminham adequadamente ou conduzem a avaliação das vítimas de abuso ou negligência.
6. Todos os casos de possível abuso ou negligência são relatados para agências apropriadas segundo a política hospitalar, a lei e a regulamentação.
7. Todos os casos de possível abuso ou negligência são imediatamente relatados ao hospital.

Alguns pacientes que se apresentam ao pronto-socorro podem ser vítimas de abuso ou negligência. Os profissionais precisam ser capazes de identificar essas vítimas, assim como a extensão e as circunstâncias da violência ou negligência, para proporcionar ao paciente o cuidado adequado.

Os critérios para identificar e avaliar as vítimas de abuso, negligência ou exploração devem ser usados em todo o hospital, não apenas no pronto-socorro. A avaliação do paciente deve ser conduzida dentro das exigências da lei para preservar materiais comprobatórios e apoiar futuras ações legais.

Para desenvolver sensibilidade a essa questões, os líderes hospitalares devem formular as seguintes perguntas:

- Como o hospital garante que os profissionais estão sendo respeitosos, dando crédito e apoio aos pacientes durante o atendimento?
- O que o hospital fez para familiarizar os profissionais com a maneira como a polícia e outras autoridades reagem a um relato de abuso ou negligência, para que possam informar os pacientes sobre o que esperar?
- Quando os profissionais do hospital sabem que será feito um relatório obrigatório, informam os pacientes sobre isso enquanto discutem as opções e as precauções de segurança?
- Os profissionais falam sobre as proteções como ordens restritivas?
- Os profissionais receberam informações de advogados da comunidade representando vários tipos de populações abusadas e negligenciadas quando o hospital desenvolveu seu processo de relato? Este é feito de uma maneira segura e respeitosa à autonomia do paciente?
- Como os profissionais são instruídos a trabalhar com vítimas de abuso ou negligência e com as autoridades quando fazem encaminhamentos e relatórios?

O desenvolvimento de políticas e procedimentos bem-planejados e o estabelecimento de programas de treinamento eficazes dão suporte aos profissionais que lidam com vítimas de abuso e negligência.

---

[*] O Fundo de Prevenção da Violência Familiar (Family Violence Prevention Fund) é um recurso que pode ser contatado para mais informações em http://www.fvpf.org.

[†] A equipe deve ser capaz de triar abuso ou negligência, dependendo das necessidades ou condições do paciente. A organização pode definir quem conduz a avaliação total para abuso ou negligência alegado ou suposto, ou encaminhar para outra organização.

PC.4.10 *O desenvolvimento do plano para cuidado, tratamento e serviços é individualizado e apropriado às necessidades, potencialidades, limitações e aos objetivos do paciente.*

Base lógica para PC.4.10

O planejamento de cuidado, tratamento e serviços não se limita a desenvolver um plano por escrito. É um processo dinâmico que envolve a execução de suas medidas. O plano deve ser consistentemente reavaliado para garantir a satisfação das necessidades do paciente. O planejamento inclui:

- Integrar os dados coletados durante a avaliação no processo de planejamento do cuidado.

- Desenvolver um plano para cuidado, tratamento e serviços que inclua objetivos razoáveis e mensuráveis do paciente.

- Rever e revisar regularmente o plano para cuidado, tratamento e serviços.

- Determinar como cuidado, tratamento e serviços planejados serão prestados.

- Documentar o plano para cuidado, tratamento e serviços.

- Monitorar a eficácia do planejamento e a provisão de cuidado, tratamento e serviços.

- Envolver os pacientes e/ou as famílias no planejamento do cuidado.

Elementos de desempenho para PC.4.10

1. O cuidado, o tratamento e os serviços são planejados para garantir que sejam apropriados às necessidades do paciente.
2. O desenvolvimento de um plano para o cuidado, o tratamento e os serviços baseia-se nos dados de avaliações.
3. Não se aplica.
4. Não se aplica.
5. Não se aplica.
6. As necessidades do paciente, os objetivos, as referências de tempo, os ambientes e os serviços requeridos para satisfazer as necessidades e/ou os objetivos do paciente determinam o plano para o cuidado, o tratamento e os serviços.
7. Até 11. Não se aplicam.
12. A avaliação do paciente baseia-se nos objetivos e no plano para seu cuidado, tratamento e serviços.
13. O objetivo do cuidado, do tratamento e dos serviços é revisado quando necessário.
14. Os planos para o cuidado, o tratamento e os serviços são revisados quando necessário.
15. Não se aplica.
16. Não se aplica.
17. O plano para o cuidado, o tratamento e os serviços considera estratégias para limitar o uso de contenção ou isolamento, quando apropriado.

O cuidado dos pacientes envolve proporcionar intervenções individualizadas, planejadas e apropriadas em locais que respondem às suas necessidades específicas. As responsabilidades do hospital incluem cuidado, tratamento e serviços, reabilitação, habilitação e outras intervenções proporcionadas ao paciente. No pronto-socorro, o cuidado pode incluir realizar exames laboratoriais e radiológicos, procedimentos (tais como cirurgia) e prescrever ou aplicar medicações.

O planejamento do cuidado, do tratamento e dos serviços não deve ser limitado ao desenvolvimento de um plano por escrito. Ao contrário, ele é um processo dinâmico que envolve a implementação de suas medidas. Isso significa que o plano inicial pode ser modificado ou encerrado tendo como base a reação do paciente, sua necessidade de mais cuidado, tratamento e serviços ou o sucesso do plano. Por exemplo, um paciente que se apresenta ao pronto-socorro com dor no peito tipicamente passará por uma avaliação do médico emergencista, seguida de um exame realizado por um cardiologista. Se os médicos determinarem que a dor não é de natureza cardíaca, o paciente pode ser liberado para casa com tratamento para refluxo gastresofágico. Caso ele comece a sentir uma dor no peito mais aguda enquanto está no pronto-socorro, deverá ser mantido ali para observação adicional ou ser encaminhado para internação. Como conseqüência, o plano deve ser consistentemente reavaliado para garantir a satisfação das necessidades contínuas do paciente. Além disso, ele deve ser realizado por indivíduos qualificados usando-se, quando adequado, uma abordagem interdisciplinar, e deve envolver ao máximo o paciente. A equipe multidisciplinar é formada pelo médico e o enfermeiro do PS, o terapeuta respiratório e vários técnicos, incluindo os de raio X, de ECG e de laboratório. A consulta de especialistas se estende desde cardiologistas a neurocirurgiões e ortopedistas.

O plano deve ser desenvolvido tendo como base dados das avaliações. As necessidades e os objetivos do paciente, assim como as referências de tempo necessárias, os locais e os serviços requeridos para satisfazer tais necessidades e objetivos devem ser usados para determinar o plano. A avaliação do paciente baseia-se nos objetivos e no plano de cuidado, e ambos deverão ser revisados quando necessário. O plano deve considerar as estratégias para limitação do uso de contenção ou isolamento, quando apropriado.

O objetivo de proporcionar o cuidado, o tratamento e os serviços eficientes é atingido quando são satisfeitas as seguintes medidas:

- Intervenção de forma colaborativa (à luz das necessidades avaliadas do paciente).

- Educação do paciente.

- Promoção da saúde e do cuidado preventivo adequado.

- Promoção de cuidado de apoio, tratamento de doença ou condição e tratamento de sintomas (como dor, náusea ou dispnéia), conforme os padrões aceitos de prática profissional.

- Satisfação das necessidades de nutrição do paciente, se apropriado ao local.

- Ajuda aos pacientes por meio de serviços restaurativos apropriados, incluindo ajuda com as atividades da vida diária, como alimentação, vestuário, higiene pessoal, banho, higiene oral, deambulação e uso do toalete.

- Reabilitação de deficiência física, comunicativa ou psicossocial, ou manutenção do nível de independência do paciente.

- Coordenação de cuidado, tratamento e serviços proporcionados a um paciente.

- Otimização do conforto e da dignidade durante o cuidado em fase terminal.

- Envolvimento das famílias conforme indicado e aceito pelo paciente.

Todas as intervenções devem respeitar e encorajar a capacidade do paciente para fazer escolhas, desenvolver e manter um senso de realização com relação ao alcance de seus objetivos de saúde pessoais e optar por continuar ou modificar a participação no processo de cuidado.

As atividades de cuidado, tratamento e serviços podem ser realizadas por vários profissionais cujos papéis e responsabilidades são determinados por essa atividade, por licenciamento relevante, lei, regulamentações, registro, certificação, escopo da prática, pela descrição do emprego ou privilégios.

Quando o pronto-socorro fica superlotado, os profissionais tendem a mudar seu julgamento a respeito das prioridades do paciente. Em geral, cuidarão das necessidades mais urgentes, como a provisão de cuidado de suporte e preventivo apropriado, porque não há tempo, espaço nem equipamento para cuidar das necessidades de nível básico, como ajudar com serviços restaurativos. Por exemplo, quando o pronto-socorro não está operando no limite da sua capacidade, um enfermeiro tem tempo para proporcionar educação ao paciente e explicar-lhe as instruções escritas de alta, respondendo quaisquer perguntas que o paciente possa ter para garantir que ele entenda o que terá de fazer quando voltar para casa. Entretanto, quando o pronto-socorro está superlotado, o enfermeiro pode ter tempo apenas para proporcionar ao paciente as instruções por escrito, abstendo-se da explicação. O paciente pode não entender direito o que precisa fazer para melhorar. Conseqüentemente, a profundidade do entendimento do paciente fica comprometida.

Para garantir que a equipe consiga lidar com todas as necessidades do paciente, mesmo quando o pronto-socorro está superlotado, o hospital deve ter um plano para todas as atividades envolvidas na prestação de cuidado, tratamento e serviços durante os horários de pico. Uma maneira de fazê-lo é ter gatilhos combinados que alertem os profissionais para saber quais recursos devem ser mobilizados, quando e em que grau. Por exemplo, um gatilho pode se concentrar em tempos aceitáveis para os serviços auxiliares, incluindo tempos médio e máximo. Se o gatilho excede o tempo médio, mas é menor do que o máximo, seria interessante deslocar alguns recursos – por exemplo, passar um técnico de uma unidade de internação para o pronto-socorro. Se o alvo excede os tempos aceitáveis para os horários de pico em um recurso, o pronto-socorro pode solicitar um técnico adicional designado para a unidade. Se o alvo excede os tempos aceitáveis em mais de um, o pronto-socorro pode temporariamente parar de realizar os procedimentos subsidiários.

PC.5.60 *Cuidado, tratamento e serviços proporcionados a um paciente são coordenados como parte do planejamento e de acordo com o escopo de ação do hospital.*

Base lógica para PC.5.60

Durante toda a provisão de cuidado, tratamento e serviços, os pacientes devem ter acesso aos recursos internos e externos apropriados para satisfazer adequadamente suas necessidades ao longo do tratamento. Cuidado, tratamento e serviços devem ser coordenados entre prestadores e entre unidades, sejam eles prestados diretamente ou por meio de acordo por escrito.

Elementos de desempenho para PC.5.60

1. O hospital coordena cuidado, tratamento e serviços proporcionados por meio de recursos internos para um paciente.
2. Quando recursos externos são necessários, o hospital participa da coordenação de cuidado, tratamento e serviços com esses recursos.
3. O hospital tem um processo para receber ou compartilhar informações relevantes do paciente a fim de facilitar a coordenação e a continuidade apropriadas quando os pacientes são encaminhados para outros prestadores de cuidado, tratamento e serviço.
4. Há um processo para resolver a duplicação ou o conflito entre recursos internos ou externos.
5. O plano de cuidado, tratamento e serviços é adequado a uma estrutura de tempo que satisfaça as necessidades de saúde do paciente.

Como mencionado, a coordenação do cuidado deve compatibilizar os pacientes com os recursos internos e externos para satisfazer suas necessidades ao longo do tratamento. O cuidado, o tratamento e os serviços devem ser coordenados entre prestadores e entre unidades, sejam eles prestados diretamente ou por meio de acordo por escrito.

Uniformidade do cuidado

LD.3.20 *Os pacientes com necessidades semelhantes recebem o mesmo padrão de cuidado, tratamento e serviços em todo o hospital.*

Base lógica para LD.3.20

Fatores como diferentes indivíduos prestando cuidado, tratamento e serviços, diferentes fontes de pagamento e diferentes locais de cuidado não influenciam intencional e negativamente o resultado.

Elementos de desempenho para LD.3.20

1. Pacientes com necessidades semelhantes recebem o mesmo padrão de cuidado, tratamento e serviços em todo o hospital.
2. O hospital planeja, designa e monitora o cuidado, o tratamento e os serviços de modo que eles sejam consistentes com sua missão, sua visão e seus objetivos.

O hospital deve planejar, designar e monitorar o cuidado, o tratamento e os serviços para garantir que eles sejam consistentes com sua missão, sua visão e seus objetivos. O planejamento de cuidado, tratamento e serviços deve considerar:

- as necessidades e expectativas dos pacientes e, quando apropriado, das famílias, assim como de seus clientes e fontes de encaminhamento;
- as necessidades dos profissionais;
- o escopo de cuidado, tratamento e serviços necessários aos pacientes em todos os setores do hospital;
- recursos (financeiros e humanos) para prestar o cuidado e os serviços de apoio;
- necessidades de recrutamento, retenção, desenvolvimento e educação contínua de todos os profissionais;
- dados para medir o desempenho dos processos e os resultados do cuidado.

Os pacientes do pronto-socorro devem receber um nível de cuidado equivalente ao que receberiam num leito de internação, seja no cuidado crítico, no cuidado coronariano, na ala pediátrica ou na ala médico-cirúrgica. Isso nem sempre ocorre porque os profissionais do PS são treinados para lidar com emergências, não para tratar de pacientes médicos complicados. O paciente pode esperar o mesmo nível de atendimento, mas os profissionais do PS serão limitados para satisfazer sua expectativa.

Os hospitais que usam o pronto-socorro como contingência devem fazê-lo de maneira que maximize a uniformidade do cuidado e da segurança dos pacientes. O paciente cardíaco no pronto-socorro, por exemplo, deve receber o mesmo cuidado que um paciente na unidade cardiológica.

Profissionais adequados

Os líderes são responsáveis por garantir que o hospital tenha profissionais adequados em toda a organização, incluindo o pronto-socorro.

PI.2.20 *São analisados padrões ou tendências indesejáveis no desempenho.*

Elementos de desempenho para PI.2.20

1. A análise é realizada quando as comparações de dados indicam que os níveis de desempenho, padrões ou tendências diferem substancialmente dos esperados.
2. A análise aborda os tópicos escolhidos pelos líderes como prioritários para a melhora do desempenho.

3. A análise é realizada quando ocorre uma alteração indesejável que muda as prioridades.

Uma análise é realizada para:
4. Todas as reações de transfusão confirmadas, se aplicável ao hospital.
5. Todos os eventos adversos sérios envolvendo drogas, se adequado e conforme definição do hospital.
6. Todos os erros de medicação importantes, se adequado e conforme definição do hospital.
7. Todas as discrepâncias significativas entre diagnósticos pré e pós-operatórios (incluindo os patológicos).
8. Eventos adversos ou padrões de eventos adversos durante sedação moderada ou profunda e uso de anestesia.
9. Condições perigosas.
10. Questões de eficiência dos profissionais.

Os hospitais devem realizar uma análise quando as comparações de dados indicam que os níveis de desempenho, padrões ou tendências diferem substancialmente dos esperados. Deve ser conduzida uma análise dos tópicos escolhidos pelos líderes como MD prioritárias, assim como quando alterações indesejáveis mudam essas prioridades. Uma das áreas analisadas deve ser a eficiência dos profissionais do pronto-socorro.

Os profissionais do PS devem analisar os dados para determinar se há algum padrão ou tendência. Por exemplo, os dados podem ser analisados para verificar se algum padrão de desempenho indesejável ocorre em um momento particular do dia, em um dia da semana, durante uma determinada estação do ano ou quando a unidade está operando no limite ou acima da capacidade.

LD.3.10 *Os líderes se envolvem tanto no planejamento de curto quanto no de longo prazo.*

Elementos de desempenho para LD.3.10

1. Os líderes criam declarações de visão, missão e objetivo.
2. O plano do hospital para os serviços especifica quais cuidados, tratamentos ou serviços são proporcionados diretamente e quais são oferecidos por meio de consultoria, contrato ou outro acordo.
3. Serviços de anestesia estão disponíveis se forem realizados cirurgia ou serviços obstétricos.
4. Até 25. Não se aplicam.
26. O planejamento para o cuidado, o tratamento e os serviços aborda:

- as necessidades e expectativas dos pacientes e, quando apropriado, das famílias e das fontes de encaminhamento;
- necessidades dos profissionais;
- o escopo do cuidado, do tratamento e dos serviços necessitados pelos pacientes em todos os setores do hospital;
- recursos (financeiros e humanos) para a provisão de cuidado e serviços de apoio;
- necessidades de recrutamento, retenção, desenvolvimento e educação continuada de todos os profissionais;
- dados para medir o desempenho dos processos e resultados do cuidado.

Os líderes são responsáveis por criar declarações de visão, missão e objetivos. O plano do hospital deve especificar que cuidado, tratamento e serviços são prestados diretamente e quais o são por meio de consultoria, contrato ou outro tipo de acordo.

O planejamento de longo prazo para as necessidades dos profissionais pode requerer que os líderes hospitalares determinem quando ocorrem as demandas de pico e revisem o horário dos profissionais para distribuí-los. O planejamento de curto prazo pode envolver providenciar profissionais temporários que possam ser notificados com urgência para satisfazer a demanda dos horários de pico.

LD.3.70 *Os líderes definem as qualificações requeridas e a competência dos profissionais que prestam cuidado, tratamento e serviços e recomendam um número suficiente de profissionais qualificados e competentes para essas funções.*

Base lógica para LD.3.70

A determinação de competência e qualificações dos profissionais é baseada nos seguintes quesitos:
- a missão do hospital;
- o cuidado, o tratamento e os serviços do hospital;
- a complexidade do cuidado, do tratamento e dos serviços necessitados pelos pacientes;
- a tecnologia usada;
- a condição de saúde dos profissionais, conforme requerido pela lei e pelo regulamento.

Elementos de desempenho para LD.3.70

1. Os líderes proporcionam a alocação de profissionais competentes e qualificados.

2. Os líderes garantem que médicos-assistentes e enfermeiros que são empregados do hospital recebam credenciais e sucessivos privilégios por meio de processos regulatórios ou de um equivalente aprovado pela diretoria.

Um processo equivalente deve, no mínimo:
- avaliar as credenciais do candidato;
- avaliar a competência atual do candidato;
- incluir recomendações dos colegas;
- envolver comunicação e referências de indivíduos e comitês, incluindo o Comitê da Prática Médica, a fim de reunir as informações necessárias para decidir a respeito de uma solicitação de privilégios por parte do candidato.

O hospital deve demonstrar que os médicos, enfermeiros e auxiliares do pronto-socorro estão disponíveis e acostumados a lidar com as necessidades dos pacientes, reconhecendo que os que estão aguardando internação encontram-se na fase mais aguda de cuidado e, por isso, requerem a maior atenção dos profissionais. Para tanto, o pronto-socorro pode ter de acrescentar profissionais de enfermagem nos horários de pico a fim de manter uma proporção adequada entre os números de enfermeiros e pacientes. As necessidades de profissionais no pronto-socorro devem ser satisfeitas considerando-se a qualificação e a competência. Em outras palavras, se for necessário reforço, ele tem de ser qualificado e competente para prestar cuidado, tratamento e serviços no pronto-socorro.

O setor de recursos humanos deve garantir que o hospital determine qualificações e competências para todos os funcionários, incluindo empregados, contratados e profissionais temporários de agências, tendo em vista a missão, a população, o cuidado, o tratamento e os serviços da instituição.

HR.1.10 *O hospital provê um número e uma combinação adequados de profissionais de maneira consistente com o planejamento de preenchimento de vagas do hospital.*

Elemento de desempenho para HR.1.10

1. O hospital tem um número e uma combinação adequados de profissionais para satisfazer as necessidades de cuidado, tratamento e serviço dos pacientes.

Em muitos hospitais, as proporções de profissionais de pronto-socorro e das unidades de internação são diferentes. Nesses casos, deve-se ter documentação comprovando que a diferença é segura e eficaz, tanto para o paciente quanto para os profissionais. O plano de preenchimento de vagas do PS também deve contemplar as necessidades dos períodos de pico, que podem dizer respeito a um número restrito de horas em um determinado dia da semana ou abarcar várias semanas durante uma determinada época do ano.

Para ter um número adequado de profissionais no PS, o hospital pode ter de desenvolver planos de preenchimento de vagas que considerem os picos na demanda e, então, implementar esses planos quando necessário.

Similarmente, quando o pronto-socorro atinge sua capacidade e os pacientes começam a ficar mal alojados, o hospital deve mobilizar os médicos, enfermeiros e auxiliares adequados para enfrentar essas necessidades.

HR.1.20 *O hospital tem um processo para garantir que as qualificações de uma pessoa sejam consistentes com suas responsabilidades de trabalho.*

Base lógica para HR.1.20

Esta exigência diz respeito tanto aos profissionais e estudantes quanto aos voluntários que trabalham nas mesmas funções quando prestam cuidado, tratamento e serviços.

Elementos de desempenho para HR.1.20

1. Os líderes definem a competência e as qualificações requeridas dos profissionais em todos os programas ou serviços.
2. Os líderes definem a competência e as qualificações requeridas dos profissionais que decidem, implementam e monitoram o uso de contenção ou isolamento (ver o padrão PC.12.30).

O hospital verifica (EDs 3-6):
3. Licenciamento, certificação ou registro atual.
4. Educação, experiência e competência apropriadas para as responsabilidades designadas.
5. Informações sobre passado criminal se requerido por lei, regulamentação ou política do hospital.
6. Cumprimento das exigências adequadas de avaliação de saúde estabelecidas pelo hospital.
7. Supervisão que os profissionais fazem dos estudantes prestando cuidado, tratamento e serviços ao paciente como parte do seu treinamento.
8. Até 17. Não se aplicam.
18. Indivíduos que não têm licença, registro ou certificação não prestam cuidado, tratamento e serviços no hospital

que requeiram tal licença, registro ou certificação conforme a lei ou a regulamentação adequada.

Quando o pronto-socorro está lotado, pode ser tentador remanejar pessoal de qualquer outro lugar do hospital apenas para ter um pouco mais de ajuda. Mas os profissionais devem ser bem qualificados para realizar suas responsabilidades de trabalho. Cabe ao hospital ter um plano que estabeleça o tipo de pessoal adicional necessário nos horários de pico e como o pronto-socorro vai ter acesso a esse pessoal. Por exemplo, um técnico em flebotomia pode ser enviado para ajudar em um local de baixa gravidade, enquanto um enfermeiro é enviado ao pronto-socorro para ajudar com o cuidado geral. Um auxiliar de enfermagem pode dar telefonemas para recrutar profissionais de enfermagem adicionais, enquanto o enfermeiro encarregado, que tipicamente realiza essa atividade, ajuda com o cuidado de pacientes internados na unidade.

Alta e transferência

Os pacientes podem ter alta definitiva do hospital ou ser transferidos para outro nível de cuidado, tratamento e serviços, para diferentes profissionais de saúde ou para outros locais de serviços continuados. Os processos para transferência ou alta do hospital devem ser baseados em avaliações quanto às necessidades dos pacientes. Para facilitar esses processos, o hospital deve avaliar tais necessidades, planejar a alta ou a transferência, facilitar o processo e ajudar a garantir a manutenção da continuidade do cuidado, do tratamento e dos serviços.

PC.15.10 *Um processo aborda as necessidades de cuidado, tratamento e serviços continuados após alta ou transferência.*

Elemento de desempenho para PC.15.10

1. O processo aborda:
   - a razão (ou razões) para a transferência ou alta;
   - as condições sob as quais pode ocorrer a transferência ou alta;
   - transferir a responsabilidade pelo cuidado de um paciente de uma clínica, organização, programa organizacional ou serviço para outro (o que pode incluir transferir a responsabilidade completa pelo paciente e por seu cuidado, tratamento e serviços para outros ou encaminhar o paciente, por exemplo, a uma ou mais agências ou profissionais, para que serviços específicos sejam prestados);
   - os mecanismos para a transferência interna ou externa;
   - o encargo e a responsabilidade pela segurança do paciente durante a transferência, tanto por parte do hospital que a inicia quanto da organização que recebe o paciente.

A saída de um paciente do hospital nem sempre põe fim à responsabilidade de satisfação das necessidades avaliadas. Os padrões da Joint Commission requerem que os hospitais estabeleçam processos que tratem das necessidades de cuidado, tratamento e serviços contínuos após a alta ou a transferência, quando necessário. O processo leva em conta a razão para a transferência ou alta e as condições sob as quais elas podem ocorrer. A transferência da responsabilidade do cuidado de um paciente de uma clínica, organização ou serviço para outro também deve ser tratada. Pode-se transferir toda a responsabilidade para outros ou encaminhar o paciente para uma agência ou profissional para a prestação de um serviço específico. As duas exigências finais a respeito desse padrão requerem mecanismos de definição para transferência interna e externa, além da atribuição do encargo e da responsabilidade pela segurança do paciente durante a transferência, tanto para o hospital que a está iniciando quanto para aquele que recebe o paciente.

PC.15.20 *A transferência ou a alta de um paciente para outro nível de cuidado, tratamento e serviços, para diferentes profissionais, ou para outros locais baseia-se na avaliação das necessidades do paciente e nas competências do hospital.*

Base lógica para PC.15.20

Para alguns pacientes, o planejamento eficaz trata de como as necessidades serão satisfeitas à medida que são movidos para o próximo nível de cuidado, tratamento e serviços. Para outros, o planejamento depende de um entendimento claro de como o paciente pode ter acesso aos serviços no futuro, caso haja necessidade.

Elementos de desempenho para PC.15.20

1. As necessidades de cuidado contínuo do paciente são identificadas para atender suas necessidades físicas e psicossociais.

2. Os pacientes são informados de maneira adequada sobre a necessidade de planejar a alta ou a transferência para outra organização ou nível de cuidado.
3. O planejamento para a transferência ou a alta envolve o paciente e todos os profissionais independentes registrados, profissionais do hospital e familiares envolvidos na prestação de cuidado, tratamento e serviços ao paciente.
4. Quando o paciente é transferido, as informações prestadas a ele incluem:
    - a razão de estar sendo transferido;
    - alternativas à transferência, se houver.
5. O processo de planejamento da alta é iniciado no começo do processo de cuidado, tratamento e serviços.
6. Quando o paciente recebe alta, as informações a ele fornecidas incluem:
    - a razão de estar recebendo alta;
    - a necessidade antecipada de cuidado, tratamento e serviços* continuados após a alta.
7. Quando indicado, o paciente é instruído sobre a maneira de obter mais cuidado, tratamento e serviços para satisfazer as necessidades identificadas.
8. Quando indicado e antes da alta, o hospital providencia ou ajuda a família a preparar os serviços necessários para satisfazer as necessidades do paciente após a saída do hospital.
9. São dadas instruções escritas de alta ao paciente e/ou àqueles responsáveis pela prestação do seu cuidado contínuo, de forma clara e compreensível.

Este padrão trata da alta de um paciente, o que é relevante para o pronto-socorro já que o objetivo da unidade é tratar, estabilizar e transferir o paciente para o próximo nível de cuidado, tratamento e serviços requeridos para melhorar sua condição de saúde. Em alguns casos, o planejamento eficaz consiste em promover o entendimento claro de como o paciente pode ter acesso aos serviços no futuro. Pode ser relevante instruí-lo sobre locais alternativos apropriados para buscar cuidado, tratamento e serviços caso experimente os mesmos sintomas médicos no futuro.

Após identificar as necessidades de cuidado continuado do paciente, o hospital deve informá-lo, de uma maneira conveniente, sobre a necessidade de planejar a alta para outra organização ou nível de cuidado. Todos os profissionais independentes e os profissionais envolvidos em cuidado, tratamento e serviços do paciente devem participar do planejamento da alta, assim como o próprio paciente e seus familiares.

O processo de planejamento da alta deve ser iniciado no começo da prestação de cuidado, tratamento e serviços. Deve-se informar ao paciente a razão de ele estar recebendo alta e a necessidade prevista de cuidado, tratamento e serviços continuados após a alta. Quando apropriado, o paciente deve ser instruído a respeito de maneiras de obter mais cuidado, tratamento e serviços conforme suas necessidades. Quando preciso, o hospital deve providenciar, ou ajudar a família a providenciar, os serviços necessários para satisfazer as necessidades físicas e psicossociais do paciente. Instruções de alta por escrito, de forma clara, devem ser dadas ao paciente e àqueles responsáveis pela prestação do cuidado continuado.

Os pacientes apresentam-se ao pronto-socorro com uma série de sintomas, desde aqueles que requerem atenção imediata até condições que não são urgentes. Os pacientes cujas visitas são classificadas como emergenciais pela triagem são tipicamente atendidos antes daqueles cujas condições são determinadas como não-urgentes. Quando o pronto-socorro está lotado, os pacientes com condições não-urgentes esperam um tempo significativamente mais longo antes de serem atendidos. Esses pacientes continuam a procurar o pronto-socorro porque podem desconhecer locais alternativos em que podem receber cuidado apropriado. Por isso, cabe aos profissionais do hospital instruir os pacientes sobre alternativas adequadas na sua comunidade em que podem ser melhor atendidos. O hospital pode escrever artigos a respeito no boletim da organização ou desenvolver folhetos com a relação dos ambulatórios que atendem fora do horário de expediente e das clínicas pediátricas com atendimento imediato. Os pacientes devem, de preferência, ser instruídos sobre essas opções antes de se apresentarem ao pronto-socorro ou por ocasião da alta, o que pode ser feito por meio de correspondência.

---

* Os serviços disponíveis incluem, quando apropriado, educação especial, cuidado diário do adulto, manejo do caso, serviços de cuidado domiciliar, asilo, instituições de longo tempo de permanência, cuidado ambulatorial, grupos de apoio, serviços de reabilitação e serviços comunitários de saúde mental.

Manejo das emergências

O objetivo do manejo das emergências é proporcionar um ambiente seguro, funcional, eficaz e de suporte para os pacientes, os profissionais que lá trabalham e os outros indivíduos no hospital. Um ambiente desse tipo é crucial para prestar um serviço de qualidade ao paciente, melhorar sua segurança e atingir bons resultados.

EC.4.10 *O hospital trata do manejo das emergências.*

Base lógica para EC.4.10

Uma emergência* no hospital ou na sua comunidade pode afetar repentina e significativamente a necessidade de serviços hospitalares ou sua competência para proporcionar esses serviços. Por isso, um hospital precisa ter um plano de manejo de emergência que descreva abrangentemente sua abordagem às emergências que ocorram no hospital ou na sua comunidade.

Elementos de desempenho para EC.4.10

1. O hospital conduz uma análise de vulnerabilidade ao perigo** para identificar emergências potenciais que poderiam afetar a necessidade de seus serviços ou sua competência para prestá-los.
2. O hospital estabelece com a comunidade:
   - as prioridades dentre as emergências potenciais identificadas na análise de vulnerabilidade;
   - o papel do hospital em relação a um programa de manejo de emergência de toda a comunidade;
   - uma estrutura de comando própria do hospital para "qualquer perigo" vinculada à estrutura de comando da comunidade.
3. O hospital desenvolve e mantém um plano escrito de gestão de emergência descrevendo seu processo para reagir a um desastre e implementando-o quando apropriado.
4. Um plano de gestão de emergência é desenvolvido com o envolvimento, no mínimo, dos líderes hospitalares, incluindo aqueles da equipe médica.
5. O plano identifica procedimentos específicos que descrevem estratégias, ações e responsabilidades de mitigação[†], preparação[‡], reação e recuperação para cada prioridade emergencial.
6. O plano estabelece processos para iniciar suas fases de reação e recuperação, incluindo uma descrição de como, quando e por quem as fases serão ativadas.
7. O plano estabelece processos para notificar os profissionais quando forem iniciadas as medidas de emergência.
8. O plano estabelece processos para notificar as autoridades externas sobre a crise, incluindo possíveis emergências comunitárias identificadas pelo hospital (por exemplo, evidência de um possível ataque bioterrorista).
9. O plano estabelece processos para identificar e designar profissionais para cobrir todas as funções essenciais sob condições de emergência.
10. O plano estabelece processos para, em condições de emergência, lidar com:
    - atividades relacionadas a cuidado, tratamento e serviços (por exemplo, agendamento, modificação e descontinuação de serviços; controle das informações sobre os pacientes; encaminhamentos; transporte de pacientes);
    - atividades de apoio aos profissionais (por exemplo, alojamento, transporte, relatório da gravidade do incidente);
    - atividades de apoio às famílias dos profissionais;
    - logística relacionada aos suprimentos fundamentais (por exemplo, produtos farmacêuticos, insumos, alimentos, roupa branca, água);
    - segurança (por exemplo, acesso, controle da multidão, controle do trânsito);

---

* **Emergência:** Um evento natural ou criado pelo homem que perturba significativamente o ambiente de atendimento (por exemplo, dano aos prédios e aos terrenos do hospital devido a ventos fortes, tempestades ou terremotos); que perturba significativamente o cuidado, o tratamento e os serviços (por exemplo, perda de serviços essenciais como energia, água ou telefones como conseqüência de inundações, perturbações civis, acidentes ou emergências dentro do hospital ou em sua comunidade); ou que resulta em demandas repentinas, significativamente alteradas ou aumentadas, pelos serviços do hospital (por exemplo, ataque bioterrorista, início de falência, acidente aéreo na comunidade do hospital). Algumas emergências são chamadas de "desastres" ou "evento potencialmente causadores de danos".

** **Análise de vulnerabilidade ao perigo.** A identificação de potenciais emergências e os efeitos diretos e indiretos que elas podem ter nas operações da instituição de saúde e na demanda por seus serviços.

† **Atividades de mitigação.** Aquelas atividades que um hospital realiza tentando reduzir a gravidade e o impacto de uma emergência potencial.

‡ **Atividades de preparação.** Aquelas atividades que um hospital realiza para criar competência e identificar recursos que podem ser usados caso ocorra uma emergência.

- comunicação com as agências de notícias;
- comunicação com pacientes.
11. Não se aplica.
12. O plano estabelece processos para evacuar todo o local (tanto horizontalmente quanto verticalmente, quando apropriado) quando o ambiente não puder suportar a prestação de cuidado, tratamento e serviços adequados.
13. O plano prevê processos para estabelecer um local (ou locais) de cuidado alternativo que tenha as competências para satisfazer as necessidades dos pacientes quando o hospital não puder mais satisfazê-las, incluindo processos para:
    - transporte de pacientes, profissionais e equipamento para o local (ou locais) de cuidado alternativo;
    - acompanhamento dos pacientes;
    - comunicação interinstitucional entre o hospital e o local (locais) de cuidado alternativo.
14. O plano estabelece processos para identificar prestadores de cuidado e outros profissionais durante as emergências.
15. O plano estabelece processos de planejamento cooperativo com as organizações de saúde que, juntas, proporcionam serviços para uma área geográfica contígua (por exemplo, entre hospitais que atendem uma cidade ou vila) a fim de facilitar o compartilhamento imediato de informações sobre:
    - elementos essenciais de suas estruturas de comando e centros de controle para reação a emergências;
    - nomes e funções dos indivíduos em suas estruturas de comando e números de telefone do centro de comando;
    - recursos e bens que poderiam ser compartilhados durante uma reação a emergências;
    - nomes de pacientes e indivíduos falecidos conduzidos a seus hospitais, a fim de facilitar a identificação e localização de vítimas de uma emergência.
16. Não se aplica.
17. Não se aplica.
18. O plano identifica sistemas de comunicação de apoio internos e externos no caso de falha durante emergências.
19. O plano identifica papéis e responsabilidades alternativas dos profissionais durante emergências, incluindo aqueles a quem se reportam na estrutura de comando do hospital e, quando ativada, na estrutura de comando da comunidade.
20. O plano identifica altos meios alternativos de satisfazer as necessidades essenciais de serviços básicos no local quando o hospital é designado por seu plano de manejo da emergência para prestar serviço continuado durante a mesma (por exemplo, eletricidade, água, ventilação, fontes de combustível, sistemas médicos de gás e vácuo).
21. O plano identifica meios de isolamento e descontaminação radioativos, biológicos e químicos.

A superlotação do PS diminui sua capacidade de organização e, portanto, de prestação de serviços, o que não permite nenhuma competência para o manejo do desastre. Por isso, um pronto-socorro operando no limite ou acima da sua capacidade ameaça a competência da comunidade para responder a um desastre. O hospital precisa trabalhar junto com a comunidade para implementar um plano de manejo de emergência que estabeleça como prestar cuidado, tratamento e serviços quando o pronto-socorro estiver superlotado. Por exemplo, o hospital pode estipular sua responsabilidade em estabelecer uma clínica de cuidado urgente no ginásio de um colégio local quando o pronto-socorro estiver operando em sua capacidade máxima.

EC.4.20 *O hospital conduz manobras regularmente para testar o manejo da emergência.*

Elementos de desempenho para EC.4.20

1. O hospital testa a fase de reação de seu plano de manejo de emergência duas vezes ao ano, quer em resposta a uma emergência real quer em manobras planejadas.*

Nota 1: *Profissionais de cada prédio independente classificado como de ocupação profissional (como é definido pelo Life Safety Code®) que não oferece serviços de emergência nem está designado pela comunidade como uma estação de recepção de vítimas de desastre precisam participar de apenas uma manobra de manejo de emergência por ano. Os funcionários das áreas do prédio potencialmente ocupadas pelo hospital devem participar dessa manobra.*

Nota 2: *Os exercícios teóricos, embora úteis no planejamento e no treinamento, são apenas substitutos aceitáveis para manobras de prática de toda a comunidade.*

---

* Manobras envolvendo pacotes de informações que simulem pacientes, suas famílias e o público são aceitáveis.

2. As manobras são conduzidas com pelo menos quatro meses de intervalo e não mais de oito.
3. Os hospitais que oferecem serviços de emergência ou são estações de recepção de desastre designadas pela comunidade devem conduzir, pelo menos, uma manobra por ano que inclua um influxo de voluntários ou pacientes simulados.
4. O hospital participa de pelo menos uma manobra prática no âmbito de toda a comunidade (quando adequado) tendo em vista as emergências prioritárias identificadas na sua análise de vulnerabilidade ao perigo.

A manobra avalia a comunicação, a coordenação e a eficiência das estruturas de comando do hospital e da comunidade.

Nota 1: A *"área de abrangência da comunidade" pode variar desde uma área geográfica contígua servida pelos mesmos prestadores de atenção à saúde, até uma grande vila, aldeia, cidade ou região.*

Nota 2: *Os testes dos EDs 3 e 4 podem ser separados, simultâneos ou combinados.*

5. Não se aplica.
6. Todas as manobras são criticadas para identificar deficiências e oportunidades de melhora.

Como a superlotação pode ser considerada um desastre, tanto internamente para o hospital quanto externamente para a rede de segurança da comunidade, o hospital deve usar seus períodos de demanda máxima como uma oportunidade para exercitar manobras de minidesastre. Para isso, cada departamento deve ter um gatilho mensurável para pôr em ação seu plano de excesso de fluxo e evidenciar que respeita esse gatilho. Para muitos hospitais, esse exercício faria com que os departamentos mais problemáticos tivessem de praticar seus planos de reação a desastres regularmente.

HR.2.20 *Os membros da equipe, profissionais independentes registrados, estudantes e voluntários, se adequado, podem descrever ou demonstrar seus papéis e responsabilidades com relação à segurança, com base em deveres ou práticas específicas da sua função.*

Base lógica para HR.2.20

O elemento humano é o mais crítico em qualquer processo, determinando se as coisas certas são feitas corretamente. Os melhores procedimentos e políticas para minimizar os riscos no ambiente onde o cuidado, o tratamento e os serviços são prestados não têm sentido se a equipe, os profissionais independentes registrados e, se adequado, os estudantes e voluntários não os conhecem nem os entendem suficientemente bem para desempenhá-los de maneira correta.

É importante que precauções comuns identificadas pelo hospital para minimizar diversos riscos (por exemplo, relacionados à segurança do paciente e do ambiente) sejam adequadamente implementadas. É importante também que os procedimentos de emergência apropriados sejam instituídos quando ocorrer um incidente ou falha no ambiente.

Elementos de desempenho para HR.2.20

Os membros da equipe, profissionais independentes registrados, estudantes e voluntários, se adequado, podem descrever ou demonstrar:

1. Os riscos no ambiente hospitalar.
2. As ações para eliminar, minimizar ou relatar riscos.
3. Os procedimentos a serem seguidos no caso de um incidente.
4. Processos para relatar problemas comuns, falhas e erros do usuário.

A orientação para novos integrantes e a orientação contínua para os empregados devem enfatizar que os riscos para a segurança do paciente são mais elevados quando o pronto-socorro está operando no limite ou acima da sua capacidade. Por isso, a equipe deve ter sua atenção redobrada para esses riscos quando estiver trabalhando no pronto-socorro em horários de pico.

Melhora contínua

A melhora do desempenho é um trabalho contínuo que envolve medir o funcionamento de importantes processos e serviços e, quando indicado, identificar mudanças que melhorem o resultado. Depois que as mudanças são incorporadas a processos de trabalho, produtos ou serviços novos ou já existentes, o desempenho da organização deve ser monitorado para garantir que as melhoras sejam mantidas.

PI.3.10 *As informações de análises de dados são usadas para fazer mudanças que melhorem o desempenho e a segurança do paciente e reduzam o risco de eventos sentinela.*

Elementos de desempenho para PI.3.10

1. O hospital usa as informações das análises de dados para identificar e implementar mudanças que melhorem a qualidade do cuidado, do tratamento e dos serviços.
2. O hospital identifica e implementa mudanças que reduzam o risco de eventos sentinela.

3. O hospital usa as informações das análises de dados para identificar mudanças que melhorem a segurança dos pacientes.
4. As mudanças feitas para melhorar os processos ou os resultados são avaliadas para garantir que produzam os resultados esperados.
5. As ações apropriadas são realizadas quando as melhoras planejadas não são adquiridas ou mantidas.

O hospital deve usar as informações da análise de dados para identificar e implementar mudanças que melhorem a qualidade do cuidado, do tratamento e dos serviços. Os objetivos da implementação dessas mudanças são reduzir o risco de eventos sentinela e melhorar a segurança do paciente. Uma vez implementadas, as mudanças devem ser avaliadas para garantir que produzam os resultados esperados. Quando as melhoras planejadas não são adquiridas ou mantidas, o hospital deve realizar as ações adequadas.

Por exemplo, se o pronto-socorro está monitorando seu desempenho pela coleta de dados sobre a velocidade de disponibilização de leitos na internação, e os dados indicam uma demora de duas horas, sendo o tempo aceitável de uma hora, o pronto-socorro deve implementar estratégias para acelerar o processo.

LD.4.40 *Os líderes garantem a implementação em todo o hospital de um programa integrado que é voltado para a segurança do paciente.*

Base lógica para LD.4.40

Os líderes devem estimular um ambiente seguro em todo o hospital, integrando essa prioridade a todos os processos, funções e serviços relevantes da organização. Associado a esse esforço, um programa voltado à segurança do paciente aproxima-se de seu objetivo com a redução do risco de falhas no sistema ou no processo. Responsável por comunicar objetivos e coordenar esforços para que o cuidado do paciente e os serviços de apoio sejam integrados em todo o hospital e com os serviços contratados, a liderança assume o comando de desenvolvimento, implementação e supervisão de um programa de segurança do paciente.

Esse padrão de prevenção não requer a criação de novas estruturas ou "escritórios" no hospital; ao contrário, ele enfatiza a necessidade de integrar todas as atividades que visam à segurança do paciente, tanto as já existentes quanto as recém-criadas, com a liderança responsável por essa integração.

Elementos de desempenho para LD.4.40

O programa de segurança do paciente inclui:
1. Um ou mais indivíduos qualificados ou um grupo interdisciplinar destinado a administrar o programa de segurança de todo o hospital.
2. Definição do escopo de supervisão do programa, tipicamente variando de sem risco, "lapsos" freqüentes até eventos sentinela com graves resultados adversos.
3. Integração e participação de todos os componentes do hospital num programa de âmbito geral.
4. Procedimentos para responder imediatamente às falhas do sistema ou do processo, incluindo cuidado, tratamento ou serviços para os indivíduos afetados, contenção do risco para os outros e preservação de informações dos fatos para a análise subseqüente.
5. Sistemas claros para relatos internos e externos de informações sobre falhas no sistema ou no processo.
6. Reações definidas a vários tipos de eventos e processos adversos imprevistos para a condução de atividades proativas de avaliação e redução do risco.
7. Sistemas de apoio* definidos para os membros da equipe envolvidos em um evento sentinela.
8. Relatos, no mínimo anuais, à direção ou às autoridades do hospital sobre as falhas do sistema ou do processo e as medidas tomadas para melhorar a segurança, tanto proativamente quanto em resposta às ocorrências reais.

Os líderes devem estimular um ambiente seguro em todo o hospital, integrando as prioridades de segurança a todos os processos, funções e serviços relevantes da organização. Para esse fim, um programa de segurança do paciente pode atingir seus objetivos reduzindo o risco de falhas do sistema ou do processo. Comandando o desenvolvimento, a implementação e a supervisão de um programa de segurança do paciente, a liderança assume sua responsabilidade de comunicar objetivos e coordenar esforços para integrar o cuidado do paciente com os serviços de apoio em todo o hospital e com os serviços contratados.

Este padrão não requer a criação de novas estruturas ou "escritórios" no hospital. Em vez disso, enfatiza a necessidade de a liderança hospitalar integrar todas as atividades

---

* Os sistemas de apoio proporcionam ajuda aos indivíduos além recursos adicionais por meio do setor de recursos humanos ou de um programa de assistência ao funcionário. Os sistemas de apoio reconhecem que os trabalhadores atentos à saúde envolvidos nos eventos sentinela são, eles próprios, vítimas desses eventos e requerem apoio. Os sistemas se concentram no processo, em vez de responsabilizar os indivíduos envolvidos.

de segurança do paciente, tanto as já existentes quanto as recém-criadas.

Como o pronto-socorro é um ambiente associado a um alto risco de erros no cuidado de saúde, o programa de segurança da unidade deve ser ligado ao programa de segurança do paciente em todo o hospital. Isso requer que os dados de monitoração de segurança do PS nos horários de pico sejam analisados separadamente para determinar o efeito da superlotação na segurança do paciente. Por exemplo, taxas de queda ou erros de medicação ocorrem mais freqüentemente quando o pronto-socorro está superlotado? Se ocorrem, então o hospital deve mudar seus processos para maximizar a segurança do paciente no PS quando ele está operando no limite ou acima da sua capacidade.

LD.4.50 *Os líderes estabelecem prioridades de melhora do desempenho e identificam como o hospital ajusta suas prioridades em resposta a eventos incomuns ou urgentes.*

Elementos de desempenho para LD.4.50

1. Os líderes estabelecem prioridades para a melhora do desempenho nas atividades de todo o hospital, na eficácia dos profissionais e nos resultados para a saúde do paciente.
2. Os líderes dão prioridade aos processos de alto volume, alto risco ou propensos a apresentar problemas.
3. As atividades de melhora do desempenho são novamente priorizadas em resposta a mudanças importantes no ambiente interno ou externo.

As exigências relacionadas a este padrão são evidentes: os líderes devem estabelecer prioridades para a melhora do desempenho nas atividades de toda a organização, na eficácia dos profissionais e nos resultados para a saúde do paciente. Devem dar prioridade aos processos de alto volume, alto risco ou propensos a apresentar problemas, particularmente àqueles afetados pela superlotação.

Estratégias para gerenciar o fluxo de pacientes e prevenir a superlotação

4

Embora inicialmente considerada um fenômeno do pronto-socorro (PS), a superlotação hospitalar é agora largamente reconhecida como um problema sistêmico. Ainda que questões operacionais que contribuem para a superlotação do hospital e o desvio de ambulâncias incluam questões internas à unidade, elas também envolvem problemas do hospital que afetam a função do PS e problemas que são externos ao pronto-socorro e ao hospital.[1]

Conseqüentemente, quando tentam gerenciar o fluxo de pacientes e prevenir a superlotação, os hospitais devem olhar além da unidade, considerando toda a organização. Devem examinar essa questão no contexto de todo o sistema de prestação de serviço. Para aliviar a superlotação de forma bem-sucedida, os hospitais devem considerar o PS uma parte integrante da organização, alocando recursos quando a unidade está sobrecarregada e se comprometendo com o monitoramento contínuo das medidas contra superlotação e dos resultados para os pacientes.

Segundo um estudo conduzido pelo Center for Studying Health System Change, que visitou 12 comunidades representativas dos Estados Unidos entre 2002 e 2003, os hospitais que têm se concentrado em questões organizacionais mais amplas, como preenchimento de vagas, manejo de leitos e fluxo de pacientes, conseguem melhorar a lotação e o desvio de ambulâncias.[2] Outros têm observado que as estratégias baseadas no pronto-socorro têm pouco efeito na superlotação do hospital, em comparação com aquelas que lidam com fatores externos à unidade.[3]

Entretanto, as estratégias de implementação requerem o entendimento de alguns conceitos básicos que ajudam a determinar as estratégias mais efetivas para circunstâncias particulares. Este capítulo discute alguns desses conceitos, como a importância do trabalho em equipe e do apoio da liderança, as noções de entrada, processamento e saída, bem como o fluxo de pacientes. Este capítulo apresenta ainda uma visão geral do uso de ferramentas e conceitos como sistemas de manejo da capacidade de demanda, indicadores de piora precoce e facilitação do trabalho. Além disso, o capítulo categoriza estratégias baseadas em onde os processos falham – isto é, durante a entrada, o processamento ou a saída.

Equipe multidisciplinar

O trabalho em equipe é uma abordagem eficaz para lidar com ambientes freqüentemente superlotados, que experimentam crescentes demandas, poucos recursos e a necessidade de melhorar sua eficiência. Todos esses elementos são característicos do pronto-socorro.[4]

O trabalho em equipe pode melhorar o desempenho, reduzir os custos, especialmente em termos de "risco" e aumentar a satisfação dos profissionais e do paciente. Além disso, conforme especialistas em segurança do paciente, o trabalho em equipe é um fator essencial na redução do risco de erros médicos.

Na aviação, o *manejo dos recursos da tripulação* é usado para orientar o desenvolvimento da equipe entre pilotos, atendentes de vôo e outros membros. Nele, a pré-definição de papéis e responsabilidades para diferentes situações é considerada essencial para garantir a segurança de cada vôo. Aplicada ao ambiente tenso e caótico do pronto-socorro, essa abordagem pode aumentar a precisão e a acurácia das comunicações, assim como ordenar a equipe rumo a um objetivo comum.

Como manejar o fluxo de pacientes e lidar com a superlotação não se restringem ao pronto-socorro, profissionais de todos os departamentos e de vários níveis devem estar envolvidos. As equipes devem ser interdisciplinares e incluir indivíduos capazes de trabalhar em vários departamentos ou áreas para produzir o máximo de mudança. Os membros da equipe devem ter conhecimento das atuais questões de fluxo em toda a organização.

O Institute for Healthcare Improvement (IHI), em Boston, recomenda o estabelecimento de uma equipe interdisciplinar básica, abrangendo membros que tenham dinamismo e influência para envolver os indivíduos dos diferentes departamentos a fim de proporcionar mudanças que aproximem as áreas.[5] O IHI sugere também a formação de grupos de trabalho que se concentrem nas mudanças dentro das principais áreas e processos. O objetivo das equipes é trabalhar de forma associada para facilitar o apoio à melhora de todo o sistema.

Segue-se um exemplo de uma equipe básica:

- um líder médico (vice-presidente ou diretor médico);
- um líder administrativo (diretor executivo, diretor de operações, diretor de enfermagem);
- gerente de enfermagem ou enfermeiro-chefe;
- diretor de departamento;
- representante do planejamento da alta ou do manejo de casos;
- coordenador de admissões ou de alocação de leitos;
- principal direcionador da qualidade clínica.[5]

Um grupo de trabalho poderia ser formado por:

- diretor médico do PS;
- diretor ou gerente de enfermagem do PS;
- enfermeiro assistencial do PS;
- enfermeiro encarregado da unidade de terapia intensiva (UTI);
- coordenador da distribuição de leitos.[5]

Líderes

Incluir os principais médicos e líderes administrativos na equipe é fundamental para o seu sucesso; é responsabilidade dos líderes do hospital estabelecer a visão estratégica para uma postura geral voltada à segurança do paciente. Para isso, eles precisam remover quaisquer barreiras às melhorias de segurança, por exemplo, facilitando processos entre o pronto-socorro e as unidades de internação, relacionando e capacitando os profissionais e proporcionando profissionais e recursos financeiros que sejam necessários para efetivar a mudança em toda a organização.

Como parte dos esforços de um hospital do Arizona para reduzir os tempos de espera em seu pronto-socorro, um membro do corpo médico foi nomeado diretor administrativo do PS, atitude sem precedentes dentro do centro médico.[6] O apoio dos mais altos administradores do hospital e da liderança médica, evidenciado por essa mudança, foi considerado fundamental para o sucesso da capacidade do hospital em reduzir os tempos de espera.

Entrada, processamento e saída adequados

Um modelo conceitual de superlotação hospitalar pode proporcionar uma estrutura útil ao exame dos fatores que afetam o acesso, a qualidade e os resultados do PS. Esse modelo tem três componentes interdependentes: entrada, processamento e saída (ver Fig. 4.1).

O componente entrada abarca qualquer condição, evento ou sistema característico que contribua para a demanda dos serviços de PS.[7] Os fatores incluem os motivos das visitas ao pronto-socorro e podem envolver envelhecimento e morbidade, disponibilidade de alternativas para o cuidado, condição do seguro e percepções da qualidade.[8] A entrada é constituída por, pelo menos, três categorias gerais de cuidado prestado no pronto-socorro: emergencial, urgente não-programado e relativo à rede de segurança.

O processamento identifica o tempo de permanência (TP) no pronto-socorro como um fator que pode contribuir para a superlotação hospitalar.[7] Seu modelo compreende duas fases. A primeira envolve a triagem, a colocação no quarto e a avaliação inicial do profissional. A segunda fase inclui os exames diagnósticos e o tratamento.

Os fatores de saída envolvem a capacidade de mover os pacientes do PS para sua próxima acomodação. Ocorre um contrafluxo de pacientes quando eles não podem ser retirados do pronto-socorro para uma unidade de internação devido à falta de leitos disponíveis. Essas restrições estendem-se aos locais de atenção à saúde aos quais os hospitais freqüentemente encaminham os pacientes, como agências de cuidado domiciliar e instituições de enfermagem capacitada. Uma acomodação ineficiente dos pacientes do PS contribui para a superlotação hospitalar, afetando pacientes admitidos e com alta.[7]

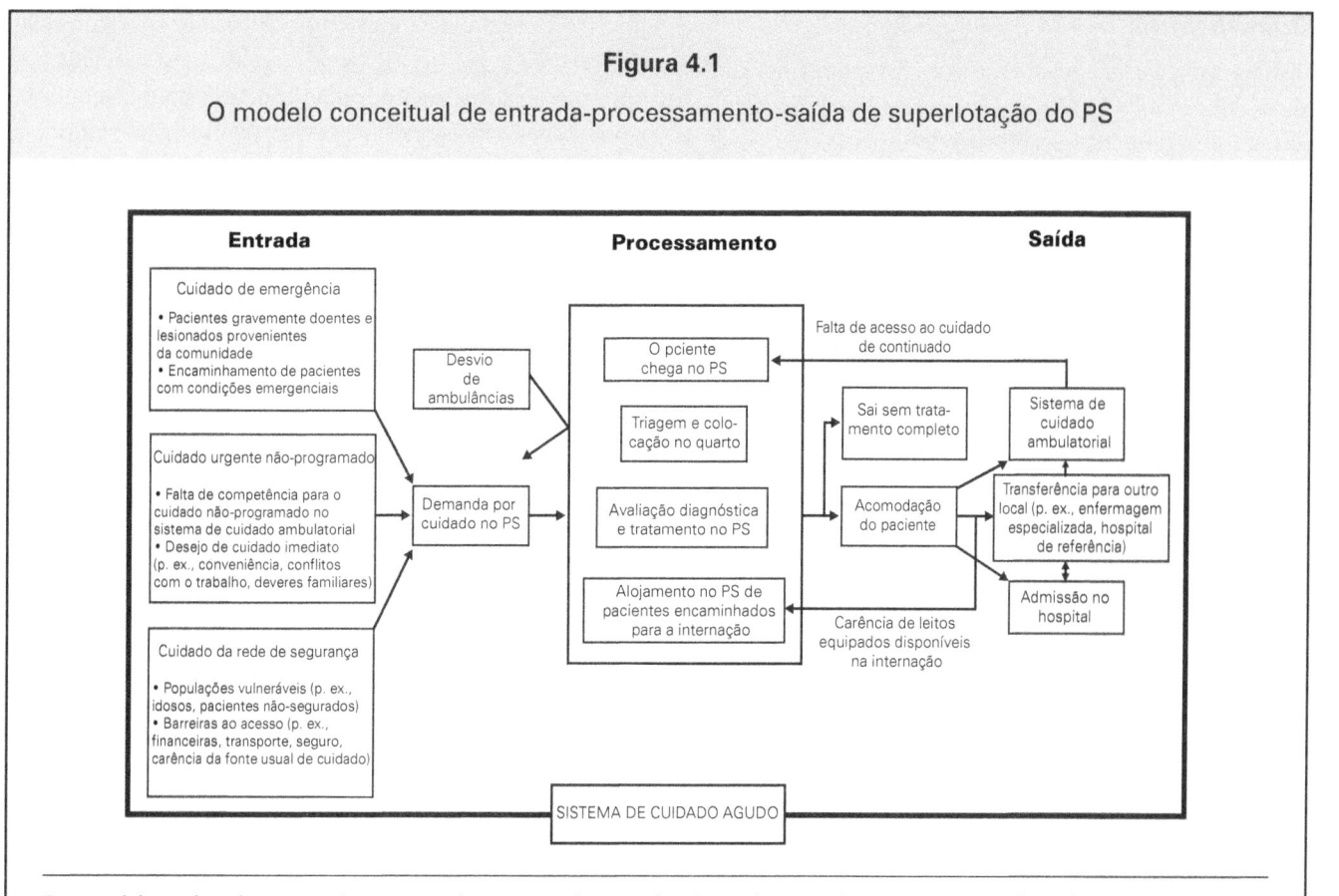

Figura 4.1
O modelo conceitual de entrada-processamento-saída de superlotação do PS

Entrada

Cuidado de emergência
- Pacientes gravemente doentes e lesionados provenientes da comunidade
- Encaminhamento de pacientes com condições emergenciais

Cuidado urgente não-programado
- Falta de competência para o cuidado não-programado no sistema de cuidado ambulatorial
- Desejo de cuidado imediato (p. ex., conveniência, conflitos com o trabalho, deveres familiares)

Cuidado da rede de segurança
- Populações vulneráveis (p. ex., idosos, pacientes não-segurados)
- Barreiras ao acesso (p. ex., financeiras, transporte, seguro, carência da fonte usual de cuidado)

Processamento

- Desvio de ambulâncias
- Demanda por cuidado no PS
- O pciente chega no PS
- Triagem e colocação no quarto
- Avaliação diagnóstica e tratamento no PS
- Alojamento no PS de pacientes encaminhados para a internação

Saída

- Sai sem tratamento completo
- Acomodação do paciente
- Falta de acesso ao cuidado de continuado
- Carência de leitos equipados disponíveis na internação
- Sistema de cuidado ambulatorial
- Transferência para outro local (p. ex., enfermagem especializada, hospital de referência)
- Admissão no hospital

SISTEMA DE CUIDADO AGUDO

Este modelo ajuda a destacar os fatores que afetam a superlotação do PS e pode ser usado para melhorar o fluxo de pacientes.

Fonte: Reproduzida de Asplin B.R., et al.: A conceptual model of emergency department crowding. *Ann Emerg Med* 42(2):173-180, 2003, com permissão do American College of Emergency Physicians.

Outra maneira de examinar a entrada, o processamento e a saída é o fluxo de pacientes por toda a instituição e, especificamente, no pronto-socorro.

O IHI sustenta que a redução dos atrasos e a superação dos entraves dependem de avaliação e melhora do fluxo entre departamentos do hospital. O fundamental para essa melhora é a redução de variação nos processos que afetam o fluxo. Embora alguma variabilidade seja normal, outras não são e devem ser eliminadas.

O IHI sugere o trabalho em três áreas. A primeira é a variabilidade diária, ou seja, a variação no censo a cada dia. Reduzi-la permite a alocação apropriada de recursos em todo o hospital. A segunda área é a variabilidade entre dias diferentes, ou seja, a variação entre os dias da semana. Reduzi-la pode eliminar processos desnecessários que entravam o funcionamento. A terceira área é o alongamento da cadeia, ou seja, fazer conexões com outros recursos da comunidade, como instituições de cuidado de longo prazo e ambulatórios. Essa medida garante que se ofereça aos pacientes cuidado, provedor e local adequados.

Avaliação do fluxo de pacientes

O primeiro passo para melhorar o fluxo de pacientes é avaliá-lo de forma precisa. Muitas ferramentas que podem ser usadas nessa avaliação também podem ser aproveitadas para melhorar os processos relacionados e gerenciar o fluxo de pacientes. Os hospitais podem avaliar e monitorar o fluxo de pacientes usando uma variedade de ferramentas e métodos.

Fluxogramas

Um fluxograma é uma representação, sob forma de figura, dos passos de um processo. Particularmente útil no início de uma avaliação, ele proporciona um entendimento do processo para toda a equipe, ajuda a identificar os passos que causam repetição do trabalho ou ineficiência e cria um ponto de partida para decidir sobre as ações que melhorarão o processo.

Pode-se usar um fluxograma para identificar entraves para o fluxo de pacientes. Esses impedimentos ocorrem tipicamente em dois locais: o pronto-socorro e a unidade de cuidados pós-anestesia (UCPA).

Os indicadores podem ser usados para determinar em que ponto do processo ocorrem os entraves. Por exemplo, quando se supõe que os serviços de apoio têm um impacto negativo sobre o fluxo de pacientes, podem ser usados indicadores para avaliar a velocidade com que os resultados dos exames laboratoriais ou radiológicos são disponibilizados, a rapidez com que a limpeza está sendo realizada nos leitos da internação ou o tempo necessário para que os pacientes sejam registrados e admitidos.

Ferramentas para avaliação da unidade

Uma ferramenta para avaliação da unidade pode ser usada para determinar a competência das unidades de todo o hospital, não apenas do pronto-socorro. Essa ferramenta usa dados de tempo real para identificar quando uma unidade não pode aceitar pacientes adicionais sem riscos para a sua segurança ou problemas para os profissionais.

Quando o Luther Midelfort, um hospital do Mayo Health System localizado em Eau Claire, Wisconsin, decidiu melhorar o fluxo de pacientes, desenvolveu uma ferramenta para avaliação da unidade e uma política de superação iniciada pela enfermagem. Nela, os enfermeiros têm autoridade para limitar novas admissões.[9] A ferramenta, baseada nos semáforos, consiste em uma avaliação da atual capacidade da unidade e na estipulação de uma "tolerância de carga de trabalho" graduada e codificada com cores. A idéia é usar o semáforo para facilitar as variações de demanda e oferta da atividade do hospital, redistribuindo os recursos quando entraves são detectados nas diferentes unidades do hospital. Em outras palavras, os impedimentos são tratados *antes* de a unidade ficar superlotada. Cada unidade mantém atualizado seu *status* e fica a par dos de outros locais de trabalho no hospital.

A ferramenta para avaliação da unidade funciona da seguinte maneira. A folha com os dados de entrada é usada para anotar o número de enfermeiros, a situação dos técnicos, o censo atual, a gravidade do paciente, a rotatividade antecipada e os leitos bloqueados. Quando somadas, as variáveis formam uma pontuação composta, que equivale a uma cor. A cor da unidade entra na grade, permitindo a monitoração eletrônica em tempo real de todas as unidades do hospital. Uma variação prestabelecida das pontuações numéricas define cada uma das quatro cores da seguinte maneira:

- Vermelho (Pare): Esta cor indica que a unidade está trabalhando em seu nível funcional máximo. A unidade não tem qualquer capacidade de aceitar trabalho adicional sem arriscar a segurança dos pacientes ou esgotar os profissionais. Os profissionais e o diretor-médico da unidade devem encerrar as admissões mesmo que existam leitos vagas.

- Laranja (Advertência Final): Esta cor indica que a unidade está trabalhando pouco abaixo do nível funcional máximo. Uma cor de transição, o laranja indica uma advertência de que o nível máximo poderá ser facilmente atingido se os recursos não forem disponibilizados. Em resposta ao laranja, pode-se aumentar os recursos disponíveis para que não se atinja o vermelho.

- Amarelo (Advertência Inicial): Esta cor indica que a unidade está operando acima de 85% da sua capacidade. A unidade ainda pode aceitar pacientes, mas deve estar consciente dos recursos limitados. O amarelo indica um estágio de mudança. O cuidado ainda está excelente, mas a administração deve monitorar detidamente quaisquer mudanças. Uma atitude adequada seria acrescentar cautelosamente pacientes ao andar.

- Verde (Siga): Esta cor indica que a unidade está trabalhando em 85% ou menos da sua capacidade máxima avaliada. A unidade pode ser usada para admissões adicionais, caso haja leitos disponíveis. Se possível, esta deve ser a unidade preferencial a ser usada.

A ferramenta pode ser utilizada para avaliar e gerenciar o processo do fluxo de pacientes porque a grade de cor é atualizada, no mínimo, a cada quatro horas e, em geral, a cada 15 ou 30 minutos. A informação é imediatamente disponível ao "czar dos recursos", que é o enfermeiro-supervisor encarregado da realocação de pessoal de enfermagem conforme necessidades adicionais ou carências de profissionais. Quando uma unidade experimenta uma carga de trabalho excessiva, o enfermeiro encarregado, consultando o diretor médico, pode providenciar o fechamento da unidade (ver Tab. 4.1).

A grade foi disponibilizada na rede interna do hospital para melhorar o processo de redistribuição de recursos. Ao longo dos seis meses de teste, houve uma redução progressiva no percentual de tempo em que as unidades indicaram o "vermelho", com aumentos concomitantes na percentagem de tempo em que puderam funcionar indicando o "verde" (ver Fig. 4.2).

Sistema de manejo da capacidade de demanda

Este tipo de ferramenta para avaliação da unidade é semelhante a um sistema de manejo da capacidade de demanda (SMCD), uma ferramenta da aviação que gerencia os recursos da tripulação. Com um SMCD, os profissionais definem estados que indicam as cargas de estresse sobre o sistema, como a superlotação do PS. Esses estados de demanda e capacidade correspondem a cores que simbolizam condições, cargas de trabalho e fatores de estresse em uma determinada ocasião.[10] Por exemplo, verde indica o funcionamento ideal, ou seja, profissionais, pacientes e carga de procedimentos estão em equilíbrio. As diferentes cores indicam quando o sistema – ou pronto-socorro – está funcionando idealmente, quando está começan-

---

Tabela 4.1

Diretrizes da política de fechamento

O fechamento é feito pelo enfermeiro responsável quando a unidade não pode mais aceitar pacientes.

As seguintes variáveis devem ser observadas para ajudar na decisão de fechamento de uma unidade:

- Enfermeiros disponíveis
- Leitos disponíveis
- Experiência dos enfermeiros
- Gravidade do paciente

Outros fatores que influenciam o atendimento são a equipe administrativa, os técnicos de enfermagem, etc.

O fechamento é realizado pelos coordenadores de equipe e pelo diretor médico.

Nos fins de semana ou fora do turno, o fechamento é feito pelo médico de plantão.

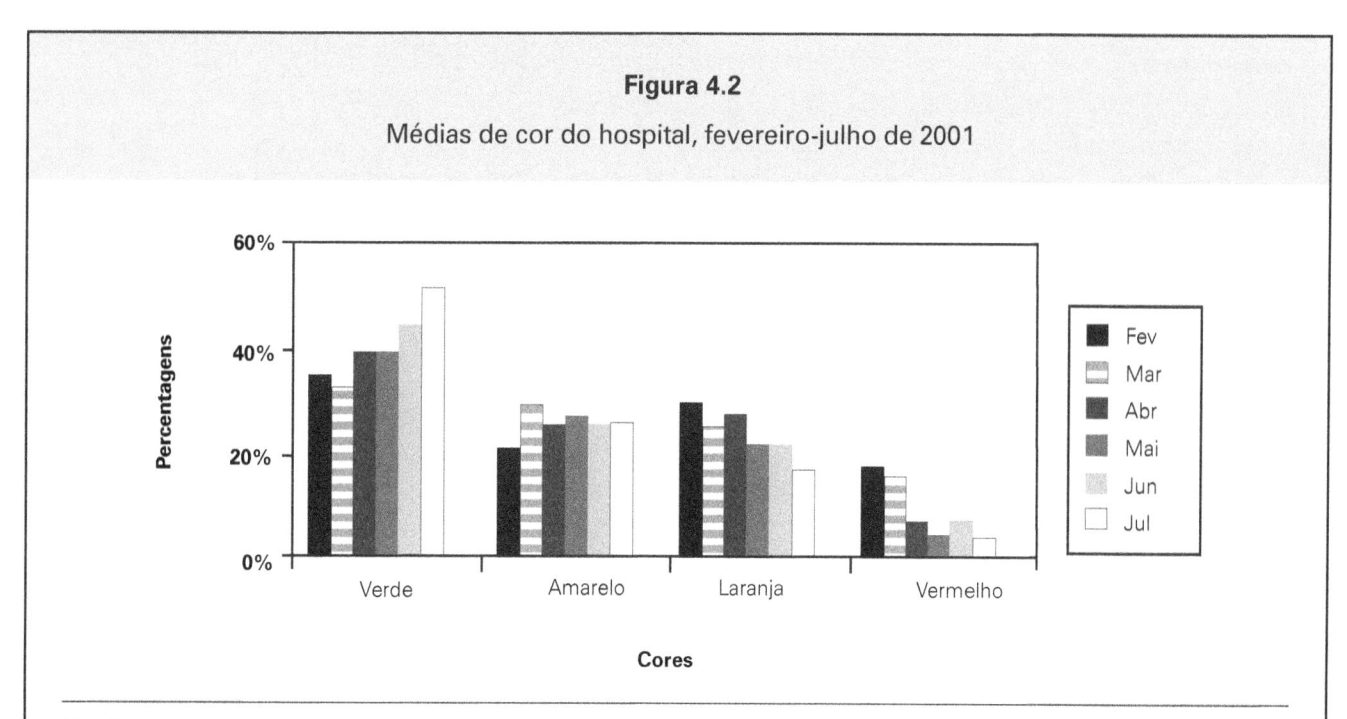

Figura 4.2

Médias de cor do hospital, fevereiro-julho de 2001

Esta figura mostra a percentagem para cada um dos códigos de cores em todo o hospital. Os códigos de cores resumem a relação trabalho-.......... "leito/disponibilidade de atendimento".

Fonte: Rozich JD, Resar RS: Using a unit assessment tool to optimize patient flow and staffing in a community hospital. *J Comm J Qual Improv* 28(1): 31-41, 2002. Usada com permissão.

do a precisar de alguma ajuda, quando está aumentando a demanda sem capacidade prontamente disponível e quando está superlotado. A equipe então desenvolve intervenções destinadas a compensar e recuperar a unidade em resposta a cada estado. As próprias intervenções são divididas em categorias: *censo*, o que a unidade usa para determinar sua carga de trabalho; *gravidade*, um critério usado para determinar o nível de estresse específico à população, ao procedimento ou espécime, freqüentemente em termos do tempo despendido na realização das tarefas; outros indicadores relevantes para o estado do sistema de informação e dos suprimentos; e *staffing*, que indica o estado e a adequação ou proporção entre profissionais e demanda. Assim, o SMCD é uma ferramenta que pode ser usada para monitorar a capacidade do PS e gerenciar o fluxo de pacientes. (Ver Cap. 7, "Estudos de casos: destacando estratégias bem-sucedidas e lições aprendidas", para um exemplo de uso do SMCD.)

Processo do IHI

O IHI desenvolveu um processo e uma metodologia que podem ser usados para avaliar o fluxo de pacientes (ver Tab. 4.2). O primeiro passo é avaliar o fluxo de pacientes examinando a ocupação e o "estacionamento" dos pacientes. O segundo passo é avaliar e entender a variação do fluxo, o que envolve medir e analisar a variabilidade de todas as origens e exibir o escopo completo da variabilidade das medidas, como os tempos de espera e o volume cirúrgico diário. O terceiro passo é testar alterações a fim de melhorar o

---

Tabela 4.2

Método do IHI para avaliar e melhorar o fluxo de pacientes

Passo 1: Avaliar o fluxo: quanto tempo você consegue mantê-lo em bom andamento?

O primeiro passo na avaliação do fluxo de pacientes é descobrir, em média, quanto tempo o hospital consegue movimentar os pacientes através do sistema de maneira adequada e eficiente. A freqüência em que ficam mal alojados os pacientes que esperam por vaga na internação (por exemplo, manter ou colocar os pacientes admitidos em um local "de espera" – no pronto-socorro ou num corredor – quando não podem ser transferidos imediatamente para seu leito ou local de destino) e a ocupação do hospital são indicadores-chave. Avalie o fluxo de pacientes examinando a ocupação e o "estacionamento" dos pacientes.

Passo 2: Medir e entender a variação do fluxo.

A variação é o resultado da variabilidade clínica (por exemplo, o número de pacientes que se apresentam com certas condições clínicas), da variabilidade do fluxo (por exemplo, o fluxo e refluxo de pacientes ao longo do dia) e da variabilidade profissional (por exemplo, a variação nos níveis de habilidade e de técnicas entre os provedores). Alguns tipos de variabilidade devem ser manejados, enquanto outros devem ser eliminados. Meça e avalie a variabilidade de todos os fatores. Exiba toda a série de variabilidade de medidas, como o tempo de espera e o volume cirúrgico diário.

Passo 3: Testar mudanças para melhorar o fluxo.

Os hospitais que querem melhorar o fluxo podem testar dois grupos principais de mudanças: aquelas internas ao hospital e as que envolvem relacionamentos cooperativos com outros provedores de cuidado. As mudanças dentro do hospital incluem facilitar a programação cirúrgica e programar as altas. As mudanças com provedores externos envolvem trabalhar com outros locais, como instituições de cuidado de longo prazo, para garantir alguns leitos, como leitos com ventilador. Também podem envolver a promoção de horários de acesso avançados nos consultórios médicos, permitindo aos pacientes um contato adequado com o cuidado ambulatorial em um ambiente de acordo. Selecione e teste as mudanças que parecem ter potencial para melhorar o fluxo, tanto no hospital quanto com os provedores externos, tendo como base a avaliação da variabilidade do fluxo.

Fonte: Adaptada de Innovation Series 2003. *Optimizing patient flow: Moving patients smoothly through acute care settings*. Institute for Healthcare Improvement. Boston, MA, 2003. http://www.ihi.org/IHI/Products/WhitePapers/OptimizingPatientFlowMovingPatientsSmoothlyThroughAcuteCareSettings.htm. Usada com autorização.

> **Quadro 4.1**
>
> **Hospital usa o método do IHI para melhorar o fluxo de pacientes**
>
> O Bon Secours Venice Hospital, na Flórida, decidiu melhorar o fluxo de pacientes usando a metodologia do IHI. A abordagem multifacetada do hospital incluiu os seguintes componentes:
>
> - *Redução da proporção enfermeiro/paciente no pronto-socorro e quartos individuais fechados.* O pronto-socorro comprimido obrigou os profissionais a trabalhar de maneira mais eficiente, o que é mais fácil em um ambiente menor e com menos responsabilidades. Ter menos pacientes permite aos enfermeiros trabalhar em maior contato com os médicos, orientando-os para que atendam primeiro os pacientes de emergência mais aguda e ajudando-os com a acomodação imediata dos pacientes. O tempo de manejo dos pacientes foi reduzido à metade.
> - *Instituição de novos formulários e protocolos de relatório do paciente para as admissões.* Em vez de esperar para falar pelo telefone com o enfermeiro da unidade de admissão antes de transferir os pacientes, a equipe do PS agora escreve um breve resumo do diagnóstico em um formulário recém-desenvolvido e o passa por fax, juntamente com outras anotações, para o andar da admissão. Por meio do novo protocolo, o paciente sai do pronto-socorro 15 minutos depois de enviado o fax do relatório.
> - *Reatribuição da responsabilidade pelo transporte da UCPA.* A responsabilidade dos enfermeiros da UCPA pelo transporte foi transferida para uma pessoa da equipe especificamente dedicada a isso. Essa mudança permitiu ao hospital transferir um enfermeiro de tempo integral da UCPA para outra unidade.
> - *Designação de médicos para determinar os pacientes prontos para a alta.* Quando os médicos identificam um paciente que consideram pronto para alta no dia seguinte, uma série de passos são tomados. A família do paciente e o pessoal de limpeza do hospital são notificados. Os enfermeiros têm 24 horas para preparar a alta, inclusive reunindo documentos, comunicando as instruções ao paciente, providenciando as visitas de reabilitação e o transporte. Em conseqüência, a alta e os tempos de transferência do pronto-socorro para uma unidade do hospital caíram de pouco mais de três horas para menos de duas. A acomodação do PS diminuiu de 3 para 1,8 horas e mantém-se estável.
> - *Instituição de uma discussão sobre os leitos pela manhã.* Representantes de manejo clínico provenientes da enfermagem, do transporte do paciente, dos profissionais de limpeza, do manejo de cuidado e da coordenação dos leitos reúnem-se para discutir que admissões estão programadas para o dia, quantos pacientes vêm do pronto-socorro e precisam ser instalados e quantos precisam ser transferidos da UTI.
>
> *Fonte*: Improving patient flow at Bon Secours Venice Hospital. http://www.qualityhealthcare.org/IHI/Topics/Flow/PatientFlow/ImprovementStories/MemberReportImprovingFlowofPatients.htm (acessado em 1º de julho de 2004).

fluxo, ou seja, selecionar e testar as mudanças com maior probabilidade de afetá-lo positivamente, considerando a avaliação de sua variabilidade (ver Quadro 4.1).

Indicadores de piora precoce

O uso de indicadores de piora precoce pode ajudar os hospitais a lidar com a superlotação, reconhecendo quando o pronto-socorro está se aproximando do excesso da sua capacidade. Eles também podem ser usados para criar planejamentos prevendo essa situação e para que medidas de prevenção sejam tomadas evitando futuros episódios de superlotação hospitalar e desvio de ambulâncias.

Sistemas de rastreamento do paciente

Sistemas computadorizados para rastreamento do paciente podem ser usados para controlar movimento em todo o pronto-socorro, indicando quando a unidade está se tornando sobrecarregada. Os sistemas de rastreamento podem ser ativos ou passivos.[4] Num sistema ativo, todos os movimentos do paciente são acompanhados e documentados por registros que os profissionais fazem no sistema de computadores. Num sistema passivo, tecnologias como infravermelho e freqüência de rádio são usadas para acompanhar a maioria dos movimentos e interações sem uma intervenção ativa dos profissionais do PS.

Embora muitos desses sistemas usem códigos de barra para acompanhar os pacientes, a nova identificação por freqüência de rádio – ou IFR – conquista progressivo espaço nas instituições de saúde. As etiquetas de IFR podem ser usadas pelos pacientes nas pulseiras de identificação. Alguns sistemas de rastreamento têm um vínculo eletrônico com os sistemas computadorizados de registro de ordem e podem incorporar verificações de erro por códigos de barra para ajudar a garantir que o exame laboratorial, o raio X ou o tratamento prescrito para um paciente seja proporcionado ao indivíduo correto.

Uma vantagem dos sistemas de rastreamento do paciente é que eles proporcionam um acesso em tempo real a seu paradeiro, permitindo uma determinação precisa da ocupação e o monitoramento da capacidade do PS. Os dados colhidos podem ser avaliados tão freqüentemente quanto necessário. Alguns hospitais têm sistemas computadorizados que avaliam os dados diariamente e às vezes até a cada hora.[11]

O Miami Children's Hospital usa um sistema de informação de rastreamento que identifica o local e a condição de todos os pacientes.[12] Ele documenta quanto tempo cada um espera para ser registrado, atendido por um médico, tratado, avaliado e liberado ou internado.

Cálculos

Os sistemas computadorizados de rastreamento do paciente proporcionam dados que permitem cálculos para diagnósticos precisos quanto à lotação do pronto-socorro.[13] Os dados de tempo real necessários para essa análise são o número total de pacientes no pronto-socorro, o número de áreas de tratamento, o número de chegadas de pacientes, sua gravidade e o número de profissionais disponíveis.

Os quatro cálculos são:

1. A proporção de leitos é calculada pela relação entre o número de pacientes e as áreas de tratamento disponíveis naquele determinado momento. Ela é obtida adicionando-se o número atual de pacientes do PS às chegadas previstas e subtraindo-se as altas previstas. Então divide-se o resultado pelo número total de áreas de tratamento. Uma proporção elevada de leitos indica que a entrada no PS excedeu a saída. Uma opção é usar uma área de espera para pacientes que já realizaram suas avaliações, mas aguardam os resultados de exames laboratoriais ou radiológicos. Outra opção é aumentar o fluxo de pacientes do PS, designando um enfermeiro da equipe para liberar os pacientes ou usando uma equipe de profissionais que não inclua médicos para escrever as instruções de alta e a prioridade dos serviços auxiliares. Para acelerar as admissões, os pacientes do PS devem ser designados como prioritários para os leitos da internação, pode-se criar uma área especializada fora do pronto-socorro para abrigar os pacientes admitidos que aguardam leito, e pode-se instituir a prática do "leito antecipado" para garantir que sempre haja um leito disponível na internação.

2. A proporção da gravidade mede a gravidade total dos pacientes no pronto-socorro. Ela é a categoria média da triagem de todos os pacientes no PS. Quando a gravidade geral está alta e sobrecarrega os recursos disponíveis, o pronto-socorro deve se concentrar em obter pessoal adicional de associações de enfermagem ou um padrão de pessoal flexível, por exemplo.

3. A proporção de provedores determina o volume de pacientes que pode ser avaliado e tratado pelos médicos da emergência. A proporção é encontrada dividindo-se as chegadas a cada hora pela soma da média de pacientes no mesmo intervalo que é atribuída a cada provedor em serviço. Quando as chegadas de pacientes sobrecarregam a equipe de médicos, o fundamental é mobilizar pessoal adicional. As opções incluem usar médicos em sobreaviso ou esquemas variáveis para rapidamente aumentar a cobertura. Nos hospitais-universitários, internos e residentes podem proporcionar uma cobertura adicional.

4. O valor da demanda dá uma medida geral da atividade do PS naquele determinado momento. O valor é encontrado tomando-se a soma da proporção de leitos e da proporção de provedores e multiplicando-a pela proporção da gravidade.

Os resultados do cálculo podem ser usados para desenvolver e implementar tanto estratégias de curto quanto de longo prazo, como prever as necessidades de recursos e otimizar os padrões do preenchimento de vagas. Entre as estratégias de curto prazo, processos predeterminados podem ser instituídos para ajudar a remediar uma situação de superlotação. Os quatro valores podem ser direcionados para prazos por dia da semana, por estação do ano ou por outros estratos de tempo para melhor avaliar a demanda do PS. Entre as estratégias de longo prazo, análises melhoradas capacitam os médicos e os administradores para o estudo de tendências históricas e para a alocação de recursos conforme os dados analisados.

Estratégias para visar entrada, processamento e saída

Tendo identificado os impedimentos que causam superlotação hospitalar, pode-se implementar estratégias baseadas no estágio do processo em que existem entraves – na

> **Quadro 4.2**
>
> **Recomendações para visar soluções de entrada e saída**
>
> O Department of Public Health e a Massachusetts Hospital Association proveram os hospitais do Estado com recomendações para prevenir o desvio de ambulâncias e lidar de forma mais eficiente com o processo quando o desvio for inevitável. Muitas das medidas de prevenção e planejamento lidam com soluções de entrada e saída e incluem:
>
> - Quando adequado, instituir procedimentos para tirar os pacientes não-emergenciais do pronto-socorro e colocá-los em outras áreas de tratamento, como departamentos ambulatoriais e instituições satélites.
> - Estabelecer o preenchimento de todos os leitos registrados como o objetivo prioritário durante períodos de pico.
> - Em períodos de superlotação, os hospitais devem ter um plano para reger as práticas de admissão. O plano deve:
>   - Considerar a segurança e a necessidade do paciente e dar prioridade de admissão a casos de emergência advindos da comunidade e do pronto-socorro do hospital.
>   - Incluir políticas relacionados ao agendamento de cirurgias eletivas que maximizem a capacidade de satisfazer a demanda variável de leitos de internação gerada por pacientes que entram através do pronto-socorro.
>   - Distinguir entre o cuidado cirúrgico eletivo que pode ser adiado com segurança e os que são urgentes.
> - Considerar a reprogramação de cirurgias realmente eletivas quando os leitos da internação forem necessários para pacientes de maior gravidade advindos do pronto-socorro ou da comunidade.
> - Instituir procedimentos que permitam a alta no momento adequado e de forma eficiente para pacientes internados, sendo direcionados para suas casas ou para instituições de cuidado pós-agudo.
> - Minimizar o tempo que os pacientes permanecem no pronto-socorro após a decisão de admissão ou transferência ter sido tomada. No caso de pacientes que foram admitidos, mas estão aguardando leito, garantir que o cuidado proporcionado seja adequado ao tratamento para o qual o paciente foi admitido.
> - Garantir a transferência apropriada de pacientes que foram avaliados e estabilizados e que necessitam de serviços de internação quando previsivelmente nenhum leito da internação estará disponível em breve.
> - Considerar contratação e treino profissionais adequados para expandir a capacidade e a utilização de leitos equipados a fim de satisfazer a demanda aumentada.
>
> *Fonte*: The Commonwealth of Massachusetts, Department of Public Health. Dec 11, 2000. http://www.state.ma.us/dph/bhqm/amb.pdf (acessado em 3 de março de 2004).

entrada, no processamento ou na saída. Os exemplos que se seguem são de estratégias e ferramentas que as organizações têm usado com sucesso para reduzir a superlotação no PS (ver Quadro 4.2).

Soluções de entrada

As estratégias que visam a entrada oferecem aos hospitais mais controle sobre o número de pacientes que se apresentam e efetivamente são admitidos no pronto-socorro e nos andares de internação.

Sistemas de triagem

Durante a última década, sistemas de triagem foram avaliados como possíveis mecanismos para determinar a necessidade de cuidado de emergência. Os métodos incluíam critérios clínicos específicos, algoritmos direcionados por computador, avaliação individual por especialista e exames de triagem desenvolvidos por um painel multidisciplinar de médicos.[14] O problema é que não surgiu nenhuma definição válida e confiável do que constitui uma "consulta adequada ao PS". Apesar disso, os sistemas de triagem se apresentam como uma solução para a superlotação hospitalar.

Os sistemas de triagem que envolvem o cuidado protelado podem ser uma opção. Esses sistemas usam critérios que visam, por exemplo, pessoas com sintomas relacionados a dor abdominal e pélvica, dor musculoesquelética ou infecção respiratória. A abordagem do cuidado protelado tem se mostrado uma maneira eficaz de identificar os usuários de PS que podem ser cuidados com segurança em uma data posterior, em um local não-emergencial.[15-17] Como declarou o autor de um estudo, pode ser uma estratégia melhor do que o sistema atual, em que a triagem pelo tempo de espera pode fazer com que pacientes gravemente doentes deixem os prontos-socorros sem ser atendidos.

Um novo tipo de sistema de triagem que está ganhando popularidade é o sistema de triagem de cinco camadas, mais comumente usado no Canadá, na Inglaterra e na Austrália. Um instrumento de triagem de cinco níveis, como o Índice de Severidade da Emergência (ISE), pode ajudar os prontos-socorros a determinar com precisão a priorização clínica de um paciente e prever os recursos que o paciente vai necessitar para ser acomodado.[18-21] O ISE baseia-se em um modelo conceitual que pergunta "não somente *quando* este paciente deve ser visto, mas também de *que* necessita"[18] (ver Fig. 4.3). Ele avalia os pacientes na chegada no pronto-socorro e se estende do Nível 1 (mais doente) ao Nível 5 (um mínimo de recursos intensivos) (ver Tab. 4.3). Nos estudos, o ISE mostra um alto nível de acurácia e superioridade em relação às escalas convencionais de três níveis. Além disso, tanto o American College of Emergency Physicians quanto a Emergency Nurses Association apóiam a adoção de uma escala de triagem confiável e válida de cinco níveis.

Códigos

Muitos hospitais têm desenvolvido códigos que chamam todos os recursos profissionais disponíveis para expedir admissões e altas quando o pronto-socorro do hospital está superlotado.

Um hospital de Boston desenvolveu o Código de Ajuda ao PS. Suas prioridades são o transporte de pacientes do pronto-socorro para a internação, os relatórios da enfermagem e a preparação dos leitos[22] (ver Tab. 4.4). O Código de Ajuda ao PS é o último passo antes de o hospital operar em regime de desvio de ambulâncias. Após o código ser acionado, as autoridades do hospital conduzem uma avaliação para determinar as causas do ocorrido. Com base na análise, eles fazem recomendações para mudanças na política interna.

Esses códigos vêm sendo adaptados e usados num número crescente de hospitais norte-americanos. Por exemplo, um hospital de Phoenix implementou o Código Roxo, similar ao Código de Ajuda ao PS. Este último tem sido adotado pelo Estado de Massachusetts com excelentes resultados.[22]

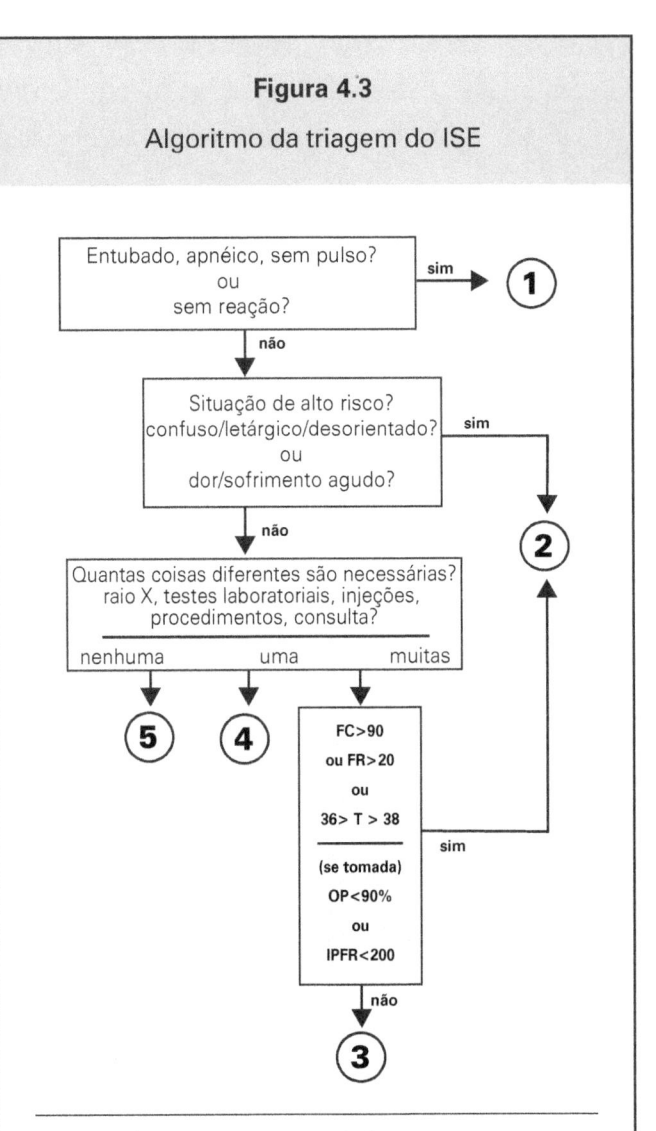

Figura 4.3
Algoritmo da triagem do ISE

```
Entubado, apnéico, sem pulso?
ou                              sim → (1)
sem reação?
        │ não
        ▼
Situação de alto risco?
confuso/letárgico/desorientado?  sim
ou
dor/sofrimento agudo?
        │ não
        ▼                              (2)
Quantas coisas diferentes são necessárias?
raio X, testes laboratoriais, injeções,
procedimentos, consulta?
nenhuma    uma    muitas
   │        │        │
   ▼        ▼        ▼
  (5)      (4)    FC>90
                  ou FR>20
                  ou
                  36> T > 38
                                 sim
                  (se tomada)
                  OP<90%
                  ou
                  IPFR<200
                     │ não
                     ▼
                    (3)
```

O ISE ajuda os prontos-socorros a determinar corretamente a priorização clínica de um paciente e prognosticar os recursos de que ele vai precisar para conseguir a melhor acomodação. FC=freqüência cardíaca; FR=freqüência respiratória; T=temperatura corporal (°C); OP=oximetria do pulso; IPFR=índice de pico do fluxo respiratório.

Fonte: Wuerz R.C., Milne L.W., Eitel D.R.: Reliability and validity of a new five-level triage instrument. *Acad Emerg Med* 7(3):236-242, 2000. Usada com permissão.

Diretrizes e protocolos

Algumas organizações adotaram o uso de protocolos, caminhos clínicos ou diretrizes para doenças e condições específicas para reduzir a superlotação hospitalar. Eles ajudam a diminuir a admissão no pronto-socorro por meio do encaminhamento de casos para programas ambulatoriais, além de

Tabela 4.3
Índice de severidade da emergência

	ISE-1	ISE-2	ISE-3	ISE-4	ISE-5
Estabilidade dos sinais vitais	Instável	Ameaçada	Estável	Estável	Estável
Ameaça à vida ou a um órgão	Óbvia	Razoavelmente provável	Improvável (possível)	Não	Não
Requer ressuscitação	Imediatamente	Às vezes	Raramente	Não	Não
Dor ou sofrimento severos	Sim	Sim (suficiente, mas não necessário para esta categoria)	Não	Não	Não
Intensidade esperada de recursos*	Máxima: a equipe continuamente ao lado do leito; mobilização de recursos externos	Alta: estudos diagnósticos múltiplos, muitas vezes complexos; consultas freqüentes; monitoração contínua (remota)	Média: estudos diagnósticos múltiplos; ou breve período de observação; ou procedimento complexo	Baixa: um estudo diagnóstico simples ou um procedimento simples	Baixa: só exame
Reação do médico/equipe	Esforço imediato da equipe	Minutos	Até uma hora	Pode ser adiada	Pode ser adiada
Tempo esperado para acomodação	1,5 h	4 h	6 h	2 h	1 h
Exemplos	Parada cardíaca, paciente com trauma e entubado, grave overdose de droga	Principalmente dor no peito, trauma estável (relacionada a mecanismo), paciente idoso c/ pneumonia, estado mental alterado, distúrbio comportamental (violência potencial)	Principalmente dor abdominal, desidratação, impactação alimentar esofágica, fratura do quadril	Trauma fechado de extremidade, laceração simples, cistite, enxaqueca típica	Dor de garganta, queimadura menor, reavaliação

*Para propósitos deste estudo, definimos a intensidade de recursos da seguinte maneira: nenhuma = não são usados recursos; uma = é usado um recurso; muitos = dois ou mais recursos usados (monitor = paciente colocado em monitoração cardíaca contínua; ECG = 12 eletrocardiografias realizadas; lab = qualquer exame químico, hematologia, análise de urina ou teste de microbiologia; raio X = qualquer exame radiográfico simples realizado; estudo especial = qualquer TC, RM, ultra-som, medicina nuclear, angiografia; parenteral = qualquer injeção intravenosa, intramuscular, subcutânea de medicação ou solução parenteral; consulta = qualquer consulta para admissão ou alta; sangue = qualquer derivado de sangue administrado; ventilador = paciente colocado em ventilador ou realização de entubação endotraqueal).

Este ISE define a intensidade de recursos necessitada por pacientes no pronto-socorro.

Fonte: Wuerz R.C., Milne L.W., Eitel D.R.: Reliability and validity of a new five-level triage instrument. *Acad Emerg Med* 7(3):236-242, 2000. Usada com permissão.

> **Tabela 4.4**
> Amostra da política do Código de Ajuda ao PS
>
> O Código de Ajuda é uma resposta rápida interna à instituição e baseada num planejamento prévio para o desvio de ambulâncias. Ele existe para situações em que o pronto-socorro requer recursos adicionais para que a segurança dos pacientes não seja ameaçada. O Código de Ajuda só pode ficar ativo por um período máximo de quatro horas, após o qual há uma reavaliação.
>
> ### Política
>
> O enfermeiro encarregado e os técnicos do PS determinam a necessidade de um Código de Ajuda, dependendo do volume e da gravidade dos pacientes do PS.
>
> O pronto-socorro notifica o diretor-médico do PS, em plantão a distância, ou alguém por ele indicado. A unidade de emergência depende dessa aprovação para ativar o código. O PS localiza o gerente de cuidados dos pacientes e o supervisor de enfermagem do PS para notificá-los do Código de Ajuda.
>
> A unidade notifica o operador para implementar e anunciar o Código de Ajuda ao PS.
>
> A política deve incluir um procedimento para os vários turnos, incluindo o da noite. Deve também designar claramente a responsabilidade de cada indivíduo envolvido.
>
> *Fonte*: American College of Emergency Physicians: *Responding to emergency department crowding: A guidebook for chapters*. Code Help: ED Policy: A report of the crowding resources task force. Aug 2002. http://www.acep.org. (acessado em 3 de fevereiro de 2004).

melhorar o fluxo de pacientes principalmente por meio de uma melhor coordenação do PS e da redução do TP.[10] Tem-se usado protocolos escritos para sintomas comuns, como dor no peito, dor abdominal, disúria, respiração ofegante, febre e lesões de extremidade.[23] Alguns hospitais também desenvolvem protocolos para procedimentos de UTI a fim de ajudar a padronizar o cuidado e acelerar transferências internas para unidades de menor complexidade.[2]

Processo de admissões

Muitos hospitais têm examinado seu processo de admissões visando a diminuir a superlotação hospitalar. Algumas instituições formam equipes, outras designam indivíduos para supervisionar o processo.

As equipes de admissões, em geral, são formadas por enfermeiros, técnicos e gerentes de recursos de leitos e pacientes. Enquanto alguns desses programas estão em vigor 24 horas por dia, sete dias por semana, outros são ativados durante as ocasiões de picos de admissão. Tipicamente, a equipe tira o paciente do pronto-socorro e preenche todos os documentos de admissão, inicia as ordens do médico, trata das necessidades familiares e garante que os leitos estejam disponíveis na unidade de internação por um processo coordenado com os supervisores de enfermagem.

O St. Joseph Mercy Hospital, em Ann Arbor, Michigan, estabeleceu um programa de gerenciamento de recursos do paciente dentro do PS.[23] Esse programa é composto por enfermeiros que monitoram de perto os censos do hospital e do PS, assim como a estatística de ocupação dos hospitais da região. Assim que um paciente é identificado para a admissão, o gerente dos recursos do paciente é notificado e inicia o processo de admissão: verifica a disponibilidade de leito na internação e as necessidades de equipamento; preenche formulários que documentam a necessidade de admissão baseada em critérios padronizados; verifica a condição do seguro; obtém o consentimento do paciente ou do familiar que o acompanha para a admissão; e, se necessário, entra em contato com a organização de cuidado administrado (prepara uma transferência caso o paciente seja qualificado como estável pelos médicos emergencistas). O programa tem ajudado a expedir admissões, planejar contingências (como escassez de pessoal), aliviar o enfermeiro encarregado de disputas com enfermeiros das unidades com relação às designações de leitos, melhorar as interações com as organizações de cuidado administrado e facilitar as transferências de pacientes entre hospitais. O processo não só modernizou com sucesso o processo de admissões e transferências do hospital, como tem sido bem recebido por toda a equipe do PS.

O University Medical Center, em Tucson, implementou uma equipe de admissão constituída por um enfermeiro e um técnico de cuidado do paciente. Disponível 12 horas por dia para transportar pacientes, registrar seus dados no computador da unidade e realizar os procedimentos rotineiros de admissão na internação, a equipe tem permitido que pacientes sejam admitidos mesmo quando as unidades de internação estão ocupadas demais para aceitar pacientes.[6] Em um ano, o tempo de atendimento para os pacientes admitidos caiu 27% e, para os pacientes não-admitidos, 31%.

Às vezes é necessário apenas reformar o processo de admissões e registro para melhorar o fluxo de pacientes e a eficiência do PS.

O Miami Children's Hospital modernizou sua rotina de registro, que demorava mais de 30 minutos para ser realizada. Os funcionários agora tomam nota dos fatos de identificação básicos ao mesmo tempo em que é feita a triagem e obtêm o restante das informações depois que o paciente foi removido para uma sala de tratamento ou para a área de espera, onde tipicamente tem tempo para responder perguntas e preencher formulários.[12]

Tornar o processo das admissões mais eficiente pode requerer a contratação de um funcionário para as admissões, particularmente se a área tem escassez de profissionais.[24] Essa mudança pode melhorar a eficiência do PS, porque vai permitir ao enfermeiro mais tempo para proporcionar cuidado ao paciente.

Acrescentando o espaço

Às vezes a chave para o sucesso não é o processo, mas o espaço onde ele é realizado. Um número crescente de hospitais cria unidades de admissão rápida equipadas para monitorar e proporcionar o cuidado básico do paciente enquanto ele espera a admissão na internação.[10,23]

O Medical Center of Central Georgia, em Macon, abriu uma Unidade de Admissão Expressa para onde os pacientes se dirigem antes de serem designados para uma unidade de internação.[25] Os enfermeiros cuidam desses pacientes imediatamente após sua admissão, quer no pronto-socorro, quer no consultório do médico. Iniciam as prescrições, começam os testes e o tratamento e coordenam o cuidado. Em conseqüência, todo o TP da internação diminuiu. Se o paciente não satisfaz os critérios para a Unidade de Admissão Expressa, um enfermeiro da unidade inicia o processo de admissão da maneira usual.

Outros hospitais estão criando unidades temporárias e permanentes para lidar com suas necessidades específicas. As de curta permanência podem ser designadas para pacientes menos gravemente feridos ou para aqueles que requerem um período de observação estendido. Por exemplo, um hospital de Miami acrescentou uma unidade de cuidado temporário composta por 40 leitos para abrigar os pacientes do pronto-socorro na espera de leitos para internação.[22]

Um hospital de Baltimore desenvolveu uma unidade de cuidado agudo de emergência com 14 leitos. Ela combina serviços de observação com o modelo hospitalista.[26] A unidade aceita pacientes de PS que provavelmente requereriam avaliação ou manejo mais longo do que quatro horas para protocolos de observação (por exemplo, avaliação de síndrome coronária aguda ou asma), estudos diagnósticos extensivos ou consultas múltiplas, processos de admissão do pronto-socorro, encaminhamentos diretos para diagnóstico ou manejo de fontes externas ou, ainda, admissões na internação para o serviço da unidade de cuidado agudo do PS quando um serviço alternativo adequado não está disponível. Também aceita pacientes que necessitam de procedimentos de acompanhamento (por exemplo, infusões intravenosas de antibióticos), assim como pacientes de pesquisa do PS. A unidade com 14 leitos monitorados tem três quartos adicionais para procedimentos que são atendidos por profissionais do PS, além de uma sala de espera, um posto de enfermagem e uma sala de reunião. A unidade foi, em grande parte, responsável por uma queda de 40% nas horas mensais de desvio de ambulâncias do hospital. Outros hospitais locais, durante o mesmo período, apresentaram um aumento de 44%.

Soluções de processamento

O tempo de processamento é o intervalo de tempo desde a chegada do paciente até sua acomodação. As estratégias que visam o processamento devem lidar com muitas etapas, incluindo a triagem, a colocação no quarto, a avaliação do médico, os testes diagnósticos e o tratamento.

Como parte de um projeto rápido de replanejamento do processo no pronto-socorro, o University Medical Center, em Tucson, examinou várias etapas de processamento.[6] Entre elas estavam processos internos e de preenchimento de vagas, registros da triagem, disponibilidade de leitos, radiologia diagnóstica e serviços de laboratório. Para lidar com os processos internos e de preenchimento de vagas, o hospital reduziu a proporção entre enfermeiros e pacientes, contratou um enfermeiro para acompanhar os leitos não-monitorados no corredor e estabeleceu uma equipe de admissões. Os problemas com ordens de processamento e comunicação telefônica foram resolvidos com a criação de um novo cargo de assistente da unidade. Os processos que foram replanejados incluíram a triagem e o registro, as prescrições e a obtenção dos resultados de radiografias e de exames laboratoriais. Conseqüentemente, no período de um ano, o tempo de processamento para os pacientes admitidos caiu 27%, e o dos pacientes não-admitidos, 31%.

A melhora no tempo de processamento para os pacientes admitidos parece relacionada às três mudanças seguintes:

1. O intervalo entre a triagem e a instalação do paciente no quarto, que melhorou muito tanto para os admitidos quanto para os não-admitidos.

2. A decisão quanto à admissão para internação, que anteriormente ocorria como um subproduto da disponibilidade mais rápida de resultados diagnósticos e cobertura adicional médica de emergência.

3. Uma equipe de admissão composta por um enfermeiro e por um técnico de cuidado do paciente baseada no PS, o que reduziu a carga de trabalho para enfermeiros da admissão nas unidades de internação.

Os autores[6] concluíram que, para causar um impacto importante na sala de espera e nos intervalos de processamento, são requeridas melhoras em todos os aspectos do funcionamento intra e interdepartamental.

O St. Mary Medical Center, em Long Beach, Califórnia, descobriu duas questões importantes ao examinar as etapas de processamento em seu pronto-socorro.[27] Em primeiro lugar, havia uma variação prática considerável entre os médicos e os enfermeiros do PS. Em segundo lugar, não existia nenhum método para identificar consistentemente e comunicar as prioridades de cuidado do paciente à equipe do pronto-socorro ou a importantes departamentos auxiliares que apóiam a unidade. Visando 14 processos, como notificação do registro do PS, chamada do médico consultor e entrega de registros antigos à unidade, assim como o papel dos indivíduos, incluindo o chefe de enfermagem, sua equipe e o médico emergencista, a unidade diminuiu o tempo de processamento em 6%, com uma tendência para um TP menor (ver Tab. 4.5).

Soluções de saída

Um fator que contribui significativamente para a superlotação hospitalar é o "refluxo" de pacientes ao hospital, ou seja, quando os pacientes não podem ser deslocados do pronto-socorro para uma unidade de internação ou para um local de cuidado pós-agudo (ver o Quadro 4.3 e a Tab. 4.6, que exemplificam tentativas de sistemas hospitalares para lidar com o TP por meio de processos mais bem demonstrados).

Para melhorar a saída para as unidades de internação, alguns hospitais têm tentado aperfeiçoar o registro e o manejo de leitos. Uma atitude comum adotada por muitos hospitais é "fique um leito à frente", garantindo que sempre haverá um leito disponível para acomodar um paciente do PS que requeira admissão. Um processo de monitoração de leitos envolve manter um manejo e um sistema de acompanhamento diários para facilitar o fluxo das admissões e das altas dos pacientes. O sistema deve permitir o monitoramento do censo do hospital, das admissões eletivas e de emergência, das altas planejadas, das transferências da UTI para unidades de menor complexidade e dos leitos nos andares, além da disponibilidade de leitos por parte das unidades de serviço.[23] Assim, a organização sempre fica pelo menos "um leito à frente".

"Czar dos leitos"

Alguns hospitais estão designando um profissional para ser o "czar dos leitos". Sua principal responsabilidade é contabilizar os leitos e trabalhar com a limpeza para que sejam rapidamente preparados.

Em geral, um enfermeiro líder é designado para essa posição, com autoridade para:

- tomar decisões sobre transferências e altas dos leitos da internação;

- notificar membros importantes da equipe médica sobre a iminência de uma sobrecarga de pacientes;

- cancelar admissões eletivas, cirurgias eletivas e procedimentos diagnósticos programados;

- iniciar o desvio total ou parcial do hospital após consulta com o diretor médico do PS e com o administrador em plantão a distância ou com alguém por eles designado.[23]

Comitês de acompanhamento dos leitos

Alguns hospitais têm formado comitês de utilização dos leitos para ajudar a acelerar o fluxo de pacientes no hospital. Esses comitês consistem tipicamente em enfermeiros com acesso aos sistemas de informação e dispositivos de comunicação móveis que proporcionam dados do censo em tempo real.[2]

Um hospital de Atlanta, nos Estados Unidos, criou um grupo de acompanhamento dos leitos que se reúne três vezes por dia para discutir os tipos de pacientes do PS que esperam por leitos na internação e os tipos de leitos disponíveis. Os membros do grupo incluem representantes das unidades de internação do hospital (como unidade de cuidado médico, cirúrgico ou crítico), do pronto-socorro, da administração de enfermagem e dos serviços ambientais.[22]

Pense na alta

Os hospitais também estão se concentrando no seu processo de alta. Alguns usam uma abordagem de equipe que acelera as altas por meio de um planejamento programado de alta.[23] Esse planejamento pode garantir que as ordens de alta sejam escritas antecipadamente, a prescrição das medicações seja previamente preenchida, o equipamento de cuidado domiciliar esteja disponível, e os encaminhamentos e suas

Tabela 4.5
Lista de problemas e recomendações para melhora do PS

Alvo individual/processo	Recomendações
Notificação do registro do PS	Modificar o procedimento da enfermagem para usar o sistema de acionamento automático da luz ao entrar no quarto.
Procedimento para ter pulseira no quarto e para o paciente a fim de facilitar a rotulação dos materiais	Providenciar um sinal visual destacando várias aberturas para um novo espaço no prontuário do paciente destinado a registros acerca do paciente que já está na área de tratamento. Funcionário para colocar a pulseira enquanto obtém assinaturas à beira do leito. Funcionário para colocar a pulseira como parte da rotina da unidade.
Verificação da demografia	Processar todas as chegadas de paramédicos e ambulâncias com pacientes críticos para apressar o processo de verificação. Aumentar a consciência da equipe quanto à necessidade de determinar rapidamente a identificação do paciente e fornecer informações para o registro.
Papel do enfermeiro-chefe	Rever todas as suas atribuições e reorientar todos os enfermeiros-chefes para os deveres fundamentais de delegar e dirigir a equipe e ajudar o médico com o fluxo de pacientes e registros (aconselhamento quando os dados diagnósticos estiverem completos).
Papel do enfermeiro da equipe	Reeducar toda a equipe de enfermagem com relação à responsabilidade de acompanhar os novos pacientes para a área de tratamento e para o processo de alta. Solicitar que toda a equipe automaticamente transfira de quarto as pacientes ginecológicas após realização de exame pélvico.
Papel do médico emergencista	Reeducar o médico para examinar todos os pacientes antes de iniciar os testes diagnósticos de rotina. Reeducar o médico para prescrever a partir do verso do prontuário e dar todas as novas ordens imediatamente ao funcionário ou a um enfermeiro. Reeducar o médico para indicar como "imediatas" ou "adiáveis" as prescrições radiológicas para que o funcionário não precise esclarecer a prescrição enquanto a registra no computador. Enfatizar a comunicação face a face com o técnico da radiologia e com o técnico de laboratório do PS em relação às prioridades do paciente.
Laboratório	Considerar o uso de escaninho adicional para facilitar a visualização de resultados do laboratório. Educar toda a equipe sobre a importância de obter amostras laboratoriais adequadas, o que evita novos exames (princípio de melhoria de qualidade: Faça certo da primeira vez). O material do laboratório e a folha de solicitação devem estar juntos antes da entrega ao laboratório do PS.
Transferências para o andar	Recomendar à administração que mude a prática de não fazer transferências durante a mudança de turno e de não designar leitos sujos ou ocupados para minimizar o impacto no fluxo de pacientes do PS.
Tempo de resposta do médico assistente	Conduzir estudo para atualizar os dados sobre a duração do tempo de resposta de um médico. Se necessário, conseguir uma agenda com o telefone residencial do médico. Se necessário, combinar com médicos e funcionários do PS e instruí-los quanto ao processo e aos limites de tempo para repetir chamados aos médicos assistentes.
Instrução e informação à equipe médica da casa sobre as operações do PS	Adotar e comunicar a política de transferir o paciente assim que o leito da internação estiver pronto (solicitar apoio da administração). Instruir todos os profissionais da casa sobre os objetivos de processamento do paciente do PS. Orientar os profissionais da casa sobre as operações do PS – por exemplo, como conseguir que as ordens sejam cumpridas. Desenvolver regras para os profissionais da casa quanto à comunicação e à avaliação dos pacientes do PS e quanto à decisão entre adequar e selecionar diagnósticos no PS ou internar.
Relacionamento entre os profissionais da casa e os enfermeiros do PS	Incorporar conceitos de atendimento às equipes assistenciais.
Entrega de registros antigos ao pronto-socorro	Determinar um tempo aceitável e planejar o cumprimento dos objetivos desejados. Recomendar à administração um sistema de canos de ar comprimido.
Relacionamentos e satisfação do cliente	Desenvolver um plano para obter mais informações relacionadas à comunicação das necessidades e expectativas ao médico identificado. Treinamento para a equipe de enfermagem sobre o serviço de atendimento a clientes. Garantir uma Equipe de Melhoria da Qualidade (EMQ) intradepartamental no PS para as necessidades identificadas de equipamento. Planejar e implementar as necessidades identificadas para a instrução sobre os equipamentos. Garantir uma EMQ intradepartamental no PS para a instrução do paciente e da família. Resumir o ônus do paciente resultante de procedimentos e diagnósticos em grande volume. Garantir uma EMQ intradepartamental em relação à arte do cuidado de emergência para incluir os relacionamentos de equipe e a responsabilidade pessoal.
Necessidades clínicas	Recomendar o parâmetro prático de dor no peito (cardíaca) como prioridade. Garantir uma EMQ intradepartamental quanto ao procedimento de composição de prontuário, incluindo o tempo da tarefa e o impacto da utilização do computador. Atualizar a segurança e o controle de visitantes; colaborar com o diretor de segurança. Obter recursos para novo sistema telefônico do PS para comunicação direta e rápida.

Nota: A lista real incluía o nome do membro responsável pela EMQ e a data de conclusão da tarefa.

Esta tabela consiste em uma lista de problemas e recomendações para melhora do PS. Quatorze processos são visados para diminuir o tempo de permanência.

Fonte: Reproduzida de Shea S.S., Senteno J.: Emergency department patient throughput: A continuous quality improvement approach to lenght of stay. *J Emerg Nurs* 20(5):355–360, 1994, com a permissão da Emergency Nurses Association.

anotações estejam prontos. A equipe pode incluir o médico atendente e os residentes, o supervisor da enfermagem, um assistente social e um gerente de caso. Outra opção é usar os gerentes de caso do PS para atender as necessidades dos pacientes.

Outros hospitais usam uma abordagem individual, indicando médicos e enfermeiros seniores para defender a causa. Esses líderes trabalham individualmente com os médicos para acelerar as altas e encorajam a equipe médica a preparar as prescrições de alta no início do dia.[2] Instruir os médicos e a equipe sobre a importância de não permitir que as altas sejam atrasadas e modernizar as políticas de alta ajudaram um hospital da área de Chicago a aliviar a superlotação do PS e também a reduzir o TP de alguns pacientes de 5,7 para 4,3 dias.

Alguns hospitais têm implementado programas que encorajam a antecipação da alta. "Concentre-se no meio-dia!" é o nome de um programa de um hospital de Miami para encorajar os médicos e a equipe do hospital a dar alta aos pacientes internados antes do meio-dia, na data prevista.[22] Outro hospital simplesmente coloca uma bandeira vermelha na sala dos médicos quando o censo dos pacientes se aproxima da lotação, para encorajá-los a dar alta aos pacientes o mais cedo possível.[2]

Usar instrutores e vídeos para tornar os pacientes mais cientes das suas condições também pode facilitar o processo de alta. Além disso, a família do paciente pode participar na instrução da alta e tomar conhecimento dela na noite anterior. Assim, o paciente pode ir para casa após a visita matutina do médico.[23]

Designação de espaço

Alguns hospitais designam centros de alta equipados para monitorar e proporcionar cuidado básico enquanto os pacientes esperam a liberação para o cuidado pós-agudo. Eles são transferidos para a "Suíte de Hospitalidade da Alta" antes de deixarem o hospital, liberando leitos valiosos na internação.[22]

O Regional Medical Center, em Memphis, criou uma Sala de Recurso de Alta (SRA) – uma área com oito leitos atendidos por um enfermeiro e um técnico de enfermagem.[28] Depois que um médico prescreve a alta do paciente e enquanto este está sendo transportado para a SRA, as prescrições são preenchidas na farmácia da internação. Quando

---

Quadro 4.3

Processos mais bem demonstrados

Um grande multi-hospital norte-americano, no Estado de Colorado, conduziu uma análise detalhada do TP de pacientes de PS, o que resultou na identificação de processos mais bem demonstrados.

A abordagem de processos mais bem demonstrados baseia-se na premissa de que alguns processos de PS produzem TPs mais curtos do que outros. A abordagem beneficia-se das variações entre processos individuais de PSs dentro de um grande sistema hospitalar, identifica aqueles de melhor desempenho e compartilha-os com todos os prontos-socorros participantes. Os processos mais bem demonstrados identificados no estudo distinguem as unidades de melhor desempenho daquelas de pior resultado. A metodologia desses processos pode, então, ser aplicada aos prontos-socorros mais lentos do sistema para melhorar seus tempos de processamento e reduzir os TPs.

Seus temas comuns incluem identificação clara de uma pessoa responsável por uma tarefa, transferência clara da responsabilidade de um passo num processo para o seguinte, e predefinição das expectativas de desempenho, além da determinação de um indivíduo responsável pela monitoração de cada processo (ver Tab. 4.6).

Dezenove meses após a implementação de processos mais bem demonstrados, os TPs médios caíram de 147 para 139 minutos, e de 186 para 157 minutos no terço mais lento dos prontos-socorros. Isso representa uma melhora de 8 minutos – ou 5,4% – no TP, considerando o sistema em sua amplitude, e uma melhora de 29 minutos – ou 15,6% – para o terço mais lento dos prontos-socorros. Antes da intervenção, a demora para se chegar à sala de exame era de 27 minutos; da sala de exame para a avaliação física, 20 minutos; e da avaliação até a alta, 100 minutos. Após a intervenção, esses tempos diminuíram para 22, 18 e 99, respectivamente. O terço mais lento dos prontos-socorros reduziu sua demora entre a sala de exame e a avaliação de 37 para 24 minutos, e de 124 para 113 minutos o tempo da avaliação até a alta.

Fonte: Hoffenberg S., Hill M.B., Houry D.: Does sharing process differences reduce patient length of stay in the emergency department? *Ann Emerg Med* 38(5):533-540, 2001.

Tabela 4.6
Diferenças significativas dos processos mais bem demonstrados de PS

Processos desde "o paciente se apresenta" até "o paciente na sala de exame"

A maioria dos PSs mais rápidos	A maioria dos PSs mais lentos
"Designa com um gatilho"	**"Presume"**
• Designa alguém para avaliar a fila de pacientes (quantos estão esperando) sempre que a triagem foi terminada para que se determine quando mais de "x" pacientes estão presentes. Designa alguém para chamar o enfermeiro encarregado para apoio se mais de "x" pacientes estiverem esperando.	• Presume que alguém está sistematicamente avaliando quantos pacientes estão esperando e há quanto tempo. • Baseia-se em um "patrulhamento" esporádico dos supervisores para determinar se os pacientes ficaram muito tempo esperando.
"Faz o que é necessário"	**"Segue o formulário"**
• Limita a avaliação da triagem aos pontos essenciais que envolvem a principal queixa (não uma avaliação total do sistema).	• Realiza uma avaliação de todo o sistema na triagem e a repete integralmente quando a avaliação da enfermagem é feita na sala de exame.
"Designa, e na ordem certa"	**"Presume"**
• Determinam a "limpeza da sala de exame" como o último passo no processo da alta. Designa enfermeiro da alta para limpar o quarto ou para iniciar a ajuda dos técnicos do PS. Designa enfermeiro da alta para imediatamente tornar "aparente" o preparo da sala.	• Determina a "limpeza da sala de exame" como o primeiro passo para a chegada do próximo paciente. Presume que o próximo enfermeiro disponível se certificará de que a sala está limpa. Usa o "patrulhamento" para determinar o preparo da sala.
"Observa tanto a oferta quanto a demanda"	**"Observa apenas uma ou outra"**
• Desloca os pacientes que estão na espera para salas prontas, "observando em tempo real" tanto a fila de pacientes (quantos, há quanto tempo, quão doentes) quanto as salas já preparadas. "Observa" no sentido literal ou simbólico.	• Desloca os pacientes para salas prontas conforme "observação" da fila de pacientes (quantos, há quanto tempo, quão doentes) ou das salas já preparadas, mas não combina as duas "observações" e, às vezes, não faz nenhuma das duas (ou seja, acompanhamento do prontuário). Baseia-se no "patrulhamento" ou no acompanhamento do prontuário para compensar o que não consegue "observar".

Processos desde "o paciente na sala de exame" até "o paciente vê o médico"

"Designa com gatilho"	"Presume"
• "Entrega" os prontuários do paciente que está esperando ao médico emergencista com um método de sugestões óbvias que acelere o processo. • Designa um enfermeiro para lembrar em "x" minutos se o paciente ainda estiver esperando.	• "Dá" os prontuários do paciente que está esperando ao médico emergencista – sem priorização do tempo e sem sugestões óbvias. • Presume que alguém está observando o tempo e dá algum lembrete verbal após longo período de espera.

(continua)

Tabela 4.6 (continuação)
Diferenças significativas dos processos mais bem demonstrados de PS

Processos para "conseguir os resultados laboratoriais e diagnósticos dos pacientes"

"O PS é visto como cliente"	"O PS não é visto como cliente"
"Estabelece expectativas com o laboratório e a radiologia"	**"Convive com o que está acontecendo"**
• Estabelece expectativas com o laboratório e o departamento de radiologia de que os resultados precisam ser recebidos dentro de "x" minutos ou na ordem de chegada (50 min nos PSs mais rápidos).	• Não estabelece expectativas com o laboratório e o departamento de radiologia.
• Estabelece que o laboratório e o departamento de radiologia lidam com o transporte das amostras/dos pacientes.	• Transporta ou inicia o transporte das amostras/dos pacientes para o laboratório e para o departamento de radiologia.
• Tira suas próprias conclusões.	• Pode não tirar suas próprias conclusões.
• Avalia periodicamente os desempenhos do laboratório ou do departamento de radiologia, segundo a percentagem de vezes em que as expectativas são satisfeitas.	• Só consegue dizer "O laboratório e o departamento de radiologia são muito lentos".
• Estabelece os resultados do laboratório e do departamento de radiologia para 50 minutos em média, desde a saída do pedido até a entrega dos resultados.	• Obtém os resultados do laboratório e do departamento de radiologia dentro de 104 minutos em média, desde a saída do pedido até a entrega dos resultados.
• Nas condições mais comuns, inteira-se dos resultados do laboratório e das radiografias segundo a ordem dos pedidos padronizados pelos médicos.	• Mesmo nas condições mais comuns, inteira-se dos resultados do laboratório e das radiografias apenas após pedidos do médico emergencista.
• Designa um enfermeiro que telefone para o laboratório ou para o departamento de radiologia se os resultados não estiverem prontos no momento "x".	• Assume que alguém vai verificar se o paciente está esperando "tempo demais" pelos resultados.
• Imprime os resultados no PS.	• Pode não imprimir os resultados no PS.

Processos para "internar os pacientes no hospital"

"O PS é visto como um cliente"	"O PS não é visto como um cliente"
"Estabelece expectativas com o controle dos leitos ou com quem está alocando os leitos"	**"Convive com o que está acontecendo"**
• Estabelece expectativas com o controle dos leitos do hospital quando os pacientes saem do PS.	• Não estabelece expectativas com o controle dos leitos do hospital quando os pacientes saem do PS.
• Transfere o paciente do PS em média 45 minutos após a solicitação.	• Transfere o paciente do PS em média 108 minutos após a solicitação.
• Estabelece que o controlador dos leitos (nunca um dos funcionários do PS) é responsável pelo transporte do paciente.	• É possível que um dos funcionários do PS transporte ou inicie o deslocamento dos pacientes.
• Designa alguém que telefone para o controle dos leitos se o paciente não sair do PS dentro de um tempo especificado.	• Presume que alguém vai telefonar para o controle dos leitos se o paciente estiver esperando tempo demais.

A tabela dos "processos mais bem demonstrados" separa os métodos ideais para tratar os pacientes daqueles abaixo do padrão. Os prontos-socorros podem, então, seguir os processos usados com melhor desempenho para aperfeiçoar seus próprios métodos.

Fonte: Reproduzida de Hoffenberg S., Hill M.B., Houry D.: Does sharing process differences reduce patient length of stay in the emergency department? *Ann Emerg Med* 38(5):533-540, 2001, com autorização do American College of Emergency Physicians.

o paciente chega, o enfermeiro da SRA proporciona mais instruções quanto ao cuidado domiciliar e às medicações da farmácia. Se necessário, o enfermeiro da SRA também providencia transporte para o paciente. Depois que ele é enviado para casa, o enfermeiro dá um telefonema de acompanhamento dentro de 24 a 48 horas para garantir que o paciente está cumprindo as instruções do médico. O resultado foi uma redução da permanência do PS de 8 para menos de 4 horas. O número de reconsultas também diminuiu, e a satisfação dos pacientes aumentou.

Outros hospitais designam espaços especificamente para a espera da alta. Essas salas oferecem uma área confortável em que os pacientes podem esperar até que sua família ou seus amigos venham para levá-los para casa.[10]

Facilitação e fila

Os princípios "facilitação" e "fila" adquirem crescente aceitação entre os profissionais da saúde. A teoria da fila é um ramo da matemática amplamente usado na engenharia e na indústria para lidar com situações em que uma capacidade fixa deve ser atingida por uma demanda variável. Quando a demanda dos serviços do PS proveniente do aparecimento aleatório de pacientes não corresponde ao suprimento fixo de seus recursos, tais como equipe, quartos, laboratórios ou disponibilidade de testes diagnósticos, o resultado pode ser o caos.[29]

O fato é que a variabilidade natural é inerente à prestação de serviços de saúde.[29] Há, por exemplo, a variabilidade de fluxo, ou seja, a chegada aleatória de pacientes se apresentando ao pronto-socorro. A variabilidade clínica diz respeito a pacientes com a mesma doença exibindo diferenças importantes em seu grau, à escolha de opções de tratamento e à resposta ao cuidado. A variabilidade profissional refere-se às diferentes competências dos médicos e dos sistemas de prestação de serviços de saúde para tratar de pacientes similares. A variabilidade natural está em grande parte fora do controle dos prestadores de cuidados de saúde.

Outro tipo de variabilidade, conhecida como variabilidade artificial, não é aleatória nem previsível. A variabilidade artificial inclui as preferências do provedor ou do paciente e, a disponibilidade, conveniência ou rotina do médico. O principal exemplo é a variação diária do número de cirurgias eletivas programadas. O número de admissões programadas nos hospitais é mais variável do que o de admissões pelo pronto-socorro, e o impacto dessa variabilidade tem uma correlação mais elevada com a superlotação do PS do que propriamente a demanda.

Funciona da seguinte maneira: embora pacientes não-urgentes possam ser seguramente colocados em uma fila e admitidos seqüencialmente à medida que os leitos da internação se tornam disponíveis, os pacientes do PS não podem. Além disso, estes são imprevisíveis e devem ser colocados imediatamente em leitos equipados. Mas como leitos equipados vazios são onerosos, os hospitais têm tentado eliminá-los, e os pacientes do PS acabam por competindo com os pacientes cirúrgicos pelos mesmos leitos da internação. Pouco a pouco, os pacientes do PS são preteridos em prol dos pacientes de cirurgia eletiva que necessitam de leitos na internação. Cirurgias desigualmente programadas podem causar enormes picos na demanda por leitos, profissionais e outros recursos, obstruindo o PS, o centro cirúrgico (CC) ou ambos e causando superlotação no PS, desvio de ambulâncias e adiamentos cirúrgicos.

Na verdade, a variabilidade diária no número de casos cirúrgicos eletivos no CC tem sido citada como o fator que individualmente mais contribui para o desvio de ambulâncias.[30] Com uma variação diária comum de 50%, é praticamente impossível prever que dias de uma determinada semana vão experimentar um pico ou uma folga na demanda.[29]

Embora a variabilidade natural possa apenas ser manejada, a artificial resultante do processo de programação de cirurgias eletivas pode ser eliminada. Isso pode ser conseguido pela "facilitação" ou regulamentação da programação de cirurgias.[30] A facilitação pode requerer a mudança dos padrões da prática cirúrgica e a limitação de horários e locais disponíveis à cirurgia eletiva. Alguns hospitais esforçam-se para programar mais cirurgias nos fins de semana. Outros examinam o uso e a adequação real do CC por parte de seus cirurgiões e fazem as mudanças necessárias (ver Quadro 4.4). O Luther Midelfort Hospital usa uma abordagem incrível, dando aos enfermeiros a autoridade para fechar a UTI quando ela estiver cheia e fazer os cirurgiões cancelar cirurgias. Em conseqüência, as horas de desvio de ambulâncias foram reduzidas em 10%, as admissões do PS para unidades de internação aumentaram significativamente, e o índice de vagas na enfermagem caiu 9%.

A facilitação ganha progressiva aceitação no atendimento à saúde, evidente pela crescente popularidade de programas que elogiam a metodologia. Não obstante, os hospitais ainda relutam em programar procedimentos eletivos, em especial porque são cautelosos em reduzir a produtividade dos cirurgiões e potencialmente incitá-los a direcionar seus pacientes para outro local.[2]

> **Quadro 4.4**
>
> **Passos em uma análise de variabilidade**
>
> Os hospitais devem estudar os efeitos da variabilidade artificial para determinar seu impacto na superlotação a fim de documentar o problema e proporcionar motivação suficiente para que o processo de facilitação da programação do CC seja iniciado.
>
> Os passos envolvidos em uma análise da variabilidade são:
>
> 1. *Identificar, classificar e medir as variabilidades*. Para o CC, diferentes doenças e gravidades de problemas podem ser classificadas como variabilidade clínica; chegadas eletivas *versus* urgentes e emergenciais podem ser responsáveis pela variabilidade do fluxo; níveis diferentes de especialização entre os provedores podem ser considerados variabilidade profissional.
>
> 2. *Medir cada variabilidade como um desvio do padrão ideal, estável*.
>
> 3. *Eliminar todos os componentes artificiais de cada uma das variabilidades identificadas*. As variabilidades artificiais são, em geral, variabilidades profissionais ou de fluxo causadas por um processo disfuncional dentro do sistema. Elas podem ser facilmente identificadas por uma análise abrangente das operações. Uma variabilidade de fluxo artificial comum e facilmente mensurada, relacionada aos CCs, é a variação no número de procedimentos eletivos desempenhados diariamente.
>
> 4. *Medir e manejar, da melhor maneira, a variabilidade natural remanescente no sistema*. Como as variabilidades naturais são essencialmente aleatórias, muitas metodologias e modelos bem desenvolvidos de pesquisa de operações, como a teoria da fila, podem ser aplicados.
>
> O primeiro passo para lidar com a variabilidade natural é identificar subgrupos homogêneos que podem ser funcionalmente separados e muito bem manejados. A população de pacientes do CC pode ser subdividida em grupos homogêneos de várias maneiras: pelo fluxo, pelo tipo de doença ou pela gravidade da doença. Cada vez que é identificado um desses grupos e desenvolvida uma estratégia para lidar com ele da melhor maneira possível, há uma oportunidade de aumentar a eficiência.
>
> *Fonte*: Litvak E., Long M.C.: Cost and quality under managed care: Irreconcilable differences? *Am J Managed Care* 6(3):305-312, 2000.

Referências

1. Taylor T.B.: Emergency services crisis of 2000 – the Arizona experience. *Acad Emerg Med* 8(11):1107-1108, 2001.
2. Brewster L.R., Felland L.E.: Emergency department diversions: Hospital and community strategies alleviate the crisis. *Issue Brief* No. 78. Mar 2004. http://www.hschange.com/ CONTENT/651/651.pdf (accessed Mar. 8, 2004).
3. Schneider S., et al.: Rochester, New York: A decade of emergency department overcrowding. *Acad Emerg Med* 8(11):1044-1050, 2001.
4. American College of Physicians: Patient Safety Task Force. *Patient safety in the emergency department environment*. 2001.
5. Institute for Healthcare Improvement: Forming the team. http://www.qualityhealthcare.org/IHI/Topics/Flow/PatientFlow/HowToImprove/flowformingtheteam.htm (accessed Mar. 15, 2004).
6. Spaite D.W., et al.: Rapid process redesign in a university-based emergency department: Decreasing waiting time intervals and improving patient satisfaction. *Ann Emerg Med* 39(2):168-177, 2002.
7. Asplin B.R., et al.: A conceptual model of emergency department crowding. *Ann Emerg Med* 42(2):173-180, 2003.
8. *The U.S. Health Care Safety Net and emergency department crowding*. http://www.urgentmatters.org/about/um_safety_net.htm (accessed Jan. 23, 2004).
9. Rozich J.D., Resar R.K.: Using a unit assessment tool to optimize patient flow and staffing in a community hospital. *Jt Comm J Qual Improv* 28(1):31-41, 2002.
10. Kosnik L.K., Espinosa J.A.: Microsystems in Health Care. *Jt Comm J Qual Saf* 29(9):452-459, 2003.
11. Bazzoli G.J., Brewster L.R., Liu G., Kuo S.: Does U.S. hospital capacity need to be expanded? *Health Aff* 22(6):40-54; 2003.
12. Morrissey J.: Triage for the ER. *Mod Healthc* 33(25):65-68, 75, 2003.
13. Reeder T.J., Garrison H.G.: When the safety net is unsafe: Real-time assessment of the overcrowded emergency department. *Acad Emerg Med* 8(11):1070-1074, 2001.
14. Richardson L.D., Hwang U.: Access to care: A review of the emergency medicine literature. *Acad Emerg Med* 8(11):1030-1036, 2001.
15. Washington D.L., et al.: Safely directing patients to appropriate levels of care: Guideline-driven triage in the emergency service. *Ann Emerg Med* 36(1):15-22; 2000.
16. Washington D.L., et al.: Next-day care for emergency department users with nonacute conditions. *Ann Intern Med* 137(9):707-714, 2002.
17. Larson E.B.: Deferred care for patients in the emergency department. *Ann Intern Med* 137(9):764-765; 2002.
18. Wuerz R.C., Milne L.W., Eitel D.R.: Reliability and validity of a new five-level triage instrument. *Acad Emerg Med* 7(3):236-242, 2000.
19. Wuerz R.C., et al.: Implementation and refinement of the emergency severity index. *Acad Emerg Med* 8(2):170-176, 2001.
20. Eitel D.R., et al.: The emergency severity index triage algorithm version 2 is reliable and valid. *Acad Emerg Med* 10(10):1070-1080, 2003.
21. Tanabe P., Gimbel R., Yarnold P.R., Adams J.G.: The emergency severity index (version 3) 5-level triage system scores predict ED resource consumption. *J Emerg Nurs* 30(1):22-29, 2004.
22. *Hospital emergency departments: Crowded conditions vary among hospitals and communities*. U.S. General Accounting Office. No. 03-460. Mar 2003.

23. American College of Emergency Physicians. *Responding to emergency department crowding: A guidebook for chapters*. A report of the Crowding Resources Task Force. Aug 2002. htp://www.acep.org/library/pdf/edCrowdingReport.pdf (accessed Feb. 3, 2004).
24. Fernandes C.M.B., Christenson J.M.: Use of continuous quality improvement to facilitate patient flow through the triage and fast-track areas of an emergency department. *J Emerg Med* 13(6):847-855, 1995.
25. *Under stress: Inside the emergency department*. HealthLeaders Roundtable: Executive Summary. Mar 2003.
26. Kelen G.D., Scheulen J.J., Hill P.M.: Effect of an emergency department managed acute care unit on ED overcrowding and emergency medical services diversion. *Acad Emerg Med* 8(11):1095-1100, 2001.
27. Shea S.S., Senteno J.: Emergency department patient throughput: A continuous quality improvement approach to length of stay. *J Emerg Nurs* 20(5): 355-360, 1994.
28. *Best practices: Discharge resource room helps cut ED bed wait time in half*. http://www.urgentmatters.org/enewsletter/vol1_issue2/discharge_resource.htm (accessed Jan. 23, 2004).
29. Litvak E.: Emergency department diversion: causes and solutions. *Acad Emerg Med* 8(11):1108-1110, 2001.
30. Litvak E., Long M.C.: Cost and quality under managed care: Irreconcilable differences? *Am J Manag Care* 6(3):305-312, 2000.

Estratégias adicionais para gerenciar o fluxo de pacientes e prevenir a superlotação

5

Os hospitais não mais encaram o pronto-socorro (PS) como a única causa da superlotação hospitalar e reconhecem que freqüentemente as soluções estão fora dele. Em conseqüência, mesmo estratégias que lidam com questões operacionais internas ao pronto-socorro são parte de uma abordagem organizacional mais ampla que reconhece a importância do gerenciamento do fluxo de pacientes e da prevenção da superlotação hospitalar.

O uso de *fast track*, hospitalistas, tecnologias médicas e de comunicação, medidas de resultado e manejo da capacidade de leitos são algumas estratégias que podem melhorar a eficiência no pronto-socorro. Elas devem ser coerentes com a filosofia geral do hospital e com os objetivos estratégicos a serem implementados para que as medidas obtenham sucesso.

O *"fast track"*

A abordagem do *fast track* busca reduzir os tempos de espera para os pacientes de PS, oferecendo uma alternativa para os que se apresentam com doenças e lesões menores. Em geral, os *fast tracks* são compostos de técnicos, como os assistentes de médicos e enfermeiros práticos licenciados (EPLs). Supervisionados por um médico emergencista, esses técnicos podem tratar pacientes com lacerações menores, distensões, luxações, membros quebrados, gargantas inflamadas e lesões nos olhos. Alguns centros de *fast track* operam durante as horas de maior movimento do hospital, sobretudo à noite ou nos fins de semana, enquanto outros operam durante um período de oito horas por dia. Segundo uma pesquisa aleatória realizada por telefone, em 250 hospitais norte-americanos, os *fast tracks* operam, em média, 13,4 horas durante a semana e 13,7 horas nos fins de semana.[1] Segundo a pesquisa, aproximadamente 30% dos prontos-socorros têm um *fast track*, e mais de 30% planejam implementar um em breve.

A vantagem do *fast track* é que os pacientes com lesões menores, que em geral esperam mais tempo do que os pacientes com lesões graves, são separados dos casos mais sérios e tratados mais rapidamente. Em conseqüência, os *fast tracks* reduzem os tempos de espera tanto para os pacientes urgentes quanto para os não-urgentes.

Os pacientes atendidos por *fast track* têm tempos de permanência (TPs) mais curtos e são submetidos a menos exames do que os pacientes que são tratados no pronto-socorro da maneira usual.[2,3] Além disso, os pacientes do *fast-track* proporcionam resultados e níveis de satisfação iguais àqueles observados no pronto-socorro.[4]

Hospitalistas

De acordo com a National Association of Inpatient Physicians, hospitalistas são médicos que têm habilidades especiais e interesse no manejo de pacientes hospitalizados.[5] Esse profissional que, por definição, passa mais de 25% do seu tempo de prática em um ambiente hospitalar atua como o médico assistente após aceitar a transferência da responsabilidade do médico de atenção primária pelo paciente. Na alta, o hospitalista devolve o manejo do cuidado.[6]

Um hospitalista é responsável, em colaboração com o emergencista e outros profissionais, por determinar a necessidade de admissão do paciente ou de revisão de seu plano de cuidado para lidar com suas necessidades mais imediatas. Ele também é responsável por manejo e coordenação do cuidado durante a hospitalização e pelo planejamento da transição após a alta. Como o hospitalista está presente o dia todo, ele pode coordenar o cuidado, visitar o paciente duas vezes por dia e reagir prontamente aos dados clínicos. Esse profissional pode proporcionar cuidado a um grande número de pacientes internados, dependendo da complexidade do paciente e dos serviços prestados. Os programas de médicos hospitalistas parecem particularmente eficazes no manejo do cuidado hospitalar do paciente idoso.[6]

Os hospitalistas podem proporcionar apoio clínico em um pronto-socorro, substituindo os médicos em plantão a distância e prestando cuidados ao paciente internado, o que reduz o tempo de permanência para os pacientes. Eles podem ainda aliviar a carga de um pronto-socorro superlotado ao admitir pacientes diretamente, em vez de esperar que sejam enviados pela unidade. Outra vantagem é a redução de admissões inadequadas do pronto-socorro de pacientes que necessitam de observação ou de acomodação, e não de um cuidado hospitalar agudo na internação.[6] Alguns hospitais empregam hospitalistas para atuar em unidades de curta permanência a fim de liberar leitos em todos os setores do hospital.

Tem sido demonstrado que o uso de hospitalistas reduz o TP dos pacientes admitidos pelo pronto-socorro e as readmissões no hospital, diminui as visitas ao PS e o risco de mortalidade, assim como aumenta a disponibilidade de leitos e melhora os resultados para os pacientes.[7-9]

A melhora do cuidado que é proporcionado pelos hospitalistas deve-se à sua experiência geral mais ampla e à sua presença mais constante nas unidades, o que lhes permite monitorar e reavaliar continuamente a condição do paciente.[8,9] Eles também assumem um compromisso significativo com os projetos de melhora contínua da qualidade (MCQ), em grande parte porque sua constante presença lhes permite atuar de forma expressiva em prol de mudanças[6,7,10] (ver Quadro 5.1).

A maior desvantagem de empregar hospitalistas é a "transferência" dos pacientes no momento da admissão e depois na alta. Esse processo pode conduzir a fragmentação do cuidado, erros potenciais e insatisfação do paciente. Os médicos da atenção básica expressam preocupações sobre a falta de controle do manejo do paciente.

Soluções baseadas na tecnologia

As soluções baseadas na tecnologia podem ajudar os hospitais a reduzir a superlotação de várias maneiras. Entre as tecnologias mais úteis estão os sistemas computadorizados de rastreamento do paciente, a melhoria dos sistemas de comunicação e várias tecnologias que automatizam os processos administrativos e de cuidado.

Quadro 5.1

Hospitalistas: uma especialidade em crescimento

Segundo a National Association of Inpatient Physicians, em 2003, 8 mil hospitalistas exercem sua prática nos Estados Unidos.[11] Ou seja, um aumento de 6 mil comparado com 1999. Prevê-se que o número aumente para 25 mil em 2010.

Cerca de 83% dos hospitalistas são treinados em medicina interna geral. Outros 5% são treinados em uma subespecialidade da medicina interna, mais comumente a pulmonar ou de cuidado crítico. Aproximadamente 3% são treinados em medicina de família. Os demais são pediatras e trabalham como hospitalistas nessa área.

Sua popularidade cresce tão rapidamente quanto seus números. Segundo uma pesquisa norte-americana realizada em 2003 com profissionais da atenção à saúde e conduzida pelo MedScape, 81% dos médicos defendem o uso de hospitalistas para o cuidado dos pacientes hospitalizados.[12] Além disso, depois que os médicos experimentam um modelo hospitalista, sua atitude em relação a um programa desse tipo melhora muito.[13]

O pronto-socorro pode ser facilmente favorecido por muitos processos automatizados. Exemplos incluem formulários padronizados e listas de checagem, instruções e prescrições automatizadas de alta, pedidos *on-line* de testes laboratoriais e estudos diagnósticos por imagem, testagem à beira do leito, transferência por método pneumático de drogas e suprimentos, registro computadorizado à beira do leito e uso de máquinas de fax para receber laudos imediatos da radiologia.[14]

Pelo menos um a cada seis hospitais norte-americanos equipou seu pronto-socorro com as mais modernas dessas tecnologias.[15]

Sistemas de rastreamento do paciente

O pronto-socorro apresenta desafios específicos para os sistemas de rastreamento do paciente por ser um ambiente caótico, onde tudo acontece muito depressa. Troca-se de leitos muito rapidamente, e os pacientes podem ser movimentados várias vezes entre a triagem e o tratamento ao longo de uma estada relativamente curta. Os sistemas computadorizados de rastreamento são usados para acompanhar esses movimentos.

Ter um acesso em tempo real ao paradeiro dos pacientes permite aos profissionais do hospital determinar com precisão a ocupação e a capacidade do PS. Alguns sistemas computadorizados atualizam os dados a cada hora para monitorar a entrada e a saída dos pacientes das unidades.[16] Saber quanto tempo os pacientes esperam para ser registrados, avaliados por um médico, examinados, tratados e liberados ou admitidos na internação pode ser útil na redução dos tempos de espera e no planejamento da alocação de recursos, como leitos e preenchimento de vagas.

Existem sistemas de rastreamento ativos e passivos.[17] Os sistemas ativos acompanham a equipe do PS e registram todos os movimentos do paciente pelo lançamento em um sistema computadorizado. Os sistemas passivos acompanham a maior parte dos movimentos e das interações sem uma intervenção ativa da equipe do PS. Códigos de barra com tecnologia infravermelha são comumente usados para localizar os pacientes. Mas a tecnologia mais moderna – identificação por freqüência de rádio (IFR) – é uma evolução em relação ao código de barra.[18] As etiquetas de IFR, que são pequenos circuitos integrados com antenas, são usadas pelos pacientes em tornozeleiras. As etiquetas informam a localização dos pacientes sempre que eles estão na proximidade de um leitor de etiquetas, que são estrategicamente distribuídos pelo pronto-socorro.

Melhora na comunicação

Comunicações aperfeiçoadas pela telemática – a fusão das tecnologias de computadores e telecomunicações sem fio – permitem que os prestadores de serviço do pronto-socorro tenham acesso mais rápido às informações do paciente.

Acesso às informações do paciente

Os prestadores de serviço do pronto-socorro requerem acesso imediato às informações do paciente devido à demanda por diagnóstico e tratamento rápidos e intensivos. Importantes informações históricas freqüentemente não estão disponíveis para o médico do PS, ou pelo menos no momento oportuno. Os pacientes podem se esquecer de detalhes fundamentais de suas histórias médicas, ou podem estar doentes ou feridos demais para proporcionar qualquer informação. O registro médico eletrônico (RME) oferece aos profissionais da emergência um acesso imediato à história médica de um paciente. Grande parte dessa informação, como condições, procedimentos e prescrições médicas anteriores, é fundamental no tratamento de pacientes do PS. Ter acesso a elas também pode eliminar exames diagnósticos desnecessários.

Informações pertinentes do RME, como resumos de prescrições e alta, podem ser compartilhadas com profissionais que oferecem um cuidado de acompanhamento, como agências de cuidado domiciliar ou instituições de enfermagem capacitada.

Está em andamento a criação de um RME voluntário baseado na Internet para a medicina de pronto-socorro.[17] A National Information Infrastructure Health Information Network (NII-HIN) desenvolveu o Essential Medical Data Set (EMDS). Esse conjunto de dados padronizados contém as informações mais relevantes para os médicos durante uma situação de emergência, ou seja, demografia, listas de problemas, medicações, alergias e situações críticas anteriores. Embora o EMDS não seja um RME completo, inclui os elementos de uma história médica mais significativos em uma situação de emergência. Ao mesmo tempo, o National Center for Injury Prevention and Control desenvolveu o Data Elements for Emergency Department Systems (DEEDS), que oferece a descrição de uma situação emergencial isolada. Os dois sistemas usam as mesmas definições de dados para elementos de dados comuns e se destinam a completar um ao outro.

Ferramentas de apoio a decisões clínicas

Sistemas computadorizados inteligentes para prescrição, associados a sistemas de RME sofisticados, podem atuar como ferramentas de apoio a decisões clínicas feitas por profissionais de pronto-socorro. Essas ferramentas encontram os dados e então os extraem e organizam de maneira tal que possam ser analisados considerando conflitos específicos ou erros potenciais.[17] Essa informação é apresentada ao médico de uma maneira clara e organizada que melhora a sua tomada de decisão.

Dessa mesma categoria, os sistemas eletrônicos de formulários padronizados são promissores para vincular a documentação e o cuidado à beira do leito às diretrizes clínicas e de MCQ.[17] Esses sistemas, ainda em seus primórdios, usam um padrão baseado em problemas ou queixas para documentar a história de um paciente, seu exame físico, os resultados de testes, a resposta ao tratamento, a tomada de decisão médica e os arranjos de acomodação. O sistema vincula essas informações às diretrizes clínicas e aos protocolos de MCQ, proporcionando uma sugestão imediata para melhorar a prática clínica, expandir os diagnósticos diferenciais indicando problemas que poderiam ser negligenciados e melhorar documentação e reembolso.

Quando as técnicas de checagem dos sistemas computadorizados inteligentes para prescrição e dos códigos de barra estão vinculados aos sistemas de rastreamento do paciente, elas podem melhorar os resultados, e servir para identificá-los, garantindo que exames laboratoriais, raios X, medicações ou tratamentos adequados sejam prescritos ao paciente.[17]

Tecnologia das comunicações

A tecnologia das comunicações perpassa e auxilia o funcionamento do pronto-socorro. Ela permite que a equipe tenha acesso e transmita informações para grandes redes e possibilita esse acesso a partir de qualquer computador ou assistente digital pessoal. Em alguns hospitais, a equipe usa pequenos dispositivos que enviam sinais para um computador no posto central de enfermagem, programado para exibir suas exatas localizações.

A telemática também possibilita o acesso imediato a vídeos e *links* de dados entre os prontos-socorros e as ambulâncias, permitindo avaliações a distância dos pacientes.

Os rádio-telefones operam em uma freqüência tão baixa que não interferem no equipamento de monitoração do paciente, o que justifica sua crescente aceitação nos prontos-socorros. Alguns médicos emergencistas usam fones sem fio que lhes permitem permanecer com um paciente enquanto atendem um chamado. Esses rádio-telefones de bolso também permitem ao médico ignorar a chamada quando necessário, pois ela é automaticamente transferida para um membro da equipe após quatro toques. O enfermeiro encarregado da triagem e do PS também usa fones e rádios portáteis para facilitar a comunicação sobre a designação de novos pacientes a leitos no PS.[14]

Processos modernizados

Várias tecnologias podem ser usadas para modernizar os processos de atendimento, resultando em um pronto-socorro mais eficiente. De fato, o Washington Hospital Center, em Washington, D.C., relatou um aumento de 20 mil pacientes de PS entre 1995 e 1999, simplesmente devido ao emprego de tecnologias para modernizar os serviços.[15]

Usando computadores sem fio portáteis, os funcionários podem registrar os pacientes à beira do leito e permitir que os pacientes do PS sejam levados imediatamente para os leitos, movendo-os mais rapidamente e com mais privacidade através da unidade. Os computadores de mão permitem à equipe do pronto-socorro inserir e ter acesso a informações à beira do leito.

Muitas tecnologias permitem que o diagnóstico e o tratamento ocorram à beira do leito, contribuindo para sua rapidez. Exames de ultra-sonografia de emergência podem ser assim realizados, e alguns monitores de ultra-som também registram freqüências respiratórias. Analisadores químicos portáteis proporcionam seis diferentes resultados de testes laboratoriais em aproximadamente 90 segundos com apenas algumas gotas de sangue do dedo de um paciente. Escâneres de *laser* acessam automaticamente e registram o tamanho, a forma e a reatividade da pupila à luz. Sensores termográficos que detectam exalação de ar quente calculam a freqüência cardíaca e a temperatura corporal. A monitoração biométrica pode ser realizada usando-se um relógio de pulso que monitora e registra o ritmo e os eventos cardíacos. Amostras do ar ambiente avaliam os componentes exalados. Muitas salas para pacientes do PS são equipadas com estações de monitoração fisiológica, cujos equipamentos medem freqüência cardíaca, pulsação e pressão sangüínea, além do nível de oxigênio no sangue. Redes de comunicações de alta velocidade permitem aos médicos ver em tempo real as imagens digitais de exames de raio X e RM.

Medidas de resultado

Os pacientes que chegam ao pronto-socorro apresentam uma grande variedade de condições, desde lesões leves até traumas sérios, de modo que o espaço, o equipamento e o pessoal requerido para tratá-los variam significativamente. Isso resulta em uma carência de critérios específicos, como proporções entre profissionais e pacientes, para definir a superlotação hospitalar. Na ausência desses critérios, os pesquisadores da atenção à saúde sugerem o uso de indicadores de superlotação.[19] Os mais usados são as horas de desvio de ambulância, o número de pacientes aguardando internação no pronto-socorro e o número de pacientes que vão embora sem atendimento (ver Tab. 5.1).

Medidas do Institute for Healthcare Improvement

Segundo o Modelo de Melhora desenvolvido pelo Institute for Healthcare Improvement (IHI), três tipos de decisões devem ser tomadas para melhorar o fluxo de pacientes: medidas de resultado, de processo e de equilíbrio.[20]

Tabela 5.1
Indicadores de superlotação do pronto-socorro

Indicador*	Definição	Utilidade	Limitações
Desvio	Solicitação dos hospitais para que as ambulâncias sejam desviadas de seus prontos-socorros e transportem para outros serviços médicos os pacientes que, em outra situação, seriam levados para seus prontos-socorros.	Para os hospitais que operam em regime de desvio de ambulâncias, este é um indicador da freqüência com que não se consideram aptos a lidar de forma segura com pacientes adicionais trazidos por ambulâncias.	O número de horas de desvio de ambulâncias é uma medida potencialmente imprecisa da superlotação porque a capacidade de um hospital em operar dessa forma e as circunstâncias nas quais pode fazê-lo variam de local para local, conforme sua política hospitalar particular e as diretrizes ou regras de toda a comunidade.
Espera por leito na internação	A decisão de admitir ou transferir um paciente foi tomada, e o paciente espera durante um período mínimo para deixar o pronto-socorro.	Os pacientes que ficam alojados no PS aguardando leito na internação ocupam espaço e recursos que poderiam ser usados para tratar outros pacientes do pronto-socorro. Este é um indicador de que a capacidade do pronto-socorro de tratar pacientes adicionais trazidos por ambulâncias está reduzida.	A espera dos pacientes por leitos na internação pode indicar uma incapacidade do hospital para deslocá-los do pronto-socorro. No entanto, é possível que um pronto-socorro esteja acomodando vários pacientes nessa situação e ainda tenha espaços de tratamento disponíveis para atender aos que continuam chegando à unidade.
Desistência anterior à avaliação médica	O uso do número de pacientes que vão embora após a triagem, mas antes de uma avaliação médica, para medir a percentagem das visitas ao pronto-socorro.	A razão mais comum para os pacientes deixarem o pronto-socorro antes de serem tratados é o tempo de espera excessivo, o que pode ocorrer quando um pronto-socorro está lotado e incapaz de prestar atendimento em um período de tempo razoável.	Como o pessoal do pronto-socorro faz uma triagem dos pacientes,[†] aqueles com condições não-emergenciais, em geral, esperam mais tempo e podem se cansar de esperar e sair sem receber uma avaliação médica.

*Pedimos aos hospitais para fornecer os dados para seu ano fiscal de 2001.
[†] O processo de selecionar pacientes conforme sua necessidade de tratamento médico imediato.

Fonte: Hospital emergency departments: crowded conditions vary among hospitals and communities. U.S. General Accounting Office. No. 03-460. Mar 2003.

As *medidas de resultado* mostram se as mudanças estão realmente conduzindo à melhora. Exemplos incluem:

- O intervalo de tempo entre a decisão de internar um paciente do pronto-socorro e sua acomodação em um leito da internação.
- O intervalo entre o momento em que o paciente é considerado pronto para ser transferido da unidade de terapia intensiva (UTI) e sua acomodação em um leito da internação.
- O intervalo entre a decisão de transferir um paciente para o cuidado de longa permanência e sua acomodação numa instituição de cuidado de longa permanência.

As *medidas de processo* melhoram o processo central. Exemplos incluem:

- A percentagem de pacientes que são vistos no *fast track* e apresentam condições urgentes que podem ser tratadas com relativa rapidez.

- A percentagem de pacientes com prescrição de alta.
- A percentagem de pacientes em protocolos.
- O número de procedimentos cirúrgicos eletivos realizados a cada dia.

As *medidas de equilíbrio* garantem que as mudanças feitas para melhorar o fluxo de pacientes no processo de internação não afetem adversamente outros indicadores de qualidade, como retornos não-programados à sala de cirurgia ou à UTI, readmissões no hospital e diminuição da satisfação de pacientes e profissionais.

Medidas da Agency for Healthcare Research and Quality

A Agency for Healthcare Research and Quality (AHRQ) desenvolveu medidas de monitoração da capacidade para ajudar no manejo e na prevenção da superlotação hospitalar. As medidas proporcionam advertências sobre a iminência de uma superlotação, informações para o planejamento de longo prazo a respeito do fluxo de pacientes e da capacidade operacional, além de novos dados para a agenda de pesquisa sobre superlotação.[21] As 38 medidas do fluxo de trabalho do PS e do hospital tratam da demanda de pacientes, de sua gravidade e da capacidade e eficiência do PS e do hospital.

As medidas são categorizadas de acordo com a entrada, o processamento e a saída (ver Tabs. 5.2, 5.3 e 5.4). Seis medidas concentram-se na demanda, ou seja, no volume de pacientes que se apresentam ao pronto-socorro para cuidados médicos. Três medidas concentram-se na complexidade do paciente, ou seja, em fatores como urgência e potencial de seriedade da queixa apresentada, estabilidade da condição clínica e estado de base, médico e social, da doença. Seis medidas tratam da capacidade do PS, ou seja, sua competência para prestar cuidado no tempo adequado ao nível de demanda de pacientes, conforme as possibilidades de espaço físico, equipamento, pessoal e sistema organizacional (ver Quadro 5.2). Seis medidas relacionam-se à carga de trabalho do PS, ou seja, à demanda e à complexidade do cuidado do paciente em um dado período. Três medidas tratam da eficiência do PS, ou seja, de sua competência para proporcionar cuidado de emergência de alta qualidade no tempo adequado, ao mesmo tempo em que limita o desperdício de equipamento, suprimentos e esforços. Seis medidas discutem a capacidade do hospital, ou seja, sua competência para proporcionar cuidado de internação aos pacientes do PS que requeiram hospitalização, conforme as possibilidades de espaço físico, equipamento, pessoal e sistema organizacional. Oito medidas tratam da eficiência do hospital, ou seja, sua competência para proporcionar um cuidado de internação de alta qualidade e no tempo adequado, ao mesmo tempo em que limita o desperdício de equipamento, suprimentos e esforços.

Estabelecendo objetivos

Os hospitais devem selecionar medidas que identifiquem potencial para superlotação em sua necessidade específica. Por exemplo, se o objetivo geral do hospital é diminuir o tempo de uso dos leitos, pode monitorar os intervalos de tempo entre a prescrição da alta pelo médico e a saída do paciente do leito, entre esse momento e a limpeza do leito, entre a limpeza e a designação do leito para o próximo paciente e entre a designação e o cumprimento da primeira prescrição. Se o objetivo da organização é reduzir o número de pacientes que saem sem atendimento, ela pode usar medidas para monitorar os pacientes que saem do pronto-socorro sem ser tratados, aqueles que saem após iniciar o tratamento com um médico, mas antes de concluí-lo, e aqueles que saem contra o conselho médico.[22]

Em seguida, o hospital deve estabelecer objetivos específicos para melhorar os passos no processo de fluxo de pacientes.[14] Tendo determinado os principais intervalos de tempo no PS que necessitam de melhorar, um hospital pode usar medidas para monitorar o tempo dos serviços. A instituição pode estabelecer o objetivo geral de melhorar os estratos de tempo para as condições suscetíveis ao atraso e monitorar as medidas correspondentes. Objetivos específicos podem incluir reduzir os tempos porta-agulha para pacientes com infarto agudo do miocárdio, acelerar a administração de antibiótico para pacientes com pneumonia e reduzir o tempo de interpretação de estudos diagnósticos para condições urgentes.

Aumentando a capacidade de leitos

Alguns hospitais buscam reduzir a superlotação aumentando a capacidade de leitos. Essa possibilidade varia desde adicionar macas nos corredores para acomodar mais pacientes do PS até construir novos e maiores prontos-

Tabela 5.2

Medidas de entrada

Medidas de entrada	Conceito	Definições operacionais
1. Volume de pacientes no PS, padronizado por horas de leito	Demanda de pacientes	Número de novos pacientes registrados dentro de um período definido (hora, turno, dia) somado ao número de horas de leito no PS dentro desse período.
2. Volume de pacientes no PS, padronizado pela média anual	Demanda de pacientes	Número de novos pacientes registrados dentro de um período definido dividido pelo número médio anual de novos pacientes registrados no mesmo período.
3. Volume de pacientes de ambulância no PS, padronizado por horas de leito	Demanda de pacientes	Número de novos pacientes de ambulância registrados em um período definido dividido pelo número de leitos do PS no mesmo período.
4. Volume de pacientes de ambulância no PS, padronizado pela média anual	Demanda de pacientes	Número de novos pacientes de ambulância dentro de um período definido dividido pela média anual de novos pacientes de ambulância registrados no mesmo período.
5. Fonte de pacientes	Demanda de pacientes	Tempo, modo de chegada, razão, fonte de encaminhamento e cuidado usual para cada paciente registrado em um PS em um período de tempo definido (hora/turno/dia).
6. Percentagem de consultas abertas	Demanda de pacientes	Percentagem de consultas abertas no início de um dia nas clínicas de atendimento ambulatorial que servem à população de pacientes do PS.
7. Percentagem de pacientes que saem sem concluir o tratamento*	Capacidade do PS	Número de pacientes registrados que saem do PS sem concluir o tratamento somado ao número total de pacientes que se registram no mesmo período.
8. Saída sem tratamento completo da gravidade	Capacidade do PS	Gravidade média dos pacientes que saem do PS sem tratamento completo dentro de um período de tempo definido (turno/dia/semana).
9. Episódios de desvio de ambulâncias	Capacidade do PS	Número e duração de todos os episódios de desvio nos PSs dentro do sistema de serviço médico de emergência (SME) em um período de tempo definido (turno/dia/semana).
10. Solicitações de desvio de ambulância negadas e aberturas forçadas	Capacidade do PS	Número das solicitações de desvio negadas ou das aberturas forçadas em um período de tempo definido (semana/mês/ano).
11. Descrição do paciente de ambulância desviada	Eficiência do PS	Principais queixas e destino final dos pacientes do SME desviados em um período de tempo definido (semana/mês/ano).
12. Tempo médio de espera do SME	Complexidade do paciente	Tempo total passado no hospital por ambulâncias que deixam pacientes no PS durante um período de tempo definido (turno/dia/mês) dividido pelo número dessas entregas no mesmo período.
13. Complexidade do paciente avaliado na triagem	Complexidade do paciente	Nível médio de complexidade avaliado na triagem (usando o critério local) para todos os pacientes analisados em um período de tempo definido (turno/dia/ semana/mês).
14. Complexidade do paciente como percentagem dos pacientes de ambulância	Complexidade do paciente	Percentagem de pacientes registrados em um PS em um período de tempo definido (turno/dia/semana/ mês) trazidos por ambulâncias.
15. Complexidade do paciente conforme avaliada na codificação	Complexidade do paciente	Nível médio de complexidade codificado no fim da visita para todos os pacientes atendidos em um período de tempo definido (turno/dia/semana/mês).

* "Sair sem concluir o tratamento" inclui os pacientes que saíram sem ser atendidos, antes de ter o atendimento concluído ou contra o conselho do médico.

As medidas de entrada da AHRQ foram planejadas para proporcionar advertência prévia quanto à superlotação. Elas tratam da demanda de pacientes, de sua complexidade e da capacidade e eficiência do PS.

Fonte: Reproduzida de Solberg L.I., Asplin B.R., Weinick R.M., Magid D.J.: Emergency department crowding: Consensus development of potential measures. *Ann Emerg Med* 42(6):824-834, 2003, com autorização do American College of Emergency Physicians.

socorros. Enquanto esperava a conclusão de um pronto-socorro maior, um hospital de Nova York criou um espaço provisório planejado na área de tratamento do PS para pacientes da internação usando monitores cardíacos móveis nos corredores.[23]

Alguns hospitais estão adicionando leitos ao pronto-socorro. Outros, aumentando o número de leitos de observação, de cuidado pós-agudo, de UTI e mesmo o número de leitos dos andares de clínica médica e cirúrgica a fim de melhorar a saída do pronto-socorro.[16]

Tabela 5.3
Medidas de processamento

Medidas de processamento	Conceito	Definições operacionais
1. Tempo de processamento do PS	Eficiência do PS	Tempo médio entre a entrada e a saída do paciente (separadamente para pacientes admitidos e pacientes liberados) dentro de um período de tempo definido (dia/semana/mês).
2. Tempo de colocação no leito do PS	Eficiência do PS	Intervalo médio entre a entrada do paciente e sua colocação em uma área de tratamento dentro de um período de tempo definido (turno/dia/semana/mês).
3. Tempo de uso dos leitos no PS	Eficiência do PS	Tempo médio entre a prescrição de um médico e o relatório do resultado (separadamente para cada área de serviço) dentro de um período de tempo definido (turno/dia/semana/mês).
4. Carga de trabalho resumida, padronizada por horas de leito no PS	Carga de trabalho do PS	Sumário de (pacientes tratados x gravidade) em um período de tempo definido (turno/dia/semana) somado ao número de horas no leito do PS dentro do mesmo período.
5. Carga de trabalho resumida, padronizada por horas de enfermeiros na equipe	Carga de trabalho do PS	Sumário de (pacientes tratados x gravidade) em um período de tempo definido (turno/dia/semana) dividido pelo total de horas de enfermeiros na equipe do PS dentro do mesmo período.
6. Carga de trabalho resumida, padronizada por horas de médico na equipe	Carga de trabalho do PS	Sumário de (pacientes tratados x gravidade) em um período de tempo definido (turno/dia/semana) dividido pelo total de horas do médico na equipe do PS dentro do mesmo período.
7. Índice de ocupação do PS	Carga de trabalho do PS	Número total de pacientes registrados no PS em um tempo definido dividido pelo número de áreas de tratamento equipadas nesse tempo.
8. Ocupação do PS	Carga de trabalho do PS	Número total de pacientes presentes no PS em um tempo definido dividido pelo número de áreas de tratamento equipadas nesse tempo.
9. Acomodação do paciente em proporção aos médicos na equipe	Carga de trabalho do PS	Número de pacientes admitidos ou com alta por médico da equipe durante um período de tempo definido (turno/dia/semana).

As medidas de processamento da AHRQ foram planejadas para proporcionar advertência prévia quanto à superlotação. Elas tratam da eficiência e da carga de trabalho do PS.

Fonte: Reproduzida de Solberg L.I., Asplin B.R., Weinick R.M., Magid D.J.: Emergency department crowding: Consensus development of potential measures. *Ann Emerg Med* 42(6):824-834, 2003, com autorização do American College of Emergency Physicians.

Alguns hospitais convertem todo o espaço disponível no PS em áreas de cuidado do paciente.[23] Ao fazê-lo, as organizações podem realocar os escritórios administrativos e designar os corredores como áreas de espera para os pacientes. Outros reivindicam os espaços de capacidade sua internação, que agora alojam salas de enfermagem ou escritórios administrativos.[16] Outros ainda reabrem leitos que foram anteriormente fechados devido à ocupação inadequada. Em Boston, o Massachusetts General Hospital e o Brigham and Women's Hospital reabriram cerca de 300 leitos, incluindo a maioria daqueles fechados na década de 1990 devido a reduções de custos.[24]

Alguns hospitais aumentam seu número de leitos de PS adquirindo unidades de telemetria cardíaca adaptáveis que podem ser usadas pelos pacientes em leitos clínicos ou cirúrgicos.[23]

A unidade de recuperação pós-operatória, a área de controle de cateterização ou espaços clínicos podem ser usados para alojar ou monitorar o fluxo noturno "excessivo" de pacientes, em momentos em que as unidades estão essencialmente vazias ou a clínica está fechada. Por exemplo, o Miami Children's Hospital assumiu uma clínica ambulatorial a partir das 18h durante a semana e nos fins de semana.[25] Com 14 leitos permanentes e quatro

Tabela 5.4
Medidas de saída

Medidas de saída	Conceito	Definições operacionais
1. Tempo de espera no PS por leito na internação	Eficiência do hospital	Intervalo de tempo entre solicitação de leito na internação e saída física dos pacientes do PS, contabilizando o todo e por tipo de leito, dentro de um período de tempo definido (turno/dia/semana).*
2. Componentes do tempo de espera no PS por leito na internação	Eficiência do hospital	Intervalo de tempo entre solicitação de leito na internação e saída dos pacientes do PS por tipo de componente (designação do leito, limpeza do leito, chegada da transferência) dentro de um período de tempo definido.
3. Carga do tempo de espera no PS por leito na internação	Eficiência do hospital	Número médio de pacientes esperando por um leito na internação dentro de um período de tempo definido dividido pelo número de áreas de tratamento equipadas no PS.
4. Fonte de admissão do hospital, padronizada e ajustada	Eficiência do hospital	Número de solicitações para admissão dentro de um período de tempo definido (turno/dia), em geral e por fonte de admissão, dividido pela média de solicitações anuais para admissão, feitas durante esse período e por essa fonte, e ajustadas para o dia da semana e a estação do ano.†
5. Índice de transferência de admissão do PS	Eficiência do hospital	Número de pacientes transferidos do PS para outra instituição que normalmente seriam admitidos, dividido pelo número de admissões no PS, considerando um mesmo período definido.
6. Potencial de alta do hospital	Eficiência do hospital	Número de pacientes internados prontos para alta em um período de tempo definido dividido pelo número de pacientes internados no hospital nesse período.
7. Intervalo do processo de alta do hospital	Eficiência do hospital	Intervalo médio entre a prescrição de alta e a saída do paciente de uma unidade em um período definido (turno/dia/semana/mês).
8. Tempo de ciclo da internação	Eficiência do hospital	Quantidade média de tempo requerida para liberar um paciente da internação e admitir um novo paciente para o mesmo leito.
9. Censo do hospital	Capacidade do hospital	Número médio de leitos de internação disponíveis, por tipo de leito, em um tempo definido, dividido pelo número de leitos de internação equipados por tipo de leito.
10. Índice de ocupação do hospital	Capacidade do hospital	Número de leitos de internação ocupados em geral e por tipo de leito dividido pelo número de leitos de internação equipados em geral e por tipo.
11. Previsão da situação de suprimento/demanda do hospital	Capacidade do hospital	Previsão das admissões e altas esperadas no hospital relatadas diariamente às 6h e comparadas com o censo hospitalar.
12. Censo da unidade de observação	Capacidade do hospital	Número médio de leitos de observação disponíveis no PS em um tempo definido dividido pelo número de leitos de observação equipados no PS.
13. Proporção do volume do PS/capacidade do hospital	Capacidade do hospital	Número de novos pacientes do PS dentro de um período de tempo definido (turno/dia) dividido pelo número de leitos hospitalares disponíveis no início do período de análise, em geral e por tipo de leito.
14. Gastos com enfermeiros de agências terceirizadas	Capacidade do hospital	Gastos registrados com enfermeiros de agências de enfermagem (PS/geral) dentro de um período de tempo definido dividido pelo total de gastos com a enfermagem (PS/geral) no mesmo período.

* Tipo de leito = UTI/telemetria/psiquiatria/unidades.
† Fonte da admissão = PS/centro cirúrgico/laboratório de cateterização/internação/outras.

As medidas de saída da AHRQ foram planejadas para proporcionar advertência prévia quanto à superlotação. Elas tratam da eficiência e da capacidade do hospital.

Fonte: Reproduzida de Solberg L.I., Asplin B.R., Weinick R.M., Magid D.J.: Emergency department crowding: Consensus development of potential measures. *Ann Emerg Med* 42(6):824-834, 2003, com autorização do American College of Emergency Physicians.

> **Quadro 5.2**
>
> **Projetando a capacidade do pronto-socorro**
>
> Antes de expandir a capacidade da internação ou do próprio pronto-socorro, projete as necessidades de capacidade do PS para os próximos 10 anos. Para isso, examine as consultas feitas até o presente e revise o livro de registros da emergência para determinar o número e a percentagem dos seguintes elementos:
>
> - Pacientes em situação de emergência
> - Pacientes urgentes
> - Pacientes não-urgentes
> - Pacientes psiquiátricos
> - Pacientes em situação de emergência, urgentes, não-urgentes e psiquiátricos durante o pico de funcionamento
> - Pacientes pediátricos e geriátricos
>
> Em seguida, examine a gravidade por turno considerando a percentagem de pacientes emergenciais, urgentes, não-urgentes e psiquiátricos. Observe o processamento para esses pacientes da seguinte maneira:
>
> - Determine o turno de pico do pronto-socorro. Analise o fluxo de pacientes para identificar entraves. Eles podem estar relacionados a capacidade da internação, questões de processamento, carência de uma unidade de observação, práticas de operação ineficientes, entre outras razões.
> - Determine as áreas do serviço de emergência e a utilização ajustada com base em projeções da população para a área de serviço.
> - Determine a percentagem de pacientes que vêm de áreas primárias, secundárias e de outros serviços, tendo como base a avaliação dos dados de origem do paciente.
> - Planeje as consultas da emergência.
> - Determine o mercado total das consultas da emergência.
> - Estabeleça a parcela de mercado da emergência da instituição comparando a utilização real e o mercado total.
> - Projete as consultas da emergência para a área total de serviço, tendo como base de população, tendências demográficas, de utilização, entre outras.
> - Projete a área de serviços.
> - Recomende tempos de atendimento apropriados com base na política do hospital; na atividade médica; na proporção usual entre pacientes de emergência, urgência e não-urgência e no espaço e posições recomendados.
>
> Depois, planeje o posicionamento necessário conforme o tipo:
>
> - Emergência – trauma e problemas cardíacos
> - Urgência
> - Não-urgência ou *fast track*, se adequado
> - Psiquiatria
> - Controle e observação
>
> *Fonte*: McLendon M.H.: What causes long waits, diversions and overcrowding hospital EDs? *Health Care Strategic Management* 12-14, The Business Word Inc. May 2001.

leitos em tempo parcial, ela foi promovida a um "centro de cuidado rápido" para pacientes não-urgentes. Como o fluxo de pacientes melhorou, os tempos de espera no pronto-socorro diminuíram, e o volume aumentou. O hospital conseguiu um espaço adicional para o cuidado não-urgente em uma área em que as crianças eram sedadas antes de passar por um procedimento de RM e depois se recuperavam.

Às vezes, os hospitais têm de procurar pela cidade para encontrar leitos disponíveis. Um grande sistema hospitalar de Boston deslocou os pacientes de seus hospitais superlotados no centro da cidade para hospitais municipais com espaço disponível.[7]

Unidades temporárias de "cuidado alternativo" podem ser montadas até em barracas ao ar livre, vans ou locais como salas de aula itinerantes, com oxigênio e equipamento de monitoração para períodos de alta ocupação na internação.[14] Durante a temporada de pico de demanda, o Good Samaritan Regional Medical Center, em Phoenix, montou uma estrutura para pacientes não-urgentes no estacionamento do PS.

Acrescentando novas unidades

Quando aumentar a capacidade de leitos é insuficiente, os hospitais montam unidades inteiras na tentativa de diminuir a superlotação. Dependendo de suas necessidades individuais, os hospitais montam unidades de admissão e observação, vários locais de curta permanência e unidades de alta. Um hospital na área de Chicago construiu um centro de admissão e alta equipado para monitorar e proporcionar cuidado básico enquanto os pacientes aguardam admissão na internação e alta para cuidado pós-agudo. Um hospital de Miami adicionou uma unidade de cuidado temporário de 40 leitos apenas para acomodar os pacientes que estão no pronto-socorro aguardando leitos na internação.[19]

Unidades de admissão

As unidades de admissão servem estritamente para que os pacientes aguardem leitos na internação ou para que sejam iniciados o planejamento do cuidado e o tratamento.[16]

Uma unidade de admissão rápida pode acomodar pacientes que se apresentam ao pronto-socorro, mas que serão admitidos diretamente ao hospital. Pacientes que foram atendidos no pronto-socorro podem ser transferidos para essa unidade a fim de facilitar sua avaliação para admissão e suas prescrições iniciais.[14]

Os pacientes que se apresentam ao pronto-socorro no Medical Center of Central Georgia primeiro vão para a Unidade de Admissão Expressa, onde os enfermeiros os atendem imediatamente após sua admissão. Se o paciente não satisfaz os critérios da unidade, um enfermeiro inicia o processo de admissão como de costume.[26]

Unidades de curta permanência

As unidades de curta permanência para pacientes menos gravemente doentes ou feridos podem proporcionar um espaço para monitorar pacientes doentes demais para ter alta, mas que não satisfizeram os critérios formais de admissão por ocasião de suas avaliações iniciais no PS.[14] As unidades de observação e diagnóstico clínico são locais ideais para observar pacientes com várias condições, como asma, síncope, fibrilação atrial, dor abdominal, ataques isquêmicos transitórios e *overdoses* de drogas não-críticas.

Montar novas unidades para o cuidado pós-operatório ou transitório pode aliviar a pressão sobre a UTI, que talvez não aceite pacientes do PS por ocasião de uma lotação.[7]

Um hospital de Baltimore desenvolveu uma unidade de cuidado agudo emergencial localizada na internação para pacientes do PS que provavelmente requereriam avaliação ou manejo durante mais de quatro horas. A unidade funciona para:

- protocolos de observação (por exemplo, avaliação de síndrome coronariana aguda ou asma);
- planejamentos diagnósticos extensivos ou consultas múltiplas;
- trâmites da admissão do pronto-socorro;
- encaminhamentos diretos de fontes externas para diagnóstico ou manejo;
- acompanhamento e outros procedimentos (por exemplo, infusões de antibióticos intravenosos);
- admissões na internação para a unidade de cuidado agudo quando não existem serviços de internação alternativos;
- pacientes de protocolos de pesquisa do PS.

A unidade com 14 leitos monitorados tinha três quartos de procedimentos adicionais atendidos pelo pessoal do PS, uma sala de espera, um posto de enfermagem e uma sala de reunião. As horas mensais de desvio de ambulância diminuíram em 40%, ao passo que os hospitais próximos experimentaram um aumento de 44% durante o mesmo período.[27]

Centros de alta

Do mesmo modo que as unidades de admissão, os centros de alta podem ser tanto uma área designada onde os pacientes com alta podem esperar confortavelmente por alguém para levá-los para casa até um lugar onde se desenrola todo o processo da alta.

Uma suíte de alta é uma solução possível para transferir os pacientes com alta de um leito da internação para uma área de espera.[14] Na outra extremidade do espectro está uma Sala de Recursos de Alta (SRA), como a do Regional Medical Center, em Memphis. Atendida por um enfermeiro e por um técnico de enfermagem, a área com oito leitos é totalmente integrada no processo da alta. Enquanto o paciente está sendo transportado para a SRA, após o médico ter prescrito a alta, a equipe cuida das prescrições com a farmácia do ambulatório. Quando o paciente chega, o enfermeiro da SRA revê com ele as medidas de educação, as instruções para o cuidado domiciliar e as medicações da farmácia. Se necessário, esse enfermeiro também providencia transporte para o paciente. Após a alta, o enfermeiro dá um telefonema de acompanhamento dentro de 24 a 48 horas para se assegurar de que o paciente está cumprindo as instruções do médico. Além de aumentar a satisfação do paciente e reduzir o número reconsultas não-emergenciais ao PS, o uso da SRA cortou pela metade o tempo de permanência do PS – de oito para quatro horas.[28]

Aumentando a cobertura da equipe

Os hospitais estão aumentando a cobertura de médicos e enfermeiros em uma tentativa de reduzir a superlotação. Alguns contratam mais profissionais, como o Massachusetts General Hospital, que acrescentou 22 cargos na enfermagem e duas vagas de médico atendente para aumentar a capacidade do PS em 2001.[24] Outras organizações aumentam a cobertura de médicos durante os períodos de pico, ou contratam médicos emergencistas para cobrir os momentos mais movimentados do dia, podendo ainda "emprestá-los" de outros hospitais do sistema. Alguns hospitais começaram a remunerar determinados especialistas para cobertura de plantão a distância e, em alguns casos, compensam os médicos por serviços prestados a pacientes não-segurados do PS.[7]

Os hospitais têm identificado muitas maneiras criativas de aumentar a cobertura da enfermagem sem efetivamente contratar pessoal adicional. Muitos têm replanejado os cargos para eliminar tarefas que não são próprias da enfermagem. Por exemplo, um hospital adicionou uma equipe constituída de técnicos em admissão e cuidado do paciente para trabalhar 12 horas por dia, com as funções de transportar os pacientes para os andares superiores, registrar seus dados no computador da unidade e realizar as tarefas rotineiras de admissão do paciente, liberando assim os enfermeiros para realizar suas tarefas.[29] Além disso, as organizações cada vez mais usam pessoal de apoio, incluindo voluntários, para cuidar de tarefas mais administrativas. Enquanto os enfermeiros continuam a cuidar dos pacientes agudos, os auxiliares de enfermagem ajudam no cuidado dos pacientes.[7,14]

Às vezes, a redução da proporção entre enfermeiros e pacientes pode realmente aumentar a eficiência. Um hospital que diminuiu essa proporção no pronto-socorro e nos quartos de unidade fechada reduziu à metade o processamento dos pacientes.[30] Quando outro hospital mudou os padrões de preenchimento de vagas reduzindo essas proporções e reorganizando zonas de pacientes para acomodar tipos similares deles, o resultado foi um aumento na disponibilidade da enfermagem. Como resultado dessas e de outras mudanças, o intervalo de processamento para os pacientes de cuidado urgente foi reduzido em 47%.[29]

Contratando mais profissionais

Às vezes, aumentar a cobertura não é suficiente: os hospitais têm de contratar mais pessoal. Em vez de contratar médicos e enfermeiros emergencistas, um número crescente de hospitais está optando por contratar profissionais de nível médio, como assistentes de médicos*, para realizar tarefas que eram anteriormente cumpridas por médicos e pelo pessoal da casa.[1] Um profissional de nível médio é definido como qualquer indivíduo que não é médico, que é responsável e trabalha em conjunto com um médico atendente para prestar um cuidado direto ao paciente.[31] Os assistentes de médicos podem tratar os pacientes com emergências menores e também realizar alguns procedimentos no pronto-socorro, como instalação de cateteres venosos, inserção de drenos e punções lombares.[1] Além de prestar cuidado supervisionado pelo médico, os assistentes podem ajudar na triagem quando os recursos de enfermagem estão sobrecarregados.[12,23]

Os hospitais também contratam auxiliares de enfermagem, que atuam como auxiliares técnicos para enfermeiros experientes, em parte pela escassez de enfermeiros e em parte pelas restrições de custos.[32] Esses técnicos geralmente realizam tarefas técnicas previamente designadas ao enfermeiro, como dar banho, mobilizar e alimentar os pacientes. Em alguns Estados norte-americanos, eles podem ser autorizados a monitorar e registrar sinais vitais, tirar sangue e realizar instalação de cateteres.[33]

Outros profissionais que os hospitais têm contratado para aliviar parte das responsabilidades do cuidado não-assistencial, anteriormente realizado pelos enfermeiros, incluem paramédicos treinados e técnicos de emergência, transportadores de pacientes e pessoal administrativo.[16] Até mesmo enfermeiros aposentados têm sido contratados para cuidar da documentação e realizar outras tarefas administrativas. O Miami Children's Hospital contratou paramédicos em seus dias de folga e EPLs para liberar os enfermeiros.[25] Eles tomam os sinais vitais, inserem linhas intravenosas e aplicam talas. Os EPLs têm o benefício adicional de poderem distribuir medicações.

Segundo um estudo recente conduzido pelo Center for Studying Health System Change, que visitou 12 comunidades representativas nos Estados Unidos em 2002-2003, os hospitais também têm redobrado seus esforços para preencher as vagas de enfermagem recorrendo ao recrutamento internacional e a agências e enfermeiros itinerantes relativamente caros.[7] Eles também melhoraram o recrutamento e a retenção de enfermeiros oferecendo incentivos financeiros e horários de trabalho mais flexíveis.

---

* N. de R.T.: A legislação brasileira não prevê este tipo de profissional (assistente de médico), sendo aqueles atos exclusivos do médico.

Referências

1. Ellis G.L., Brandt T.E.: Use of physician extenders and fast tracks in United States emergency departments. *Am J Emerg Med* 15(3):229-232, 1997.
2. Simon H.K., et al.: "Fast tracking" patients in an urban pediatric emergency department. *Am J Emerg Med* 14(3):242-244, 1996.

3. Hampers L.C., et al.: Fast track and the pediatric emergency department: Resource utilization and patients outcomes. *Acad Emerg Med* 6(11):1153-1159, 1999.
4. Kilic Y.A., Agalar F.A., Kunt M., Cakmakci M.: Prospective, double-blind, comparative fast-tracking trial in an academic emergency department during a period of limited resources. *Eur J Emerg Med* 5(4):403-406, 1998.
5. Society of Hospital Medicine: *What is a hospitalist?* http://www.naiponline.org/presentation/apps/indlist/intro.asp?flag=6 (accessed Mar. 8, 2004).
6. Apollo Managed Care: *Hospitalists.* http://www.apollomanagedcare.com/'Hospitalists'%20-%20Index.htm (accessed Feb. 3, 2004).
7. Brewster L.R., Felland L.E.: Emergency department diversions: Hospital and community strategies alleviate the crisis. *Issue Brief* No. 78. Mar 2004. http://www.hschange.com/CONTENT/651/651.pdf (accessed Mar. 8, 2004).
8. Meltzer D., et al.: Effects of physician experience on costs and outcomes on an academic general medicine service: Results of a trial of hospitalists. *Ann Intern Med* 137(11):866-874, 2002.
9. Tenner P.A., Dibrell H., Taylor R.P.: Improved survival with hospitalists in a pediatric intensive care unit. *Crit Care Med* 31(3):847-852, Mar 2003.
10. Thrall T.H.: Hospitalists: A specialty coming into its own. *Hosp Health Netw* 77(11):66-70, 2003.
11. Society of Hospital Medicine: *Growth of Hospital Medicine Nationwide.* http://www.naiponline.org/presentation/apps/indlist/intro.asp?flag=18 (accessed Mar. 8, 2004).
12. Society of Hospital Medicine: *81% of physicians favor use of hospitalists.* Press release.
13. Auerbach A.D., Aronson M.D., David R.B., Phillips R.S.: How physicians perceive hospitalist services after implementation: Anticipation versus reality. *Arch Intern Med* 163(19):2330-2336, 2003.
14. American College of Emergency Physicians: *Responding to emergency department crowding: A guidebook for chapters.* A report of the crowding resources task force. Aug 2002. http://www.acep.org/library/pdf/edCrowdingReport.pdf (accessed Feb. 3, 2004).
15. American College of Emergency Physicians: *Emergency department technology.* http://www.acep.org/1,2894,0.html (accessed Jan. 26, 2004).
16. Bazzoli G.J., Brewster L.R., Liu G., Kuo S.: Does U.S. hospital capacity need to be expanded? *Health Aff* 22(6):40-54, 2003.
17. American College of Physicians. Patient Safety Task Force. *Patient safety in the emergency department environment.* 2001.
18. *Innovations: Achieving better patient care with supply management technology.* http://www.urgentmatters.org/enewsletter/vol1_issue1/demonstrating_emerging_technology.asp (accessed Jan. 23, 2004).
19. *Hospital emergency departments: Crowded conditions vary among hospitals and communities.* U.S. General Accounting Office. No. 03-460. Mar 2003.
20. Institute for Healthcare Improvement: *Measures: Patient Flow.* http://www.qualityhealthcare.org/QHC/Topics/Flow/PatientFlow/Measures.htm (accessed Mar. 9, 2004).
21. Solberg L.I., Asplin B.R., Weinick R.M., Magid D.J.: Emergency department crowding: Consensus development of potential measures. *Ann Emerg Med* 42(6):824-834, 2003.
22. Asplin B.R., et al.: A conceptual model of emergency department crowding. *Ann Emerg Med* 42(2):173-180, 2003.
23. Schneider S., et al.: Rochester, New York: A decade of emergency department overcrowding. *Acad Emerg Med* 8(11):1044-1050, 2001.
24. Brewster L.R., Rudell L.S., Lesser C.S.: Emergency room diversions: A symptom of hospitals under stress. *Issue Brief* 38:1-4, May 2001.
25. Morrissey J.: Triage for the ER. *Mod Health* 33(25):65-68, 75, 2003.
26. Under stress: Inside the emergency department. *HealthLeaders Roundtable: Executive Summary.* Mar 2003.
27. Kelen G.D., Scheulen J.J., Hill P.M.: Effect of an emergency department managed acute care unit on ED overcrowding and emergency medical services diversion. *Acad Emerg Med* 8(11):1095-1100, 2001.
28. *Best practices: Discharge resource room helps cut ED bed wait time in half.* http://www.urgentmatters.org/enewsletter/vol1_issue2/discharge_resource.htm (accessed Jan. 23, 2004).
29. Spaite D.W., et al.: Rapid process redesign in a university-based emergency department: Decreasing waiting time intervals and improving patient satisfaction. *Ann Emerg Med* 39(2): 168-177, 2002.
30. Improving patient flow at Bon Secours Venice Hospital. http://www.qualityhealthcare.org/IHI/Topics/Flow/PatientFlow/ImprovementStories/MemberReportImprovingFlowofPatients.htm (accessed Jan. 19, 2004).
31. DeNicola L., et al.: Use of pediatric physician extenders in pediatric and neonatal intensive care units. *Crit Care Med* 22(11):1856-1864, 1994.
32. Manthey M.: Practice partnerships: The newest concept in care delivery. *J Nurs Admin* (20):33-34, 1989.
33. Williams M.L., Donaldson C., Watts J.: Developing an orientation program for assistive personnel in the ICU. *Dimens Crit Care Nurs* 16(5):266-273, 1997.

A colaboração comunitária como uma solução 6

Embora muitas estratégias para lidar com o fluxo de pacientes e prevenir a superlotação mencionadas neste livro se concentrem nas unidades específicas e em toda a organização, há ainda um quadro maior: o que pode ser feito nos âmbitos comunitário, regional e até mesmo estadual para lidar com a questão. Este capítulo discute a colaboração que deve ocorrer no âmbito da comunidade, começando com o desenvolvimento de políticas de desvio de ambulâncias.

A colaboração com a comunidade é uma maneira ideal de assegurar que todos os pacientes que busquem tratamento no pronto-socorro recebam cuidado seguro, apropriado e em tempo breve. Essa colaboração requer comunicação com postos locais de serviço médico de emergência (SME), hospitais, instituições de enfermagem capacitada e clínicas. Os hospitais têm que unir forças com associações hospitalares, mídia e postos de saúde pública das proximidades, incluindo departamentos de polícia e corpo de bombeiros. A colaboração pode se estender ao âmbito regional ou estadual.

O objetivo dessa colaboração é melhorar a comunicação entre os hospitais e os provedores de SME quando o PS estiver no limite de sua capacidade ou, melhor ainda, quando estiver se aproximando dele. A comunicação é melhorada da seguinte forma:

- Permitindo que os hospitais solicitem iniciar operação em regime de desvio de ambulâncias;
- Conscientizando hospitais da situação de desvio de ambulâncias de outras instituições;
- Informando os expedidores e motoristas de ambulâncias sobre os hospitais que estão operando em regime de desvio;

Os hospitais cada vez mais trabalham com os postos de SME, as associações de assistência à saúde e os postos públicos para desenvolver políticas de desvio de ambulâncias em toda a comunidade. Alguns hospitais têm inclusive colaborado entre si, por encorajamento das associações hospitalares locais. Por exemplo, no norte de Nova Jersey e em Syracuse, os hospitais informam proativamente uns aos outros das restrições de capacidade e efetivamente dividem as cargas de pacientes de PS para evitar desvios simultâneos de ambulâncias.[2]

Além disso, os hospitais, os provedores de SME, as associações de assistência à saúde e os postos públicos estão implementando sistemas computadorizados de rastreamento do desvio de ambulâncias para ajudar a dirigir o fluxo de ambulâncias e manter os profissionais do hospital e os provedores de SME informados sobre as instituições que estão operando nesse regime.[1] Os sistemas de desvio proporcionam uma estrutura para sistematicamente expandir o volume de ambulâncias durante os momentos de pico na demanda, redirecionando-as para hospitais supostamente menos lotados. Como parte dos esforços comunitários, algumas agências de SME produzem relatórios sobre o número de horas que cada hospital opera por mês em regime de desvio. Os relatórios são usados por provedores de SME, associações hospitalares e agências governamentais para revisão das políticas e monitoração das horas em que os hospitais operam nesse regime.

Políticas de desvio de ambulâncias

Ter uma política hospitalar formal sobre o desvio de ambulâncias minimiza a incerteza, a ansiedade e o conflito entre profissionais no momento de decidir operar nesse regime, proporciona aos responsáveis pelas decisões os critérios para garantir que a medida é apropriada e justificada, oferece aos hospitais um guia para as ações adequadas a serem tomadas e permite aos administradores hospitalares demonstrar seu planejamento para dar crédito às organizações, aos conselhos locais, regionais e estaduais de SME e às secretarias de saúde municipais e estaduais.[3]

As políticas de desvio de ambulâncias devem ser baseadas nas necessidades específicas da instituição e da comunidade, assim como na disponibilidade de recursos externos, como o número de hospitais locais e provedores de cuidado alternativo. Elas tipicamente definem quanto tempo pode durar um desvio, os tipos de pacientes ou condições considerados "fora dos limites", os tipos de limitações da capacidade que justifica essa medida e o número de hospitais que podem desviar simultaneamente as ambulâncias.[2] Em Orange County, na Califórnia, por exemplo, as diretrizes limitam os desvio de ambulâncias pelos PSs a duas horas de cada vez, a menos que o hospital notifique o SME local sobre a situação. A diretoria do hospital deve explicar por que o pronto-socorro não pode reabrir, que esforços estão sendo feitos para lidar com os problemas internos e quando se espera que o pronto-socorro reabra. O Cleveland's Cuyahoga County implementou uma política de desvio de ambulâncias que garante cobertura em suas quatro regiões geográficas, designando a cada hospital uma data e hora em que ele vai proporcionar apoio, mesmo que para isso tenha que interromper o desvio. Em Rhode Island, o secretário de saúde do Estado lançou diretrizes temporárias para os hospitais seguirem antes de começar a operar em regime de desvio. Se um número determinado de hospitais está operando simultaneamente nesse regime, todos são solicitados a interromper a operação.[4]

Critérios do desvio de ambulâncias

O primeiro passo é concordar com critérios uniformes para o desvio de ambulâncias. Quando um consórcio de provedores de SME, os líderes hospitalares e a secretaria municipal de saúde de Rochester, Nova York, estabeleceram tais critérios, também conhecidos como "Código Vermelho" (ver Quadro 6.1), cada hospital concordou em implemen-

---

Quadro 6.1

Recomendações de longo prazo para reduzir a superlotação hospitalar

---

Quando Rochester County, em Nova York, convocou um grupo de trabalho para tratar da superlotação do PS, seus membros, que consistiam em administradores hospitalares, diretores de PS, o administrador do SME e o diretor-médico do SME, de início se concentraram no pronto-socorro. Mas, depois de estudarem o problema, perceberam que a superlotação do PS não era fundamentalmente uma tarefa da unidade. Antes, tratava-se de uma questão complexa envolvendo capacidade de internação, questões de reembolso, restrições regulatórias, inadequação das alternativas à hospitalização e escassez de recursos do hospital, tais como a enfermagem. Conseqüentemente, o grupo de trabalho desenvolveu um documento com as seguintes recomendações de longo prazo:

- Desenvolver um meio preciso e eficiente de rastrear os horários de desvio de ambulâncias.
- Monitorar o TP no pronto-socorro e os padrões para as admissões hospitalares.
- Instruir os médicos e as casas de saúde sobre as alternativas para o uso do PS.

- Examinar o TP na internação.
- Explorar alternativas para a internação.
- Rever o reembolso para a permanência de curto prazo e a admissão para observação, como leitos subagudos.
- Desenvolver uma coalisão dos provedores de assistência à saúde, da Associação dos Hospitais de Nova York, dos seguradores e das escolas de enfermagem locais para tratar do problema da escassez de enfermeiros.
- Desenvolver estratégias para promover a maior utilização dos prontos-socorros onde a capacidade da internação pode ser aumentada (por exemplo, onde existem leitos fechados).
- Desenvolver protocolos para uma função de triagem do PS equipada com médico que coordene as atividades de desvio de ambulâncias durante o Código Vermelho.

Fonte: Schneider S., et al.: Rochester, New York: A decade of emergency department overcrowding. *Acad Emerg Med* 8(11):1044-1050, 2001.

> **Quadro 6.2**
>
> **Diretrizes do ACEP para o desvio de ambulâncias**
>
> Para garantir o acesso ao cuidado de emergência, o ACEP desenvolveu as seguintes diretrizes para uma política de desvio de ambulâncias:
>
> - Todos os hospitais e postos de SME do sistema de SME devem ter acordos de trabalho entre si.
> - Os critérios do desvio devem ser baseados nas capacidades e nos serviços definidos do hospital.
> - Quando todo o sistema de atenção à saúde está sobrecarregado, todos os hospitais devem abrir. Um sistema deve estar pronto para revezar adequadamente os pacientes para todas as instituições.
> - Os critérios de desvio devem ser definidos previamente. As categorias de desvio podem incluir cuidado crítico, admissões de rotina e desvio seletivo.
> - O desvio de ambulâncias só deve ocorrer depois de o hospital ter esgotado todos os mecanismos internos para evitar essa medida, o que inclui convocar uma equipe para trabalhar fora do expediente.
> - A operação em regime de desvio de ambulâncias não deve ser baseada em decisões financeiras do hospital. Ela não pode ser usada para economizar leitos para admissões eletivas ou para potencial piora de pacientes hospitalizados.
> - As decisões para o desvio devem ser tomadas pelo médico emergencista, no PS, em coordenação com a chefia de enfermagem e a direção administrativa.
> - Os devidos representantes do hospital devem ser notificados o mais cedo possível sobre o *status* de desvio de ambulâncias. Todos os responsáveis pela decisão sobre o desvio devem ser identificados, e seus nomes previamente comunicados à principal agência do sistema de SME.
>
> - Durante o regime de desvio, os hospitais devem fazer todas as tentativas possíveis para maximizar o espaço de leitos, examinar as admissões eletivas e usar todos os profissionais e recursos disponíveis da instituição para minimizar o tempo em que operam nesse regime.
> - O hospital deve manter um registro do desvio de ambulâncias após cada episódio, incluindo um registro da devida aprovação, do tipo de desvio e da razão para a sua ocorrência, do momento do início e do término. Todos os desvios devem passar por inspeção do médico.
> - O desvio deve ser temporário. O sistema deve retornar à operação normal o mais rápido possível. A menos que notificado de outra forma, o mecanismo preferencial é o retorno automático à atividade normal em um tempo predeterminado.
> - Deve-se considerar o desenvolvimento de um mecanismo para negar a solicitação de desvio de ambulâncias por parte de um hospital ou para cancelar o *status* de desvio quando o diretor-médico do SME determinar que a condição de um paciente pode ser colocada em risco pelo não-atendimento em uma instituição.
> - Os diretores médicos do SME devem ser parte integrante do desenvolvimento das principais políticas de desvio de ambulâncias.
>
> *Fonte*: American College of Emergency Physicians: *Guidelines for ambulance diversion*. http://www.acep.org/1,371,0.html (acessado em 3 de março de 2004). Usado com autorização.

tá-los somente quando três das seguintes condições fossem satisfeitas:

- Não houvesse leitos disponíveis na internação.
- Não houvesse leitos disponíveis na UTI.
- 40% dos leitos do pronto-socorro estivessem ocupados por pacientes da internação.

- Os atrasos na avaliação dos pacientes da sala de espera (pacientes triados, mas ainda não colocados em quartos) excedessem quatro horas[5].

Como o objetivo é evitar o Código Vermelho, um "Pré-Código Vermelho" se tornou um alerta institucional e do SME. Além de rastrear as horas de Código Vermelho, as iniciativas municipais incluem monitorar o tempo de permanência (TP) no pronto-socorro e nas unidades de internação, instruir os médicos e a equipe de enfermagem da casa sobre as alternativas do PS, explorar recursos adicionais para o cuidado subagudo e de longo prazo, estabelecer um fórum regional para tratar da escassez de enfermeiros, desenvolver um sistema de triagem do PS para coordenar as atividades de desvio durante o Código Vermelho e considerar o município em estado de emergência quando necessário.[5]

Diretrizes para a documentação de políticas de desvio

Algumas organizações dos Estados Unidos têm desenvolvido diretrizes, para ajudar os hospitais, em conjunto com outros, a desenvolver uma política de desvio de ambulâncias. Segundo o American College of Emergency Physicians (ACEP), uma política de desvio de ambulâncias deve ser planejada para:

- Identificar situações em que os recursos de um hospital estão indisponíveis e é requerido um desvio temporário de ambulâncias.

- Notificar o sistema de SME e os profissionais do hospital sobre essas ocorrências. (Essa notificação deve ocorrer por meio do principal posto do SME ou de um centro de comunicações designado.)

- Rever e atualizar regularmente o *status* de desvio de ambulâncias do hospital.

- Proporcionar o cuidado seguro, adequado e em tempo breve de pacientes que continuam a ingressar no sistema do SME durante os períodos de desvio.

- Notificar o pessoal do sistema de SME e dos hospitais afetados assim que a situação que causou o desvio for resolvida.

- Explorar soluções que lidem com as causas do desvio de ambulâncias e implementar políticas que minimizem a sua necessidade.

- Rever continuamente as políticas e diretrizes que comandam o desvio de ambulâncias[6].

Essas diretrizes são expandidas no Quadro 6.2.

Da mesma forma, a National Association of EMS Physicians recomenda que todos os participantes, incluindo hospitais, autoridades de controle médico e postos de serviço, devem estar de acordo com uma política de desvio de ambulâncias.[7] A política deve delinear claramente categorias de desvio de hospital ou PS baseadas na falta de recursos disponíveis. Essas categorias devem ser explícitas, permitindo aos profissionais que estão fora do hospital determinar rapidamente o destino mais apropriado sob condições de recursos limitados (ver Quadro 6.3).

Os Estados adotam políticas

Muitas secretarias de saúde estaduais começaram a ajudar a desenvolver políticas e procedimentos de PS e de desvio de ambulâncias. Ver o Quadro 6.4 e as Tabelas 6.1 e 6.2, que exemplificam a iniciativa de Massachusetts.

Sistemas de monitoração estadual

Com o propósito de um sistema de monitoração da capacidade estadual, a correspondência adequada da oferta com a demanda requer, com freqüência, informações atualizadas sobre:

- leitos ocupados;
- leitos disponíveis e bloqueados;
- disponibilidade de unidade especializada;
- admissões urgentes *versus* não-urgentes;
- flutuações sazonais na necessidade de serviços.

Rastreamento refinado

Algumas companhias têm desenvolvido ferramentas de comunicação baseadas na Internet para manejo de recursos em caso de desvio e desastre. Elas divulgam informações, em tempo real, a respeito da capacidade de pacientes, para todos os prontos-socorros e serviços do SME. O processo é realizado por um *website* seguro, *pagers* e dispositivos de Internet sem fio.[9] Todas as transações e eventos são rastreados em um banco de dados seguro, disponível para relatórios e análises individualizados. Essas ferramentas permitem que cada região particularize o seu *site*, incorporando os protocolos de desvio e os planos para desastres existentes. Algumas ferramentas podem ser expandidas para incluir vigilância para detecção prévia e advertência durante eventos de terrorismo químico ou biológico, além da divulgação de informações vitais e adequadas de saúde pública. À medida que esses sistemas forem refinados, permitirão a monitoração em tempo real do *status* do hospital nas regiões e no Estado, além de uma coleta de dados precisos para o melhor entendimento de todo o fenômeno do desvio.

Quadro 6.3
Categorias de desvios do pronto-socorro

A National Association of EMS Physicians desenvolveu as seguintes categorias de desvio de ambulâncias por parte de hospitais e PSs, que podem ser usadas para ajudar a formular uma política de desvio:

- As categorias gerais devem ser definidas previamente e reconhecidas por todo o sistema.

- As regras de triagem do sistema que direcionam tipos específicos de pacientes, conforme avaliações dentro do escopo de educação e prática do pessoal de campo, para instituições hospitalares que oferecem níveis de cuidado mais elevados ou especializados, devem ser apropriadas. Essas regras podem direcionar pacientes pediátricos, com trauma grave, queimaduras e outros para instituições pré-designadas, que podem não ser necessariamente as mais próximas ao local da emergência. Essas situações não representam exemplos de desvio temporário de ambulâncias causado por limitação de recursos normalmente disponíveis na instituição mais próxima.

- Categorias para o desvio seletivo de ambulâncias resultante de uma carência temporária de recurso diagnóstico ou terapêutico específico (por exemplo, neurocirúrgico, ortopédico ou exame de tomografia computadorizada) são bastante desencorajadas porque requerem que os profissionais que estão em unidades móveis façam previsões sobre as necessidades específicas dos pacientes do SME sem que tenham a formação e a experiência necessárias para fazê-lo. Se usadas, essas categorias devem ser previamente definidas e reconhecidas por todo o sistema. Não devem requerer que os funcionários do SME que trabalham em unidades móveis façam diagnósticos para prever os recursos específicos que serão necessários.

- Qualquer política que crie categorias específicas de desvio de ambulâncias deve incluir critérios concisos, baseados em avaliação, para guiar o pessoal de campo na sua implementação para pacientes individuais, além de ser acompanhada pela educação apropriada dos provedores do SME.

- Todas as agências participantes devem concordar com um mecanismo para transmissão e recepção de informações sobre início, término ou mudança de qualquer *status* de limitação de recursos e desvio de ambulâncias.

- Os acordos de transferência entre hospitais devem estar preparados para proporcionar acesso a um cuidado definitivo e adequado em circunstâncias de limitações de recursos. Esses acordos devem estar em conformidade com todas as leis federais, estaduais e locais.

- O sistema deve concordar com critérios e procedimentos para cancelar o *status* de desvio de ambulâncias de um hospital. Devem ser abordadas as seguintes considerações:

  – condição do paciente;

  – duração dos intervalos de tempo do transporte;

  – número de hospitais operando em desvio de ambulâncias (situação "todos fechados, todos abertos");

  – óbitos em massa ou incidentes de desastre;

  – designação da autoridade apropriada para tomar uma decisão de cancelamento.

- As comunidades devem tentar legislar uma imunidade que proteja os profissionais do SME (de campo e dos postos de base) que, com informações disponíveis limitadas, tomam decisões de boa fé a respeito dos destinos apropriados para os pacientes.

Fonte: Glushak C., Delbridge T.R., Garrison H.G.: Position Paper: Ambulance diversion. National Association of EMS Physicians. http://www.naemsp.org/Position%20Papers/AmbulanceDiversion.pdf (acessado em 3 de março de 2004). Usado com permissão.

Quadro 6.4

Massachusetts

Como parte do seu esforço no âmbito estadual, o Department of Public Health (DPH) e a Massachusetts Hospital Association (MHA) proporcionaram aos hospitais recomendações para prevenir a operação em regime de desvio de ambulâncias e para lidar com esse processo de forma mais eficiente quando necessário. Muitas das recomendações tratam de arranjos cooperativos entre hospitais e provedores pré-hospitalares:

- Desenvolver políticas de desvio de ambulâncias coordenadas com os serviços de ambulância, os conselhos regionais do SME e os outros hospitais da sua área de serviço. Essas políticas devem se direcionar a um acordo sobre:
  - definições e termos comuns (por exemplo, embarque, saturação, desvio, etc.);
  - medidas a serem tomadas antes de solicitar o desvio de ambulâncias;
  - medidas para minimizar o tempo de desvio;
  - circunstâncias nas quais um hospital deve parar de operar em regime de desvio.
- Garantir a transferência rápida dos pacientes do SME para a equipe do hospital para facilitar a volta do serviço de ambulâncias.
- Cooperar com outros provedores de serviço da área para desenvolver e instituir sistemas de notificação que permitam a comunicação imediata do *status* de desvio de ambulâncias do hospital.
- Reduzir a demanda por recursos de PS, cooperando com os prestadores de assistência à saúde para encaminhar os pacientes com menor gravidade a outras instituições (por exemplo, clínicas de cuidado urgente) que possam proporcionar um cuidado adequado e em tempo breve.
- Estabelecer acordos e arranjos com outros hospitais que facilitem a transferência adequada de pacientes quando o hospital estiver próximo da saturação.[10]

Além disso, o DPH desenvolveu uma lista de diretrizes das melhores práticas para os hospitais com relação ao desvio de ambulâncias. A lista distingue as melhores práticas intra-institucionais, interinstitucionais e interserviços, bem como as melhores práticas de comunicação e coordenação (ver Tab. 6.1).

Em dezembro de 2002, o DPH lançou um plano de reação estadual no caso de crise de desvio, como uma temporada de gripe particularmente grave. O Saturation/Gridlock Response Plan delineia as responsabilidades dos hospitais, do DPH e das regiões do SME sob as atuais circunstâncias, assim como em vários níveis de gravidade da crise.

Cada um dos três estágios do plano tem gatilhos específicos que requerem a participação de diferentes entidades em algumas atividades. Por exemplo, os gatilhos do Estágio 1 são (1) quando muitos hospitais contíguos (dois ou mais) estão saturados e operando em desvio de ambulâncias ou solicitando-o ao mesmo tempo, segundo as definições atuais, e (2) o diretor médico ou o diretor-executivo do SME regional, ou alguém por ele designado, acredita que a segurança do público pode estar em risco. As responsabilidades dos hospitais no Estágio 1 são:

- Todos os hospitais localizados nas áreas do impacto vão proporcionar os dados de disponibilidade de leitos solicitados pelas regiões do SME ou pelo DPH.
- Os hospitais saturados vão implementar o "Código de Ajuda"*; se não tiverem êxito, vão tratar e transferir todos os pacientes apropriados.

---

* Segundo o ACEP, o "Código de Ajuda" mobiliza todos os recursos do hospital para ajudar a mitigar um desastre por saturação do PS. Os médicos, administradores hospitalares e funcionários administrativos são recrutados para ajudar no PS. As providências incluem oferecer-se para o transporte (incluindo os administradores) e que o médico-chefe residente faça visitas a todos os pacientes e realize uma contagem manual dos pacientes no andar para ajudar a identificar os leitos.

(continua)

Quadro 6.4 (continuação)
Massachusetts

As responsabilidades do SME regional incluem:

- Notificar os hospitais, o DPH e os provedores de SME por meio de um anúncio no *website* (ou por outros canais de comunicação definidos).
- Examinar regularmente os eventos do Estágio 1, compartilhando lições desses eventos com outros hospitais da região, com outros conselhos regionais e com a Ambulance Diversion Task Force (Força-Tarefa de Desvio de Ambulâncias).
- Cancelar os desvios ou implementar um plano de rodízio aprovado previamente.

As responsabilidades do DPH incluem:

- Ajudar hospitais individuais, por sua solicitação ou da região do SME, a administrar os eventos do Estágio 1 e coordená-los com os hospitais, o MHA, os Conselhos Regionais do SME e as comunicações da mídia.
- Rastrear, monitorar e relatar mensalmente todos os eventos do Estágio 1 ocorridos no Estado e anunciá-los no *website* do DPH (ver Tab. 6.2).

Como acontece em outras comunidades com uma estrutura regional montada para monitorar, controlar e responder aos desvios de ambulâncias, o DPH tem a supervisão do sistema regional do SME, que proporciona uma monitoração contínua.[2] Uma das regiões do SME do Estado de Massachusetts testa programas-piloto em que as informações de capacidade de pacientes estão disponíveis em tempo real a equipes do SME, diretores de PS e administradores hospitalares.[6] Quando o desvio é necessário em um pronto-socorro participante, são realizadas comunicações por rádio aos hospitais e provedores pré-hospitalares para que os pacientes sejam apropriadamente redirecionados.

Tabela 6.1

Diretrizes das melhores práticas para os hospitais com relação ao desvio de ambulâncias

DIRETRIZES DAS MELHORES PRÁTICAS PARA OS HOSPITAIS COM RELAÇÃO AO DESVIO DE AMBULÂNCIAS

(A) Práticas intra-institucionais: o que um hospital precisa fazer internamente (atividades de prevenção e planejamento)

Desenvolver políticas que lidem com as causas do desvio de ambulâncias e implementar práticas que minimizem a necessidade dessa medida. Essas políticas podem incluir decisões como a maximização da capacidade de leitos e outros passos internos a cada hospital para aperfeiçoar a comunicação interna. Políticas eficazes de desvio podem incluir considerações da triagem e a reprogramação de admissões eletivas e/ou protocolos de tratamento e transferência.

- Manter um sistema de manejo e rastreamento diário dos leitos para facilitar o fluxo de pacientes admitidos e liberados. Esse sistema deve permitir a identificação de:
    - altas planejadas;
    - admissões programadas;
    - transferências da UTI para leitos de rotina;
    - admissões de emergência planejadas;
    - leitos disponíveis por serviço, incluindo cuidado crítico.
- Desenvolver critérios do desvio de ambulâncias e de quaisquer exceções relevantes dentro da instituição com base em suas necessidades específicas e em uma análise da disponibilidade de recursos externos (por exemplo, prontos-socorros e serviços de internação de outros hospitais dentro da área de serviço do hospital).
- Determinar quem *especificamente* toma as decisões de iniciar um desvio total ou parcial de ambulâncias e o processo usado para tomar a decisão, incluindo canais de comunicação internos e externos. Ao desenvolver esses canais, deve-se considerar:

    – outros hospitais na área de serviço;

    – provedores regionais do SME/atendimento pré-hospitar;

    – agências municipais (corpo de bombeiros, polícia, postos de saúde);

    – imprensa/mídia.

- Para maximizar a utilização dos leitos, notificar a direção do hospital assim que for determinado que pode ocorrer uma sobrecarga de pacientes. Além de notificar as pessoas-chave, é essencial alertar os médicos sobre o alto censo e a escassez potencial de leitos.

(continua)

Tabela 6.1 (continuação)

Diretrizes das melhores práticas para os hospitais com relação ao desvio de ambulâncias

(B) **Práticas interinstitucionais/serviços: reunir-se e comunicar-se com outros hospitais e serviços de transporte pré-hospitalares ANTES que haja uma necessidade de desvio de ambulâncias**

- Uma vez que o plano tenha sido desenvolvido internamente, reunir-se com outros provedores e serviços de transporte pré-hospitalares da área de serviço para discutir e refinar seu próprio plano e chegar a um entendimento comum do que acontecerá no caso de um desvio de ambulâncias.
- Desenvolver políticas coordenadas (acordos) com outros hospitais da mesma área de serviço para incluir:
  - comunicações;
  - formas de administração de transportes de emergência quando todos os hospitais operam em regime de desvio de ambulâncias.
- Desenvolver políticas (acordos) coordenados com os provedores do SME e o SME Regional para:
  - definir (por acordo) como os provedores do SME vão proceder quando houver um desvio de ambulâncias;
  - definir (por acordo) exceções ao desvio de ambulâncias;
  - definir (por acordo) quem toma a decisão de cancelar o desvio de ambulâncias;
  - definir (por acordo) a coordenação das transferências entre as instituições e da capacidade de leitos de internação com os hospitais próximos e afiliados à rede.

(C) **Práticas de comunicação e coordenação: o que realmente acontece quando é tomada uma decisão de desvio de ambulâncias**

- Comunicar a outros interessados a decisão do desvio de ambulâncias:
  - notificação do sistema de SME;
  - notificação de outros hospitais.
- Administrar o desvio de ambulâncias enquanto estiver vigorando esse *status*.
- Manter uma comunicação contínua com o sistema de regulação médica.
- Continuar a monitorar a capacidade de leitos e do PS e notificar o sistema de regulação médica sobre quaisquer mudanças no *status* de desvio de ambulâncias.
- Manter e monitorar os dados sobre freqüência, duração e razões do desvio de ambulâncias.
- Coordenar as interações da mídia com o MHA e o DPH.

Fonte: Massachusetts Department of Public Health. Usada com autorização.

Tabela 6.2
Massachusetts Department of Public Health
Plano de resposta a saturação/pane, dezembro de 2002

Base: Este nível representa as operações diárias normais e continua durante todos os estágios de resposta.

Gatilho: Nenhum.

Responsabilidades do hospital:

1. Participar da comunicação pela *web* com base no sistema de Internet do SME Regional.
2. Usar as Diretrizes das Melhores Práticas do MHA/DPH distribuídas aos hospitais em dezembro de 1999, 2000 e 2001 (disponíveis em www.state.ma.us/dph/bhgm/ambdiv.htm).
3. Seguir as regras e definições uniformes distribuídas em fevereiro de 2002 (www.state.ma.us/dph/bhgm/ambdiv.htm).
4. Seguir os protocolos e procedimentos de desvio de ambulâncias do SME regional.
5. Documentar os dados de ocupação e as horas de operação do hospital em regime de desvio de ambulâncias segundo as definições estaduais.
6. Desenvolver e testar o plano de resposta Código de Ajuda específico do hospital. O Código é definido como uma política interna do hospital para reorganizar os profissionais e os recursos com o objetivo de providenciar a saída do PS, dentro de 30 minutos ou assim que possível, de todos os pacientes admitidos na internação.
7. Desenvolver e testar componentes específicos do plano para desastres do hospital relacionados ao embarque, ao desvio de ambulâncias e à superlotação.
8. Participar do desenvolvimento de um plano para desastres da comunidade.

Responsabilidades do SME regional:

1. Manter a rede de comunicação baseada na Internet.
2. Manter as horas de desvio de ambulâncias do hospital individual usando definições estaduais.
3. Monitorar a adequação aos protocolos regionais de desvio de ambulâncias.
4. Trabalhar com outras regiões e com o DPH para estabelecer condições regionais e inter-regionais consistentes que desencadeiem cada estágio.

Responsabilidades do DPH:

1. Relatar mensalmente os números de desvios regionais de ambulâncias, juntamente com as tendências regionais de desvio e embarque, anunciando no *website* do DPH. (Os hospitais individuais não seriam identificados.)
2. Garantir a adequação institucional e regional às definições estaduais de desvio de ambulâncias, embarque e saturação do PS e a adoção das Diretrizes das Melhores Práticas.
3. Continuar as reuniões trimestrais com a força-tarefa de desvio de ambulâncias do Estado para monitorar o progresso e o *status* desse desvio e do embarque em nível estadual e determinar as ações adicionais requeridas.
4. Apoiar estudos que possam identificar maneiras de reduzir a quantidade de desvio e embarque no Estado.
5. Rever anualmente a capacidade de leitos equipados na internação, leitos de cuidado crítico e leitos de PS e relatar os resultados com recomendações de quaisquer mudanças necessárias.
6. Desenvolver diretrizes claras sobre a comunicação para que todos os hospitais e provedores pré-hospitalares entendam como e por quem serão comunicadas as informações em cada estágio.

Estágio 1

Gatilhos:

1. Quando muitos hospitais contíguos (dois ou mais, ou conforme estabelecimento prévio das regiões individuais) estão saturados e operando em desvio de ambulâncias ou requerendo operação nesse regime simultaneamente, segundo as definições atuais, e
2. O diretor médico ou diretor-executivo do SME regional, ou alguém por eles designado, acredita que a segurança do público está em risco.

(continua)

Tabela 6.2 (continuação)
Massachusetts Department of Public Health
Plano de resposta a saturação/pane, dezembro de 2002

Responsabilidades do hospital:

1. Todos os hospitais nas áreas impactadas proporcionarão dados sobre a disponibilidade de leitos conforme solicitado pelas regiões do SME ou pelo DPH.
2. Os hospitais saturados implementarão o "código de ajuda"; se não tiverem êxito, esses hospitais tratarão e transferirão todos os pacientes apropriados.

Responsabilidades do SME regional:

1. O diretor médico, o diretor-executivo do SME regional ou alguém por eles designado deve ativar o Estágio 1 notificando os hospitais, o DPH e os provedores do SME por meio de um anúncio no *website* (ou por outros canais de comunicação definidos).
2. Rever regularmente os eventos do Estágio I, compartilhando lições desses eventos com outros hospitais da região, com outros conselhos regionais e com a Ambulance Diversion Task Force (Força-Tarefa de Desvio de Ambulâncias).
3. Cancelar os desvios de ambulâncias ou implementar um plano de rodízio aprovado previamente.

Responsabilidades do DPH:

1. Ajudar os hospitais individuais, por solicitação do hospital ou da região do SME, a administrar os eventos do Estágio 1 e coordená-los com os hospitais, o MHA, os conselhos regionais do SME e com os meios de comunicação de massa.
2. Rastrear, monitorar e relatar mensalmente todos os eventos do Estágio 1 ocorridos no Estado e colocá-los no *website* do DPH.

Estágio 2

Gatilho:

1. As condições do Estágio 1 persistem (por exemplo, por mais de quatro horas), pioram ou se expandem geograficamente apesar das intervenções, e o diretor médico, o diretor regional do SME ou alguém por eles designado acredita que a segurança do público permanece sob risco.

Responsabilidades do hospital:

1. Acomodar as admissões da emergência dispersando os pacientes para unidades individuais de internação do hospital, usando leitos no corredor e outras opções, quando necessário, para aliviar a saturação do PS.
2. Todos os hospitais saturados devem ativar os componentes relevantes dos planos para desastres internos e reprogramar determinadas cirurgias eletivas e admissões programadas na internação, a fim de aliviar a saturação do PS e proporcionar segurança para os casos de emergência. Essa medida deve ser tomada em situações em que a reprogramação terá um efeito direto e benéfico no fluxo de pacientes para o PS ou dentro dele.
3. Os hospitais devem tomar todas as decisões sobre o redirecionamento, a transferência ou o cancelamento das admissões e das cirurgias eletivas de pacientes internados priorizando o equilíbrio entre a segurança e as necessidades de todos os pacientes.
4. Ao tomar essas decisões, além da gravidade do paciente, os hospitais podem considerar fatores como o risco de um reagendamento para a saúde de um paciente, o estado pré-operatório e a segurança de uma transferência ou alta precoce no caso de pacientes hospitalizados.

Responsabilidades do SME regional:

1. O diretor médico ou diretor-executivo do SME regional, ou uma pessoa por eles designada, deve notificar o DPH sobre a necessidade de ativação do Estado e, em resposta à convocação do DPH, deve ativar os eventos do Estágio 2 notificando os hospitais e os provedores do SME por meio de anúncio no *website* (ou por outros canais de comunicação definidos).

(continua)

Tabela 6.2 (continuação)
Massachusetts Department of Public Health
Plano de resposta a saturação/pane, dezembro de 2002

2. Coordenar a coleta de informações sobre a capacidade do hospital em tempo real, dentro da região e nas áreas adjacentes, e ajudar o DPH na tomada de outras providências necessárias.

Responsabilidades do DPH:

1. Decidir a respeito da necessidade de ativação do Estágio 2 tendo em vista as informações recebidas dos hospitais e/ou das áreas.
2. O DPH intervirá quando necessário para aliviar as condições de crise, permitindo, se necessário, o uso de espaço no corredor dos andares da internação para admissões de emergência, a suspensão das exigidas proporções entre pacientes e profissionais, o uso de leitos transicionais como leitos de internação e requerendo a transferência de pacientes para outras instituições.
3. Manter informações em tempo real acerca da disponibilidade de leitos e, se necessário, notificar os hospitais e as regiões sobre as vagas.
4. Rastrear, monitorar e relatar mensalmente todos os eventos do Estágio 2 ocorridos no Estado e colocá-los no *website* do DPH.

Estágio 3

Gatilhos:

1. Se as condições do Estágio 2 persistirem por mais de quatro horas; **OU**
2. Por solicitação de mais de uma área do SME; **OU**
3. Segundo critério do secretário de saúde no interesse da segurança do público.

Responsabilidades do hospital:

1. Os hospitais impactados devem ativar os planos locais para desastres na comunidade.
2. Transferir todas as admissões que podem ser tratadas em outros ambientes.
3. Cancelar as admissões programadas não-emergenciais.

Responsabilidade do conselho regional do SME:

1. Proporcionar todo o apoio necessário ao DPH, aos conselhos regionais e às instituições para ajudar na resolução da crise.

Responsabilidades do DPH:

1. O secretário de saúde ou alguém por ele designado declara estado de emergência de Estágio 3 para o Estado de Massachusetts.
2. Ativar os regulamentos de emergência para impedir quaisquer admissões e transferências programadas não-emergenciais.
3. Ativar os componentes relevantes dos planos para desastres do Estado.
4. Ativar todos os outros regulamentos de emergência para acionar os serviços adicionais de enfermagem, dos profissionais de saúde relacionados e dos médicos, e coordenar a alocação desses profissionais às instituições específicas carentes de seus serviços.
5. Requerer a ajuda da Guarda Nacional, do Disaster Medical Assistance Teams (DMAT) ou outra ajuda necessária.
6. Permitir o uso de outras instituições, como escolas, casas de saúde ou centros de saúde comunitária, para proporcionar, com a ajuda de unidades de campo móveis, serviços de emergência, suprimentos e equipamento.
7. Ativar planos de comunicações com a mídia e o público.

Fonte: Massachusetts Department of Public Health. Usada com autorização.

Quadro 6.5

Questões urgentes

"Questões urgentes" é uma iniciativa de 4,6 milhões de dólares da Robert Wood Johnson Foundation para auxiliar os hospitais a eliminar a superlotação no PS e ajudar as comunidades a entender os desafios enfrentados pela rede de segurança da atenção à saúde.

Os objetivos do programa são os seguintes:

- Melhorar a competência dos provedores da rede de segurança para reagir ao aumento do volume de pacientes no PS.
- Avaliar e destacar o estado de redes de segurança locais e em comunidades selecionadas.
- Divulgar os achados do programa para os públicos local e nacional.

Para atingir esses objetivos, 10 hospitais receberão ajuda técnica no valor de 100 mil dólares cada para desenvolver e implementar estratégias e melhores práticas de alívio da superlotação hospitalar. Desses 10 hospitais, quatro receberão até 250 mil dólares de subvenção para uma inovação específica ou para reduzir a superlotação hospitalar. Todos os locais também participarão de um processo de educação comunitária e avaliação da rede de segurança juntamente com parceiros da comunidade identificados.

A estrutura conceitual usada para planejar as atividades do programa será o modelo de "entrada/processamento/saída" (ver Fig. 4.1).

"Questões urgentes" vai comunicar as lições aprendidas por meio desse programa para vários públicos da região e dos Estados Unidos, proporcionando ferramentas de manejo valiosas para os hospitais e, ao mesmo tempo, ajudando as comunidades a criar soluções para os problemas enfrentados por suas redes de segurança de atenção à saúde. Várias ferramentas *on-line*, como grupos de discussão, relatórios de beneficiados, descrições de inovações e reduções bem-sucedidas de superlotação hospitalar, serão usadas para informar todos os envolvidos e interessados.

A iniciativa localiza-se no Center for Health Services Research and Policy da Escola de Saúde Pública e Serviços de Saúde da Faculdade de Medicina da Universidade de Washington.

Referências

1. *Hospital emergency departments: Crowded conditions vary among hospitals and communities.* U.S. General Accounting Office. No. 03-460. Mar 2003.
2. Brewster L.R., Felland L.E.: Emergency department diversions: Hospital and community strategies alleviate the crisis. *Issue Brief* No. 78. Mar 2004. http://www.hschange.com/CONTENT/651/651.pdf (accessed Mar. 8, 2004).
3. Medical Advisory Committee, Pennsylvania Emergency Health Services Council, American College of Emergency Physicians, Pennsylvania Chapter: *Joint Position Statement: Guidelines for hospital ambulance-diversion policies.* http://www.pitt.edu/~konover/ftp/diversion.pdf (accessed Mar. 3, 2004).
4. American College of Emergency Physicians: *The Connection: State Report.* Jan 2004. http://www.acep.org/1,33334,0.html (accessed Feb. 18, 2004).
5. Schneider S., et al.: Rochester, New York: A decade of emergency department overcrowding. *Acad Emerg Med* 8(11):1044-1050, 2001.
6. American College of Emergency Physicians. *Guidelines for ambulance diversion.* http://www.acep.org/1,371,0.html (accessed Mar. 3, 2004).
7. Glushak C., Delbridge T.R., Garrison H.G.: *Position Paper: Ambulance diversion.* National Association of EMS Physicians. http://www.naemsp.org/Position%20Papers/AmbulanceDiversion.pdf (accessed Mar. 3, 2004).
8. The Massachusetts Health Policy Forum: Emergency department overcrowding in Massachusetts: Making room in our hospitals. *Issue Brief* No. 12, Jun 7, 2001.
9. American College of Emergency Physicians. *Responding to emergency department crowding: A guidebook for chapters.* A report of the Crowding Resources Task Force. Aug 2002. http://www.acep.org/library/pdf/edCrowdingReport.pdf (accessed Feb. 3, 2004).
10. Letter from The Commonwealth of Massachusetts, Department of Public Health. Dec 11, 2000. http://www.state.ma.us/dph/bhqm/amb.pdf (accessed Mar. 3, 2004).

Estudos de caso: destacando estratégias bem-sucedidas e lições aprendidas

7

Metas do Overlook Hospital para os tempos do ciclo de admissão no PS

Os pacientes podiam estar satisfeitos com o cuidado que receberam no pronto-socorro (PS) do Overlook Hospital/Atlantic Health System, em Summit, Nova Jersey, mas estavam muito insatisfeitos com o longo tempo que tiveram de esperar para recebê-lo.

O pronto-socorro soube do desalento dos seus pacientes depois que o hospital municipal de cuidado agudo (com 470 leitos) realizou uma pesquisa de satisfação do paciente, conduzida em 1996. A pesquisa rastreou as opiniões dos pacientes em relação à experiência no hospital, desde a admissão até a alta.

O tempo do ciclo de admissão podia ser de até 4 a 5 horas no pronto-socorro, onde havia 19 leitos, comenta Linda K. Kosnik, R.N., M.S.N., A.N.P., C.E.N., chefe da enfermagem. O pronto-socorro, que também estava experimentando um aumento dramático no volume, operava com desvio de ambulâncias a cada dois ou três dias.

Rastreamento em tempo real

Com um foco de todo o hospital na satisfação dos pacientes, a direção do PS encarou os tempos do ciclo de admissão como um meio de reduzir esperas e atrasos. Kosnik programou o sistema de rastreamento do PS, que é atualizado a cada 15 minutos, para proporcionar dados de tempo real a partir do momento da chegada do paciente e ao longo de todo o seu atendimento. Os principais processos rastreados incluíram o tempo para o paciente ser atendido por um médico do PS, a demora para receber os resultados de raio X e o tempo para um paciente ser colocado em um leito da internação. Kosnik então estabeleceu algoritmos para intervenções implementadas a fim de atingir os objetivos estabelecidos pela direção do PS. Se o tempo do ciclo de admissão para três períodos de consecutivos de 15 minutos fosse maior do que o objetivo desejado, algumas intervenções seriam implementadas, conforme James A. Espinosa, M.D., F.A.C.E.P., F.A.A.F.P., diretor-médico do PS.

"Como estávamos coletando dados em tempo real, era muito fácil avaliar as intervenções", diz Kosnik. Muitas equipes constituídas por vários membros do PS trabalhavam em diferentes intervenções, muitas delas implementadas simultaneamente. As equipes de médicos e enfermeiros reuniam-se semanalmente para aprimorar seus respectivos processos. Em geral, uma equipe buscava um objetivo durante aproximadamente três meses. "Entre 1996 e 2000, havia sempre algum tipo de iniciativa para melhora do desempenho ocorrendo em toda parte do pronto-socorro", acrescenta Kosnik.

O objetivo geral desejado era reduzir os tempos do ciclo de admissão para uma hora ou menos, desde o momento em que era tomada a decisão de admitir o paciente até sua admissão.

Na pesquisa de satisfação do paciente do Overlook Hospital de Summit, montada em setembro de 1997, a direção do PS foi solicitada a compartilhar maneiras de melhorar a satisfação do paciente. Ela identificou as seguintes intervenções:

- Foi instituído o posto de "czarina do controle de leitos" – a líder administrativa que aceita a responsabilidade final pelo acompanhamento das unidades não-cooperativas.

- Os processos de controle de leitos foram colocados sob a administração do PS, permitindo à unidade monitorar, identificar e mitigar os problemas de manejo dos leitos em tempo real.

- O registro e as operações de rotina foram descentralizados.

- Foi desenvolvida uma ferramenta padronizada de documentação, a qual requer que o enfermeiro da unidade leia a documentação do PS, em vez de reavaliar totalmente o paciente.
- Foi desenvolvido um relato não-verbal, eliminando os relatos verbais, a maior fonte potencial de atraso para o processo, porque requeria que o enfermeiro da unidade deixasse o paciente para atender o telefone.

Fast-tracking no raio X

Sugeriu-se também a implementação de um sistema de *fast-track* para pacientes não-urgentes. "Esses pacientes precisavam ser atendidos tão rapidamente quanto os pacientes agudos, mas em seu próprio contexto", diz Kosnik. "Eles precisavam de seu próprio espaço, suprimentos e processos separados dos pacientes agudos." Tendo como base a literatura, o objetivo era liberar os pacientes de *fast-track* em uma hora. Como 60% desses pacientes requeriam raios X, a direção do PS percebeu que liberar os pacientes mais cedo dependeria de reduzir os tempos de entrega de resultados da radiologia, que chegavam a 70 minutos.

Foi então convocada uma equipe interdisciplinar com um radiologista, dois residentes de radiologia, um médico emergencista e o diretor-executivo da radiologia, além dos gerentes e diretores-médicos do pronto-socorro e da radiologia. A equipe iniciou um processo de mudança em que todas as radiografias-padrão seriam levadas diretamente para o médico do PS para interpretação imediata. Um radiologista proporcionaria uma interpretação dentro de 12 horas como uma medida de controle de qualidade. Um novo processo foi implementado para melhorar a comunicação entre os radiologistas e os médicos emergencistas quando um erro clinicamente importante era detectado. O processo na sala de filmes da radiologia foi modificado para se adequar às outras mudanças de processo. Além disso, o pronto-socorro ganhou seu próprio equipamento de filme, o que permitia a visão simultânea de toda uma série de radiografias.

Como resultado, observa Espinosa, os tempos de demora para os raios X foram reduzidos em 50%. Os pacientes que se apresentavam ao pronto-socorro com trauma em uma extremidade eram liberados na metade do tempo. Além disso, os erros cometidos pelos médicos emergencistas na interpretação das radiografias diminuíram de 3 para 0,3%. A satisfação do paciente quanto ao tempo de demora dos resultados do raio X saltou do percentual de 20% para acima de 90%.

Melhora dos processos além do pronto-socorro

Trabalhar com o departamento de radiologia foi a primeira experiência do pronto-socorro levando sua iniciativa sobre o tempo do ciclo de admissão para fora da sua unidade. No entanto, no fim de 2000, o pronto-socorro havia atingido muitos de seus objetivos dentro da unidade, diz Kosnik. "Tivemos de consertar nossa própria casa primeiro. Mas então percebemos que precisávamos do apoio do restante do sistema para ir adiante e, por isso, em 2001, levamos o trabalho de redução dos tempos do ciclo de admissão para todas as unidades hospitalares de cuidado do paciente."

O primeiro passo foi criar um formulário para rastrear os pacientes desde o momento em que fosse tomada a decisão de admiti-los até chegarem na unidade de internação. Cada unidade era responsável pelo preenchimento do formulário. Toda semana, a equipe do PS se reunia com a equipe de várias unidades da internação para examinar o "fluxograma vivo", que era baseado no formulário de rastreamento. O fluxograma mostrava se as intervenções implementadas durante a semana anterior tinham reduzido os tempos do ciclo de admissão. O fluxograma é útil para identificar barreiras, tais como o formulário de documentação padronizado do pronto-socorro, que estava sendo preenchido duas vezes: uma vez na unidade e outra no andar. Conseqüentemente, a nova ferramenta de documentação requeria que a equipe do andar documentasse apenas que não houve mudança. "Isso fez uma enorme diferença na disposição da unidade de internação para aceitar o paciente, porque o processo da admissão foi reduzido de uma hora para 15 minutos", diz Kosnik. "Também proporcionou à unidade uma oportunidade de melhorar a satisfação do paciente, porque eles tinham tempo para recepcioná-lo e falar sobre a unidade, em vez de precisar reavaliá-lo completamente."

Sistema de manejo da capacidade de demanda

Segundo Kosnik, o sistema de manejo da capacidade de demanda (SMCD) é a jóia das iniciativas para melhorar o desempenho. O SMDC permite que se correspondam recursos e cargas de estresse (ver Quadro 7.1). Ela enfatiza que, ao desenvolver um SMCD, o impacto das cargas de estresse no sistema – no caso, o pronto-socorro – precisa ser identificado e entendido. O primeiro passo foi definir "estados" usando critérios relacionados de condições, cargas e fatores de estresse. Os estados da demanda e da capacidade receberam cores em relação a condições, cargas e fatores de estresse presentes em determinado momento. O passo seguinte foi desenvolver intervenções para compensar e recuperar a capacidade que fora planejada. Cada estado tinha os seguintes critérios e as intervenções correspondentes para manejá-lo e mitigá-lo:

- O *verde* indica o funcionamento ideal. Nesse estado, a equipe corresponde à quantia de pacientes ou de procedimentos com a colaboração entre todos os microssistemas (as unidades) dentro do macrossistema (o hospital).
- O *amarelo* indica os primeiros gatilhos. Esse estado permite que o sistema inicie intervenções (ver Fig. 7.1 e 7.2 para os critérios e as intervenções do estado amarelo).
- O *laranja* representa o aumento na demanda sem capacidade prontamente disponível. Esse estado assinala que é requerida ação enérgica para evitar a sobrecarga e, finalmente, a pane do sistema.
- O *vermelho* representa a pane. Esse estado requer a preparação do plano de desastre organizacional.

O objetivo é o indicador verde. Todas as intervenções visam a atingir e manter esse estado de equilíbrio. Os esta-

---

Figura 7.1

SMDC: identificação dos critérios amarelos

O que podemos identificar e manejar

	Amarelo
	Critérios
C	☐ >10% do volume orçado (19 pacientes) com altas ☐ Tempos de ciclo da admissão >4 <8 horas ☐ Leitos da internação limitados (<10) ☐ Leitos de cuidado crítico limitados (<3) ☐ Aumento de mais de 20% no censo num intervalo de 4 horas
G	☐ 1-2 pacientes 1:1 cuidado crítico ☐ 4-6 pacientes no isolamento ☐ 5-7 pacientes com acesso central/a-linha inserção ☐ 2 pacientes com derivação ventricular/Swan Ganz inserção ☐ 3-4 pacientes fazendo testes radiológicos fora da unidade ☐ 8-10 pacientes com ventiladores ☐ 2 pacientes recebendo cuidado paliativo/intervenção da família na crise ☐ 5-7 pacientes com Swan Ganz e/ou monitoração na UTI

O	☐ Equipamento e suprimentos limitados e não facilmente acessíveis na unidade:
	    ☐ Bombeamento IV (>2 <3)
	    ☐ Soluções/tubos IV (<1/2 suprimento de soluções glicosadas ou fisiológicas)
	    ☐ Roupa branca (<1/2 suprimento de toalhas/esponjas)
	☐ Tempo menor de IS (1-2h)
	☐ Transporte pneumático desativado
	☐ 2 serviços de apoio em laranja ou vermelho

P	☐ O enfermeiro encarregado tem uma atribuição parcial ☐ Redução de 1 funcionário (enfermeiro, técnico) ☐ ≤2 enfermeiros temporários

Esta figura define os critérios de condições, cargas e fatores de estresse que impactam os estados de demanda e capacidade do pronto-socorro. O SMDC designa uma cor a cada estado individual, que, no caso, é o amarelo.

Fonte: Overlook Hospital/Atlantic Health System, Summit, NJ. Usada com autorização.

Figura 7.2

SMDC: intervenções amarelas

	Amarelo
	Intervenções
C	16)☐ Recursos humanos/supervisor notifica à administração e aos diretores/chefes da UTI sobre o estado e a necessidade de acelerar a acomodação do paciente 17)☐ Visitas do médico e triagem solicitadas 18)☐ O copeiro passará e retirará as bandejas de refeição 19)☐ Os tempos de ciclo da farmácia serão de 1/2h, exceto para estatísticas 20)☐ Voluntários estarão disponíveis para pegar sangue e derivados 21)☐ Responsável pela gestão de casos/assistente social/cuidado pastoral/atendimento aos clientes vão consultar o coordenador clínico/profissional dos recursos humanos para identificar problemas/necessidades potenciais do paciente 22)☐ O profissional de limpeza preparará os leitos/quartos em 1/2 hora 23)☐ O laboratório processará os resultados em <90 minutos, exceto para estatísticas 24)☐ Setor de compras/manejo de materiais vai reestocar os suprimentos no turno de 3-11 25)☐ Solicitadas oportunidades de serviços de apoio apropriados 26)☐ Todas as transferências inter-hospitais examinadas caso o caso (exceção: sempre aceita pacientes neurológicos)
G	27)☐ ALÉM DAS ANTERIORES 28)☐ Carros do isolamento a serem atendidos pelo pessoal da limpeza
O	29)☐ Utilizar oportunidades no local ou no sistema 30)☐ Serviços de apoio como acima 31)☐ Voluntário/técnico para pegar roupa branca ou bombas de IV nas unidades/almoxarifado 32)☐ Setor de suprimentos notificado para entrega 33)☐ Voluntário/técnico/administrativo para entregar folhas de pedido amarelas para a farmácia e pegar medicações.
P	34)☐ Voluntário encorajado 35)☐ Recursos/enfermeiro encarregado vai telefonar para a equipe e oferecer pagamento pelas chamadas 36)☐ Escritório da equipe vai pedir funcionário horista para disponibilidade e/ou ajuda de outra unidade 37)☐ Serviços de apoio como acima 38)☐ ↑ Utilização de serviços de agência 39)☐ **Adicionar administrativo ou técnico extra para padronizar o preenchimento de vagas se não houver pessoal licenciado disponível**

Os critérios são satisfeitos com intervenções para reduzir a sobrecarga e conseguir um estado ideal de demanda/capacidade.

Fonte: Overlook Hospital/Atlantic Health System, Summit, NJ. Usada com permissão.

Quadro 7.1

Objetivos de um SMDC

Os objetivos de um SMDC são os seguintes:

- Reduzir os incidentes de sobrecarga:
  - quando manifestados por desvio de ambulâncias;
  - quando os serviços de internação experimentam uma fusão.
- Difundir as "melhores práticas" nos microssistemas e nos macrossistemas.
- Reduzir a variação nos padrões de prática.
- Aumentar a confiança do consumidor.
- Criar memória institucional.
- Usar uma sintaxe comum.

---

dos estão ligados com intervenções correspondentes, que são divididas em quatro categorias de indicadores:

1. Censo: indicadores que descrevem com o que a unidade conta para determinar sua carga de trabalho
2. Gravidade: critérios que determinam o nível de estresse específico de população, procedimentos ou instâncias mensuráveis no tempo
3. Outros indicadores pertinentes ao estado dos sistemas de informação e dos suprimentos
4. Profissionais: indicadores específicos do estado e da adequação dos profissionais à demanda e para identificar discrepâncias entre profissionais (ver Fig. 7.3).

Cada um dos 46 microssistemas participantes passa sua grade por fax duas vezes ao dia (ver Tab. 7.1).

Figura 7.3

SMDC: ambiente de serviço

	Verde	**Amarelo**	**Laranja**	**Vermelho (Plano para desastres)**
	Critérios	**Critérios**	**Critérios**	**Critérios**
C	☐ Capacidade: 0-275 internados ☐ Limite superior: 0-325 ☐ Padrão: 0-275 ☐ Limite inferior: 0-170	☐ Capacidade: 275-305 internados ☐ Limite superior: 325-360 ☐ Padrão: 275-305 ☐ Limite inferior: 171-200	☐ Capacidade: 305-335 internados ☐ Limite superior: 350-375 ☐ Padrão: 305-335 ☐ Limite inferior: 201-230	☐ Capacidade: 335 e acima ☐ Limite superior: 375 e acima ☐ Padrão: 335 e acima ☐ Limite inferior: 231 e acima
G	Média de altas: 55/dia Leitos limpos 0-65 30-45 minutos	Altas: 65 ou mais/dia Leitos limpos 65-75 45-60 minutos	Altas: 75 ou mais/dia Leitos limpos 75-80 60-90 minutos	Altas: 80 ou mais/dia Leitos limpos 80 ou > 90 minutos ou >
O	☐ Todo equipamento operacional ☐ Tempo climático OK ☐ Compactador retirado em tempo ☐ Central estocada com 8+ colchões piramidais	☐ 20% equipamento inoperável ☐ Compactador retirado c/atraso de 8h ☐ Central estocada com 4-8 colchões piramidais ☐ Colchões e colchas manch. disp. p/ o serviço de emergência.	☐ 30% equipamento inoperável ☐ Compactador retirado c/ atraso de 12h ☐ Tempo inclemente ☐ Central estocada com1-3 colchões Acucair	☐ >50% equipamento inoperável ☐ Compactador retirado c/atraso de 24h ☐ Emergência do tempo ☐ Central não tem colchão piramidal ☐ Serviço de emergência não tem colchas/fornecedor não entregou
P	1º turno: faltam 0-2 empregados 2º turno: faltam 0-2 empregados 3º turno: falta 0-1 empregado	1º turno: faltam 3-6 empregados 2º turno: faltam 3-6 empregados 3º turno: faltam 2-4 empregados	1º turno: faltam 7-9 empregados 2º turno: faltam 7-9 empregados 3º turno: faltam 5-6 empregados	1º turno: faltam 10 ou + empregados 2º turno: faltam 10 ou + empregados 3º turno: faltam 7 ou + empregados
	Intervenções	**Intervenções**	**Intervenções**	**Intervenções**
C	Vigilância/monitoração	Redirecionamento de profissionais p/ áreas de alto censo	Profissionais redirecionados de áreas sem pacientes p/ áreas com pacientes.	Profissionais realocados: 50% p/ limpeza dos quartos, permanecendo pessoal p/ policiar áreas auxiliares (banheiros e lixo)
G	Vigilância/monitoração	Redirecionamento de profissionais p/ ajudar em áreas com alta maciça/ todas as áreas permanecem cobertas	Notificar enfermagem de atrasos nas altas. Profissionais redistribuídos de áreas sem pacientes p/ áreas com pacientes. Supervisores/gerentes ajudam na limpeza dos leitos	Realocar profissionais: 50% para a limpeza na alta, permanecendo pessoal para policiar quartos da internação (banheiros e lixo)
O	☐ Vigilância/monitoração	☐ Notificar companhia de reparos ☐ Notificar fornecedor de coleta de resíduos ☐ Impelir o pessoal a lidar com fluxo de resíduos ☐ Limpar todos os colchões manchados disponíveis	☐ Emprestar/alugar equip. de outros hospitais do sistema ☐ Ordenar abertura de caixa de contêineres p/ lixo ☐ Ativada lista de recursos adicionais	☐ Área destinada fora do galpão de lixo p/ armazená-lo até chegada do contêiner.
P	Projeto de trabalho programado terminado (cortes e novo acabamento)	Profissionais redirecionados de áreas sem pacientes p/ áreas com pacientes Chamada p/ horas extras Projeto de trabalho terminado (andar)	Supervisores/gerentes designados p/ programar trabalhos Chamada de funcionários temporários	Realocar profissionais: 50% p/ limpeza dos quartos, permanecendo pessoal para policiar áreas auxiliares (banheiros e lixo)
	Oportunidades de apoio: Realocar profissionais para ajudar outros departamentos a sair do Laranja * Pegar bandejas sujas * Transportar carrinhos de alimentos * Providenciar colchões em situações de emergência * Ajudar com remoção de neve	**Oportunidades de apoio:** * Providenciar colchões em situações de emergência	**Estados desejados:** * Enfermagem para providenciar lista de prioridade de altas às 8h e às 15h * Todos os colchões piramidais comprados para o depósito *Central p/ avisar quando só restam 3 colchões * Completar os profissionais nos andares de internação	**Estados desejados:** * Ajuda para arrumar os leitos * Todos os colchões piramidais levados para o depósito * Completar os profissionais dos andares de internação

Todas as intervenções visam atingir e manter o equilíbrio (representado pelo nível de objetivos verde). Os estados e as intervenções são divididos em quatro categorias de medidas: censo, gravidade, outros indicadores e profissionais.

Fonte: Overlook Hospital/Atlantic Health System, Summit, NJ. Usada com permissão.

Tabela 7.1

Microssistemas dentro do macrossistema

- Laboratório
- Radiologia
- Respiratório
- Gestão de casos e serviço social
- Ambiental
- Nutrição
- Farmácia
- Segurança
- Engenharia
- Compra e suprimento de materiais
- Sistemas de informação
- Serviços voluntários e serviços de transporte
- Registros médicos
- Atendimento aos pacientes e cuidado pastoral
- Unidade de terapia intensiva e emergência
- Radioterapia
- Serviços perioperatórios
- Pós-agudo

A Visão do Pássaro (ver Fig. 7.4) está exposta no posto de enfermagem. Ela inclui as várias unidades e, para cada uma, lista os indicadores para censo, gravidade, profissionais e critérios específicos para os sistemas de informações e suprimentos.

"Ter o SMDC é como ter seu melhor supervisor de enfermagem em cada unidade", diz Kosnik. O SMDC garante que todos os processos de tempo do ciclo de admissão sejam bastante precisos. Por exemplo, um componente fundamental da preparação dos leitos é sua limpeza. Mesmo que o processo seja descentralizado, o controle dos leitos é responsável por identificar aqueles que precisam ser limpos e em que ordem, para acelerar as admissões. Segundo Kosnik, quando o tempo do ciclo de admissão excede 90 minutos, é feito contato entre o controle de leitos e os serviços ambientais em intervalos de 30 minutos, para garantir que os leitos sejam limpos, conforme as prioridades estabelecidas. "Essa é apenas uma das cerca de 30 intervenções que ocorrem nesse período de tempo."

Além de identificar as barreiras para manter tempos do ciclo de admissão apropriados, o SMDC pode ajudar a identificar as necessidades de recursos. Se uma falta de bombas IV está obrigando a equipe a ir atrás de mais bombas no início de cada turno, o SMDC pode acompanhar o

Figura 7.4
Visão do pássaro

Data _____

Horário (circule um)
7h   15h   19h   23h

Funcionário encarregado: _____

Censo interno: _____

Pager no. _____

Serviço	Censo (unidades)	Gravidade (principal indicador ou mudança de horário)	Outros	Profissionais
Laboratório				
Radiologia				
Respiratório				
Gestão de caso/serviço social				
Transporte				
Ambiental				
Atendimento ao paciente/cuidado pastoral				
Farmácia				
Segurança				
Engenharia				
Compras/manejo de materiais				
Sistemas de informação				
Voluntários				
Registros médicos				
Nutrição				

Letra da zona = G (Green-Verde), Y (Yellow-Amarelo), O (Orange-Laranja), R (Red-Vermelho)

Cada posto de enfermagem tem um exemplar desta tabela, que é distribuída entre as unidades e os indicadores para garantir que todos sejam cobertos.

Fonte: Overlook Hospital/Atlantic Health System, Summit, NJ. Usada com permissão.

estresse que essa falta está causando na unidade. No momento de apresentação do orçamento, os dados são usados para solicitar a aquisição de bombas adicionais. Finalmente, as bombas extras diminuirão os tempos do ciclo de admissão porque o pronto-socorro estará operando com mais eficiência.

Esforços contínuos

As equipes do pronto-socorro continuam a rastrear os tempos do ciclo de admissão por unidade. "Quando vemos uma unidade ultrapassando a marca dos 90 minutos, avaliamos o processo", diz Kosnik, acrescentando: "Qualquer processo funciona bem quando se tem leitos. O objetivo é identificar um processo que não pare de funcionar quando houver muito movimento."

Os tempos médios do ciclo de admissão continuam a ser menores de 60 minutos. Até agora, o Overlook Hospital já está há 761 dias sem operar em desvio de ambulâncias.

Do mesmo modo, quando necessário, os processos são adaptados. A ferramenta de documentação passou por quatro reiterações desde que foi introduzida. O relato não-verbal também foi mudado. Em dezembro de 2003, o SMDC foi modificado de um formato em papel para um *software* de computador. Dados recentes indicaram que parte da linguagem "gatilho" usada no SMDC não era eficiente. "Por exemplo, a intervenção dizia, 'Notifique o supervisor de enfermagem', não indicando o que devia ser feito para reduzir os tempos do ciclo de admissão", explica Kosnik. "A linguagem foi mudada para refletir uma ação, como 'O supervisor da enfermagem está chamando a unidade específica'." Toda intervenção deve ser uma ação, diz ela, não apenas uma notificação.

A satisfação geral do paciente em relação ao pronto-socorro aumentou de 20 para mais de 90% na pesquisa.

As chaves do sucesso

As chaves para reduzir os tempos do ciclo de admissão foram tão numeráveis quanto as próprias intervenções. Por exemplo, a liderança mostrou apoio tornando os tempos do ciclo de admissão um indicador em todo o hospital. "Os líderes apareceram nas reuniões e declararam que essa era a prioridade", diz Kosnik. "Sem esse apoio visível, não teríamos sido bem-sucedidos."

Grandes passos foram dados na aceitação, por parte da equipe do PS, na segunda reunião sobre satisfação do paciente, durante a qual a equipe foi informada sobre como estavam sendo implementadas as idéias dadas na primeira reunião. "Isso criou uma quantidade significativa de aceitação, porque a equipe se sentiu capacitada e no controle do seu ambiente", observou Kosnik. Um programa de "recompensa e reconhecimento", incluindo disputas e divulgação dos membros da equipe que receberam *feedback* positivo nas pesquisas com pacientes, valorizou a equipe por suas idéias. "É muito importante reconhecer todos os envolvidos", diz Kosnik.

Também é importante desenvolver confiança na equipe dentro e fora do pronto-socorro, comunicando-se com clareza, cooperando em vez de competir e capacitando outros profissionais. Quando se desenvolveu o SMDC, a equipe do PS sentou-se com a equipe da unidade de neurociência, que recebia muitas queixas por raramente assumir admissões. Isso ocorria porque sua equipe de enfermagem gastava muito tempo alimentando os numerosos pacientes com derrame. "Agora, é uma das unidades mais eficientes, porque um técnico do departamento pulmonar vai até lá nos horários das refeições para ajudar os pacientes com derrame, permitindo que a equipe de enfermagem avalie e admita outros pacientes", diz Kosnik. Com freqüência cria-se confiança quando se usa uma abordagem cooperativa para a resolução de um problema. Assim, a atribuição de culpa é deixada de lado.

Também é útil identificar processos que resultam em situações vantajosas para ambas as unidades. Uma razão de a ferramenta de documentação padronizada ter sido tão bem-sucedida foi ter modernizado o processo de aceitação das admissões, que a unidade receberia de qualquer modo. Mostrar o impacto que a intervenção podia ter na satisfação do paciente era outro bônus. "Com freqüência, a avaliação da reputação e do desempenho de uma unidade está ligada à satisfação do paciente", diz Kosnik. "Os pacientes que precisam esperar no pronto-socorro mais de meia hora até serem informados de que vão ser admitidos ficam insatisfeitos. A impressão que se tem é de que a unidade não os quer, e isso causa impacto na maneira como o paciente responde a uma pesquisa."

Embora o pronto-socorro tenha desafiado a instituição inteira a mudar ao mesmo tempo, Kosnik recomenda começar por uma unidade com a qual o PS já trabalhe efetivamente. "Não fizemos isso, e foi muito mais difícil do que convencer uma unidade de cada vez."

Usar ferramentas para derrubar barreiras e facilitar a colaboração também gera sucesso. Entre aquelas usadas no Overlook Hospital, estão incluídos o SMDC e um vocabulário comum. Um exemplo é a codificação de cores e a terminologia do SMDC. O uso de um vocabulário comum derivou-se principalmente de palavras cotidianas em novas estruturas sintáticas, devido aos contextos de atividade, como "experiências compartilhadas". O uso de teorias, como microssistemas em um macrossistema, manejo dos recursos da tripulação, e investigação apreciativa, incentiva o uso dessas ferramentas (ver Quadro 7.2).

Finalmente, trabalhar em conjunto visando a um objetivo comum é essencial. "Quando começamos a observar mais de perto para os tempos do ciclo de admissão, começamos a olhar além do pronto-socorro, pois a redução efetiva desses tempos requer a colaboração de todo o sistema", diz Kosnik. "Teria sido impossível para o pronto-socorro reduzir os tempos de admissão sem que todo o hospital trabalhasse junto." Mas ter atingido o objetivo não significa que os tempos do ciclo estão resolvidos. "Reduzir o tempo do ciclo de admissão é um daqueles projetos de melhoria da qualidade que nunca acabam", conclui Kosnik. "Os processos mudam, novos profissionais são contratados... você sempre tem de estar à frente."

O Cape Canaveral Hospital ataca o processo de triagem para reduzir atrasos para o paciente

O volume de pacientes no pronto-socorro quase dobrou entre 1995 e 1999 no Cape Canaveral Hospital/HealthFirst Inc., em Cocoa Beach, Flórida. Mas os processos usados para proporcionar tratamento não mudaram proporcionalmente a esse aumento dramático, parte do qual foi fruto do crescimento da população. O resultado foi superlotação,

---

Quadro 7.2

Pensando "fora do comum" na saúde

Implementar muitas das intervenções que reduziram os tempos do ciclo de admissão no pronto-socorro do Overlook Hospital requereu que a equipe do PS adotasse algumas estratégias de planejamento e operações tradicionalmente externas à atenção à saúde.

O conceito de microssistemas foi usado como uma plataforma para fundir planejamento e operações estratégicas a fim de facilitar uma adequação da capacidade à demanda. Dito de maneira simples, a idéia é que sistemas maiores – macrossistemas – são compostos de sistemas menores – microssistemas. Finalmente, os resultados do macrossistema não são melhores do que os microssistemas que ele compreende.

"Conseguir clareza no pronto-socorro como um microssistema que compõe um macrossistema foi, ao mesmo tempo, esclarecedor e prático, e definitivamente deu suporte ao trabalho de demanda/capacidade", observa Espinosa.

A idéia do microssistema é uma ferramenta conveniente para dizer que cada unidade é importante para o sucesso da organização, acrescenta Kosnik. O oposto é verdadeiro: a falência de uma unidade causa a falência de todo o sistema. "Se conhecemos as barreiras que afetam uma unidade, podemos intervir antes que a unidade fique sobrecarregada, ajudando-a a ir em frente", diz ela. Kosnik encara essa interação como um acordo comercial justo. "Hoje eu preciso da sua ajuda. E você vai me ajudar porque amanhã você vai precisar da minha ajuda."

O manejo dos recursos da tripulação é uma metodologia de comunicação focalizada em sistemas de decisão centrados na equipe. Foi desenvolvido pela indústria da aviação em 1979 para reduzir o fator de erro humano nos acidentes aéreos. Quando aplicado à atenção à saúde, os provedores do PS que tratam pacientes em estado crítico são comparados à tripulação de um avião envolvida em complexas operações de vôo. A metodologia, que estimula a colaboração, foi usada para guiar as definições dos estados do SMDC.

A investigação apreciativa é uma metodologia que facilita a mudança positiva em uma organização, envolvendo todo o sistema em uma análise sobre o que funciona melhor. Como parte da investigação, são descobertos e analisados dados para temas comuns. Esses temas são aplicados em futuros esforços de melhoria. "Fizemos um projeto em que as pessoas perguntaram umas às outras o que funcionava, durante uma temporada de gripe, e o que não funcionava", recorda Espinosa. O resultado foram práticas melhores, como servir sopa quente e sanduíches para os pacientes e para as famílias e criar sistemas de triagem para prévia detecção e manejo dos pacientes com gripe. "É uma maneira muito amigável de obter informações positivas, especialmente quando os problemas parecem opressivos e insuperáveis."

longos atrasos no tratamento e desvio de ambulâncias. Os pacientes atribuíram ao hospital municipal de 150 leitos uma desanimadora classificação de 12% em uma pesquisa de satisfação do paciente.

Os pacientes esperavam em média 90 minutos desde o tempo em que se registravam até o momento em que recebiam tratamento no pronto-socorro, com 16 leitos. "Às vezes, alguns pacientes esperavam de 4 a 6 horas para passar pela triagem, o que é totalmente inaceitável", diz Susan Key, R.N., M.S., C.E.N., diretora dos serviços de emergência. "O serviço ao consumidor era um problema, mas a qualidade do cuidado também."

Em junho de 1999, o pronto-socorro iniciou os esforços de melhora do desempenho (MD) para aperfeiçoar o fluxo de pacientes. A equipe multidisciplinar de Melhora do Serviço ao Consumidor, que compreendia a equipe do PS, médicos e funcionários administrativos, reuniu-se para estudar os processos de triagem e registro.

Processo de triagem

O processo de triagem foi escolhido como o foco inicial porque, como diz Key: "Você começa pelo começo. O início do processo é a triagem, e é aí que ocorre seu primeiro entrave importante." A equipe usou o FOCUS-PDCA para modernizar o processo de triagem, cortando mais da metade dos 20 passos que utilizava até então (ver Figuras 7.5 e 7.6 para os fluxogramas anterior e atual dos processos de triagem).

"Nós eliminamos os passos iniciais, em que o paciente tinha de se registrar, preencher formulários, ir até o registro, preencher mais formulários, depois esperar pelo enfermeiro da triagem. Quando finalmente conseguia ser triado, tinha de voltar para a sala de espera até ser levado de volta a uma sala, quando alguma ficasse disponível", diz Key.

Com o novo processo de triagem, se houver leito disponível, o paciente entra diretamente no pronto-socorro. O paciente é triado no leito. O enfermeiro conduz uma avaliação e pode até providenciar para que os exames laboratoriais e os raios X sejam pedidos antes de o médico avaliar o paciente.

Durante a iniciativa de MD, o mantra da equipe era "A triagem é um processo, não uma sala". Muitos provedores de PS insistem em que ela deve ser realizada em uma sala de triagem, conforme Key, mas isso pode criar um entrave já no início do fluxo de pacientes. "Você precisa quebrar todo o paradigma", acrescenta ela. "A equipe e o médico não têm controle sobre quantos pacientes se apresentam no PS, mas têm controle sobre o número de pacientes que retornam."

Registro à beira do leito

A equipe também introduziu o registro à beira do leito. Embora o processo não tenha mudado, a equipe mudou. O funcionário do registro precisava acionar a equipe para atender aos picos do volume de pacientes. Além disso, um processo de minirregistro foi acrescentado para superar os atrasos quando o pronto-socorro está superlotado. Quando a unidade carece de leitos disponíveis e a sala de espera está cheia, os pacientes são triados em uma área de triagem lotada, mas, antes, o enfermeiro registra o paciente no sistema de entrada do hospital usando o computador. Uma vez que isso acontece, a equipe pode pedir os exames. Como pedir os testes antes de os pacientes estarem realmente registrados é uma dificuldade comum que muitos prontos-socorros precisam superar, comenta Key. "Com esse novo processo, não importa se o paciente não foi registrado até ele ir embora; nós podemos tratá-lo."

Seis meses depois de implementados o processo de triagem modernizado e o registro à beira do leito, a espera do paciente diminuiu de 90 para 13,5 minutos, representando uma queda de 85% nos tempos de espera médios. Essa queda ocorreu apesar de um aumento de 15% no volume de pacientes do PS.

Iniciativas de MD

Após o sucesso na redução dos tempos de espera do paciente, a equipe do PS do Cape Canaveral desenvolveu e demonstrou planos de ação que eram discutidos em reuniões semanais. Equipes adicionais foram formadas, e as seguintes iniciativas de MD foram subseqüentemente implementadas.

Gerente de caso do PS

Um número crescente de pacientes, encaminhados a um médico após buscar tratamento no pronto-socorro, telefonava no dia seguinte para dizer que não conseguira marcar uma consulta com esse médico. Além disso, o pronto-socorro cada vez mais recebia telefonemas de pacientes inseguros em relação às suas instruções de alta. Conseqüentemente,

Figura 7.5
Processo de triagem anterior

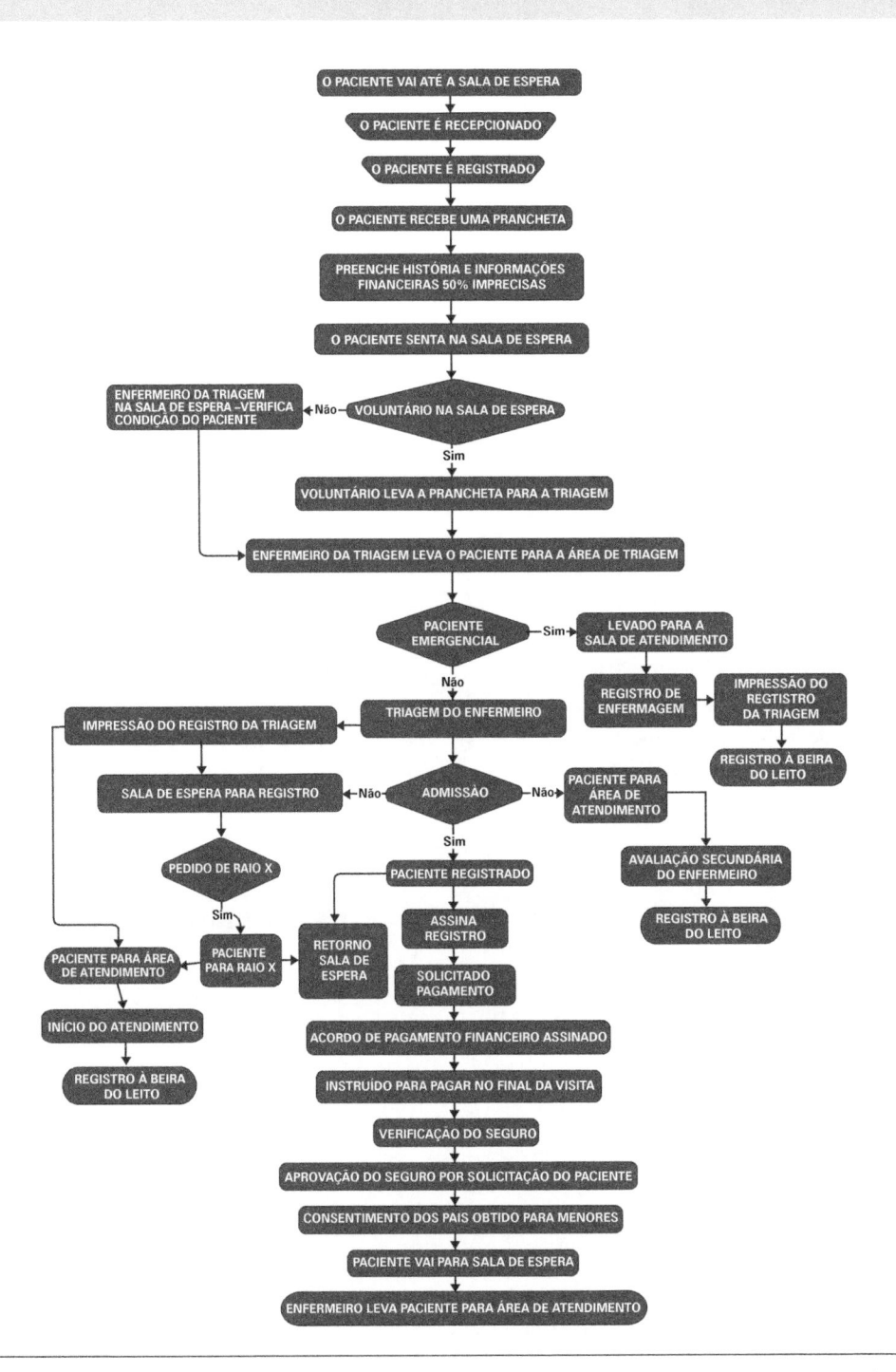

```
O PACIENTE VAI ATÉ A SALA DE ESPERA
           ↓
O PACIENTE É RECEPCIONADO
           ↓
O PACIENTE É REGISTRADO
           ↓
O PACIENTE RECEBE UMA PRANCHETA
           ↓
PREENCHE HISTÓRIA E INFORMAÇÕES FINANCEIRAS 50% IMPRECISAS
           ↓
O PACIENTE SENTA NA SALA DE ESPERA
           ↓
VOLUNTÁRIO NA SALA DE ESPERA ─Não→ ENFERMEIRO DA TRIAGEM NA SALA DE ESPERA – VERIFICA CONDIÇÃO DO PACIENTE
           ↓ Sim
VOLUNTÁRIO LEVA A PRANCHETA PARA A TRIAGEM
           ↓
ENFERMEIRO DA TRIAGEM LEVA O PACIENTE PARA A ÁREA DE TRIAGEM
           ↓
PACIENTE EMERGENCIAL ─Sim→ LEVADO PARA A SALA DE ATENDIMENTO → REGISTRO DE ENFERMAGEM → IMPRESSÃO DO REGISTRO DA TRIAGEM → REGISTRO À BEIRA DO LEITO
           ↓ Não
TRIAGEM DO ENFERMEIRO
           ↓
ADMISSÃO ─Não→ PACIENTE PARA ÁREA DE ATENDIMENTO → AVALIAÇÃO SECUNDÁRIA DO ENFERMEIRO → REGISTRO À BEIRA DO LEITO
    ↓Não (esquerda): SALA DE ESPERA PARA REGISTRO → IMPRESSÃO DO REGISTRO DA TRIAGEM
                                              ↓
                                    PEDIDO DE RAIO X ─Sim→ PACIENTE PARA RAIO X → RETORNO SALA DE ESPERA
                                              ↓
                                    PACIENTE PARA ÁREA DE ATENDIMENTO → INÍCIO DO ATENDIMENTO → REGISTRO À BEIRA DO LEITO
           ↓ Sim
PACIENTE REGISTRADO
           ↓
ASSINA REGISTRO
           ↓
SOLICITADO PAGAMENTO
           ↓
ACORDO DE PAGAMENTO FINANCEIRO ASSINADO
           ↓
INSTRUÍDO PARA PAGAR NO FINAL DA VISITA
           ↓
VERIFICAÇÃO DO SEGURO
           ↓
APROVAÇÃO DO SEGURO POR SOLICITAÇÃO DO PACIENTE
           ↓
CONSENTIMENTO DOS PAIS OBTIDO PARA MENORES
           ↓
PACIENTE VAI PARA SALA DE ESPERA
           ↓
ENFERMEIRO LEVA PACIENTE PARA ÁREA DE ATENDIMENTO
```

O processo anterior de triagem criava um entrave no fluxo de pacientes, o que deixava o paciente esperando por um longo tempo antes de receber tratamento.

Fonte: Cape Canaveral Hospital/HealthFirst Inc., Cocoa Beach, FL. Usada com autorização.

Figura 7.6

Processo de triagem revisado

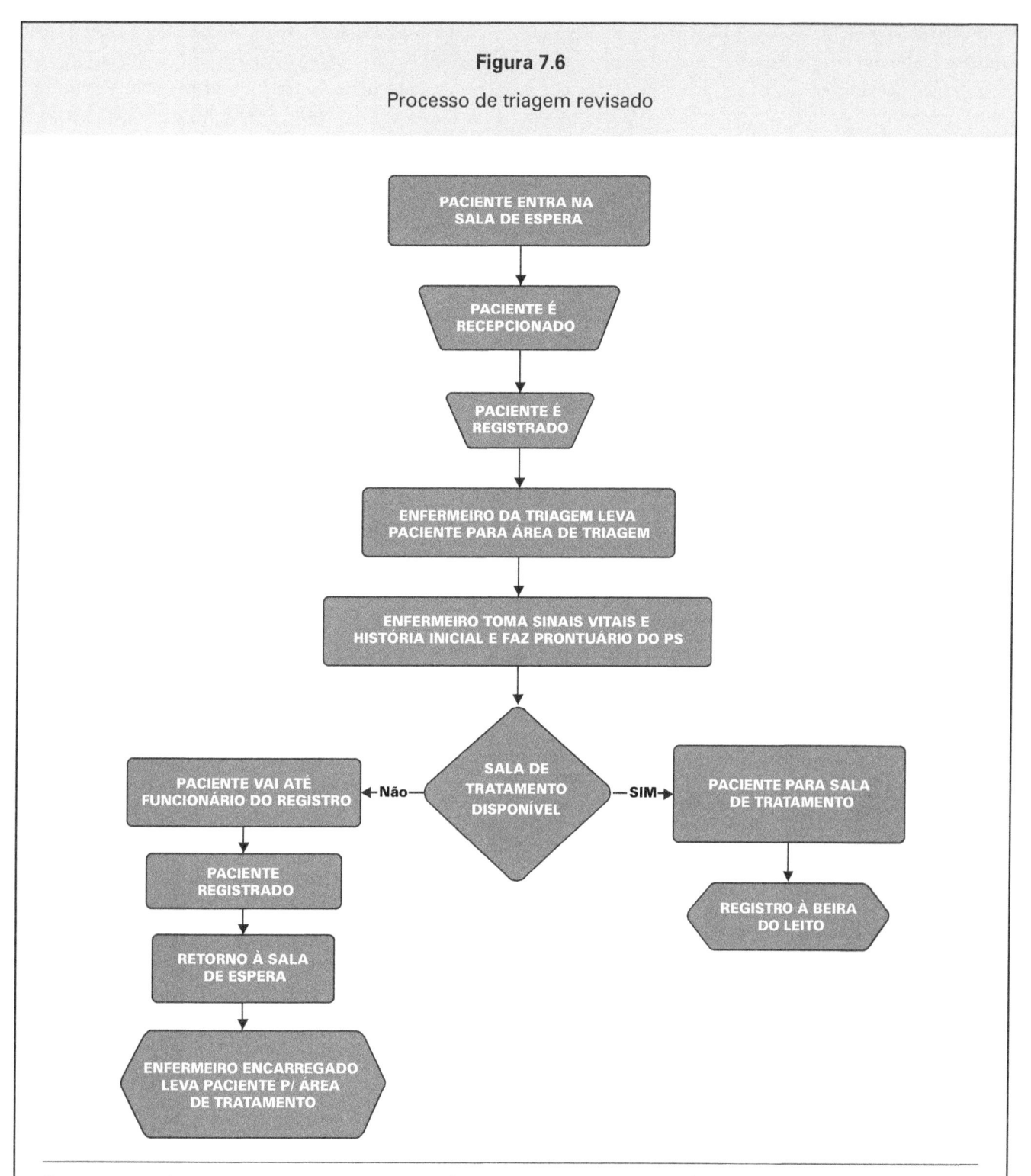

```
PACIENTE ENTRA NA SALA DE ESPERA
          ↓
PACIENTE É RECEPCIONADO
          ↓
PACIENTE É REGISTRADO
          ↓
ENFERMEIRO DA TRIAGEM LEVA PACIENTE PARA ÁREA DE TRIAGEM
          ↓
ENFERMEIRO TOMA SINAIS VITAIS E HISTÓRIA INICIAL E FAZ PRONTUÁRIO DO PS
          ↓
     SALA DE TRATAMENTO DISPONÍVEL?
    ←Não─              ─SIM→
PACIENTE VAI ATÉ                PACIENTE PARA SALA
FUNCIONÁRIO DO REGISTRO         DE TRATAMENTO
          ↓                              ↓
PACIENTE REGISTRADO             REGISTRO À BEIRA DO LEITO
          ↓
RETORNO À SALA DE ESPERA
          ↓
ENFERMEIRO ENCARREGADO LEVA PACIENTE P/ ÁREA DE TRATAMENTO
```

O novo processo de triagem permite que o paciente entre diretamente no pronto-socorro, se há um leito disponível, e também permite a triagem à beira do leito.

Fonte: Cape Canaveral Hospital/HealthFirst Inc., Cocoa Beach, FL. Usada com permissão.

foram contratados um gerente de caso, em tempo integral, e um gerente de caso do PS, em tempo parcial, para facilitar a alta e o acompanhamento dos pacientes.

Os gerentes de caso, que são enfermeiros da emergência, lidam com toda a documentação e o acompanhamento para transferências e altas. Eles também acompanham diariamente os resultados dos exames de laboratório e de raio X, assim como as discrepâncias de encaminhamento. "O gerente de caso lida com coisas que caíam nas mãos dos enfermeiros responsáveis e escorriam pelo ralo quando eles estavam ocupados", diz Key. A equipe está agora confiante de que o cuidado de seus pacientes será coordenado e acompanhado. O novo cargo também diminuiu a responsabilidade da equipe que presta o cuidado imediato. Um benefício adicional é que os gerentes de caso conduzem a triagem e ajudam outros profissionais quando o pronto-socorro está superlotado.

Sistema de informações clínicas

O sistema computadorizado de informações clínicas lida com rastreamento do paciente, entrada de pedidos, prescrições, documentação da enfermagem, instruções de alta e documentação do médico, tudo em tempo real. Implementado em dezembro de 2000, esse sistema modernizou o processo de registro médico do PS. Apesar de algumas demoras adicionais quando a equipe ainda aprendia o novo sistema e a nova equipe era orientada para o processo de triagem, o sistema computadorizado conduziu a mais reduções nos tempos de espera. Eles caíram para 11 minutos logo depois que o sistema computadorizado foi implementado. Atualmente, os tempos de espera giram em torno dos 8 minutos.

Key acredita que o sistema tem sido bem-sucedido porque a equipe e o médico aceitaram os processos computadorizados. Com um computador em cada sala, os provedores do PS podem ir a qualquer lugar no departamento e acessar o registro de um paciente para ver suas prescrições.

Área de cuidado expresso

Em março de 2001, foi aberta uma Área de Cuidado Expresso (ACE) de cinco leitos para pacientes não-urgentes, a fim de lidar com o volume crescente de pacientes que buscam tratamento no pronto-socorro por não conseguirem acesso à atenção básica. "As pessoas cujas vidas nós salvamos nos adoram", diz Key. "Mas os pacientes não-urgentes são aqueles que, em geral, têm de esperar mais tempo e nos avaliam pior na pesquisa de satisfação. Precisávamos descobrir uma maneira de lidar com esses pacientes e não prejudicar o fluxo de pacientes agudos no pronto-socorro."

Para começar, uma equipe de médicos e enfermeiros do pronto-socorro desenvolveu critérios de triagem para a área de cuidado não-urgente (ver Fig. 7.7). Adjacente ao pronto-socorro, a ACE é atendida por um enfermeiro e por um técnico. O rastreamento em tempo real dos padrões de chegada indicou que a ACE precisava atender diariamente, das 10 às 22 horas. Em média, 25 a 30 pacientes usam a ACE todos os dias, com períodos de pico sazonal por visitas de turistas e pessoas que vivem na área apenas durante os meses de inverno, já que o hospital está localizado perto de Cabo Canaveral. Quando a ACE está lenta, o técnico recorre ao pronto-socorro. Quando o pronto-socorro está sobrecarregado, o enfermeiro da ACE oferece uma ajuda.

A única desvantagem da ACE é que alguns pacientes se queixaram de ver outros pacientes que pareciam menos doentes serem enviados para outra sala de espera e, talvez, liberados antes. Aprender a lidar com as queixas e fazer os pacientes sentirem que seus problemas – sejam emergenciais ou não-urgentes – são considerados sempre importantes foi o foco de uma série de atividades de "treinamento de cultura em serviço" organizada para a equipe do PS em janeiro de 2002.

Conselho do Processo de Enfermagem

Tentando eliminar atrasos no processo geral de admissão do hospital, o Conselho do Processo de Enfermagem (CPE), constituído por 19 membros de vários departamentos, foi estabelecido em setembro de 2001. O objetivo da equipe multidisciplinar era usar uma abordagem colaborativa para estabelecer um ambiente de confiança entre toda a equipe de enfermagem e de serviços auxiliares a fim de diminuir as barreiras que envolvem o processo. A equipe usou o FOCUS-PDCA para discutir problemas, montar diagramas e organizar as principais questões, todas referentes a admissão, alta e processo de transferência.

Entre as recomendações implementadas estavam o uso de um enfermeiro da admissão e de um processo modernizado de controle de leitos. Para admitir os pacientes, os médicos agora preenchem um formulário de admissão padronizado, entregue ao enfermeiro da admissão no setor de registro. O enfermeiro vai ao encontro do paciente, entrega-lhe toda a documentação e determina em que unidade ele deve ser admitido. Como parte do processo revisto de controle de leitos, as solicitações de leito vão diretamente para o supervisor de enfermagem, um cargo que foi acrescentado ao turno do dia. Anteriormente, ninguém supervisionava essa função, e ficava a cargo dos chefes de enfermagem nego-

Figura 7.7
Critérios de triagem para pacientes de cuidado expresso

Cape Canaveral Hospital – Pronto-socorro
Critérios de triagem para pacientes de cuidado expresso

Funcionamento: das 10 às 22 horas
Capacidade: 5 leitos

Geral

Pediatria: 6 meses ou mais
Aparentemente não-intoxicado; $SAO_2 > 96\%$; sem desconforto respiratório
Temperatura não acima de: 39,1°C retal ou 38,6°C oral

Adultos: Sem critério de idade – cautela com o paciente idoso
Ambulatorial
Sem complicação
$SAO_2 > 95\%$

Exemplos específicos

Olhos
1. Somente conjuntivite óbvia

Ouvidos
1. Dor de ouvido
2. Cerume no ouvido
3. Corpo estranho no ouvido
4. Trauma no ouvido

Geniturinário
1. Troca de sonda de Foley
2. Retenção urinária masculina sem complicação
3. Infecção urinária sem febre, dor abdominal, corrimento vaginal, vômito ou toxicidade

Medicações
1. Solitação de medicação de uso contínuo
2. Terapia antibiótica IV ou IM

Nariz
1. Trauma nasal isolado (nariz fraturado)
2. Sintomas de rinossinusite

(continua)

Figura 7.7 (continuação)

Critérios de triagem para pacientes de cuidado expresso

Oral
1. Dor de dente
2. Trauma dental menor

Ortopédico
1. Nenhuma deformidade significativa, deficiência neurovascular ou deslocamento de extremidades
2. Entorses e luxações
3. Dor ambulatorial no pescoço, costas ou quadril
4. Queixas no tornozelo, joelho, cotovelo ou ombro

Pele
1. Queimadura de sol (sem toxicidade ou desidratação)
2. Celulite (sem toxicidade, não-diabética)
3. Erupções (sem febre, toxicidade ou outros sintomas)
4. Urticária (sem desconforto respiratório, angiedema ou alterações hemodinâmicas)
5. Abscesso – simples, sem complicação e não-perianal
6. Lacerações
7. Ferimentos perfurantes
8. Mordida de animal
9. Remoção de sutura
10. Reconsulta de ferimentos
11. Queimaduras menores – sem requerer desbridamento extensivo ou medicações tituladas para dor

Garganta
1. Faringite
2. Dor de garganta

Trauma
1. Abrasões, contusões
2. Distensões, luxações
3. Lesões nas extremidades, sem comprometimento neurovascular
4. Dor ambulatorial no pescoço, costas ou quadril
5. Lesão na cabeça – sem complicação, sem perda de consciência, sem vômito, sem alterações na condição mental

Respiratório superior – sintomas de gripe
1. Garganta inflamada, coriza
2. $SAO_2 > 95\%$
3. Freqüência respiratória 22/min ou menos
4. Aparentemente não-tóxico

(continua)

Figura 7.7 (continuação)
Critérios de triagem para pacientes de cuidado expresso

Principais queixas da emergência – cuidado não-expresso
1. Lesões na cabeça com perda de consciência, vômito e alterações na condição mental
2. Vômito e diarréia ativos
3. Dor abdominal
4. Dor no peito
5. Queixas ginecológicas – dor e corrimento vaginal
6. Imobilização cervical
7. Queixas genitais masculinas, descarga purulenta
8. Grandes deformidades das extremidades, deficiência neurovascular ou deslocamento de extremidade
9. Menos de 6 meses de idade
10. Cefaléia

Área cinzenta
1. Vômito e diarréia
2. Queixas múltiplas
3. Epistaxe (emergência se sangrando ativamente, hipertensivo ou com anticoagulantes)

Os critérios de triagem especificam quais pacientes não-urgentes são adequados para receber tratamento na Área de Cuidado Expresso a fim de aliviar o volume de pacientes no pronto-socorro.

Fonte: Cape Canaveral Hospital/HealthFirst Inc., Cocoa Beach, FL. Usada com autorização.

ciar. Quando o hospital atinge sua capacidade, o supervisor de enfermagem é também responsável por determinar que pacientes – do pronto-socorro, do centro-cirúrgico ou da admissão direta – são colocados na internação, conforme a necessidade.

Em conseqüência, as horas de espera no PS caíram de 1.077 para 96 em 2002 (ver Fig. 7.8). Isso é o resultado do aumento da disponibilidade de leitos em todas as áreas de internação, por meio da distribuição modernizada dos pacientes, dos procedimentos aperfeiçoados de arrumação dos quartos para uma rotatividade de leitos mais rápida nos andares de internação e da melhor alocação de recursos nos fins de semana e feriados. O Conselho também conseguiu que as equipes do PS e de outros departamentos se comunicassem melhor e cooperassem, conforme Key, que co-presidiu o CPE. Em 2004, o Conselho reviu as recomendações, porque as horas de espera aumentaram no ano anterior, em parte como resultado do fechamento de uma unidade de telemetria de 14 leitos que estava sendo reformada.

Indicadores de qualidade

Todos os anos, o pronto-socorro escolhe pelo menos dois indicadores de qualidade para avaliar o desempenho. No ano fiscal de 2002, o tempo entre a admissão e a medicação para os trombolíticos diminuiu de uma média de 83 para 27 minutos. O tempo de permanência (TP) para pacientes que se apresentavam com dor abdominal diminuiu de uma média de seis para quatro horas. Essas duas melhorias foram, em grande parte, resultado do desenvolvimento e da implementação de protocolos baseados em evidências para dor no peito e dor abdominal, respectivamente.

No ano fiscal de 2003, as medidas de desempenho visaram a necessidade de a equipe do PS explicar os procedi-

Figura 7.8

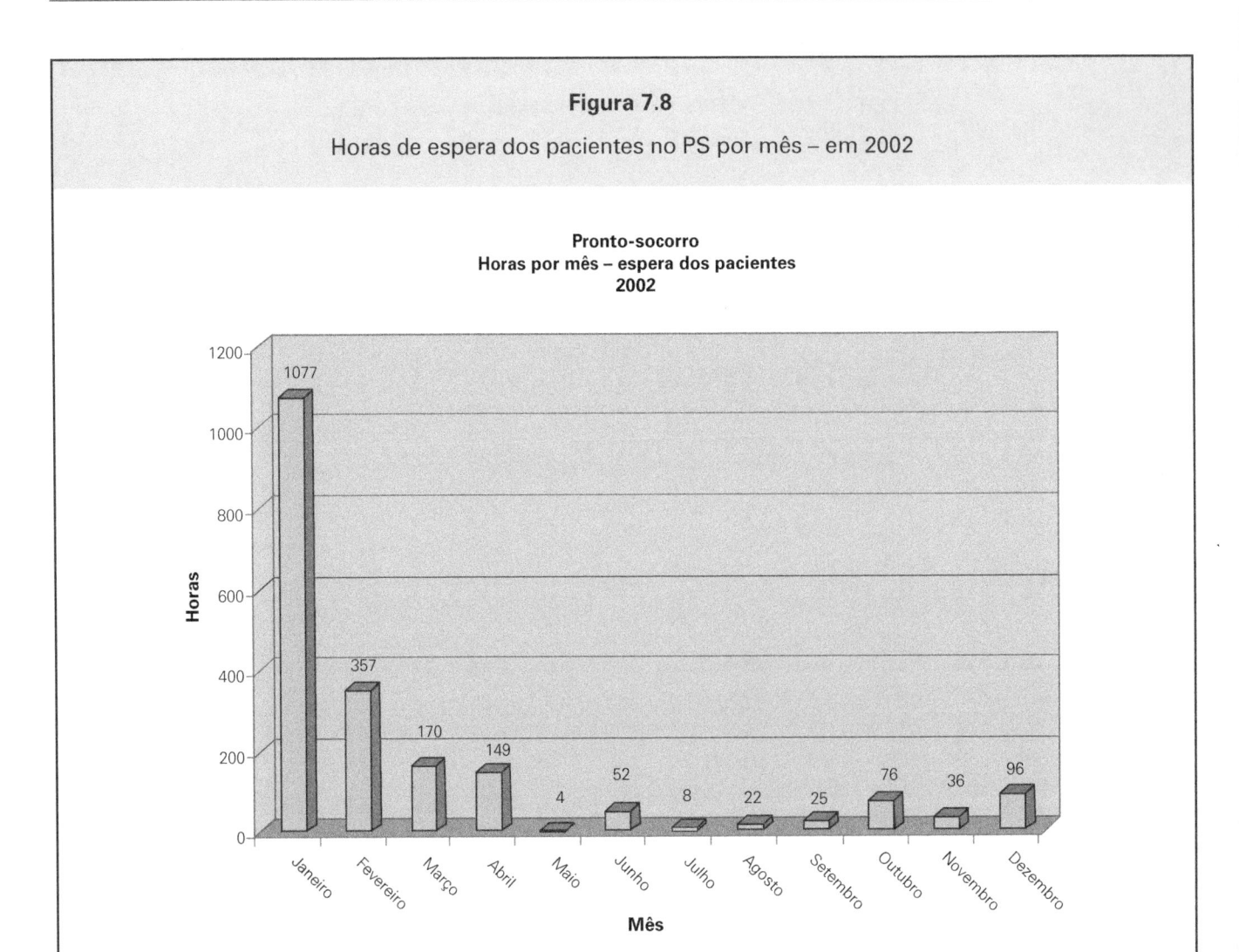

Horas de espera dos pacientes no PS por mês – em 2002

Pronto-socorro
Horas por mês – espera dos pacientes
2002

Mês	Horas
Janeiro	1077
Fevereiro	357
Março	170
Abril	149
Maio	4
Junho	52
Julho	8
Agosto	22
Setembro	25
Outubro	76
Novembro	36
Dezembro	96

Em conseqüência do aumento da disponibilidade de leitos em todas as áreas de internação por meio da distribuição modernizada dos pacientes, dos melhores procedimentos de arrumação dos quartos para a rotatividade mais rápida de leitos e de uma alocação melhorada dos recursos, o tempo de espera no PS caiu de 1.077 para 96 horas em 2002.

Fonte: Cape Canaveral Hospital/HealthFirst Inc., Cocoa Beach, FL. Usada com autorização.

---

mentos aos pacientes, comunicar os atrasos no tratamento e, quando possível, incluir o paciente nas decisões a respeito do plano de cuidado. Todos esses processos foram citados pelos pacientes na pesquisa de satisfação como deficientes. O indicador foi baseado nos Emergency Nurses Association's Standards of Care (Padrões de Cuidado da Associação dos Enfermeiros da Emergência), que dizem, "Os enfermeiros da emergência devem ter uma comunicação aberta e sem demora com os pacientes, seus acompanhantes e com os membros da equipe, para assegurar a ocorrência das intervenções terapêuticas." Os parâmetros da documentação foram incorporados no sistema de informações clínicas do PS para servir como um lembrete e facilitar a coleta de dados. A equipe da unidade de emergência também desenvolveu um folheto sobre o seu plano de cuidado que os enfermeiros usam para discutir o planejamento do tratamento com cada paciente. Esse plano resultou em um melhor entendimento do paciente e de sua família. Um segundo indicador concentrou-se na avaliação do paciente para garantir que todos os parâmetros estivessem sendo satisfeitos. O cumprimento da medida de desempenho por parte da equipe foi de 46 para 68%, excedendo o objetivo de 60% de cumprimento. Com relação ao segundo indicador, o cumprimento da equipe subiu de 30 para 58%, excedendo o objetivo de 50%.

No ano fiscal de 2004, as medidas de desempenho abordaram a administração de aspirina e a documentação das medicações no registro eletrônico.

Desvio de ambulâncias

Por operar em regime de desvio duas a três vezes por mês, Key desenvolveu um plano com as agências locais de serviços de emergência. Quando a superlotação iminente é conseqüência da espera dos pacientes pela remoção para as casas de saúde locais, Key notifica os serviços de ambulância, que, por sua vez, contratam pessoal adicional para facilitar o transporte dos pacientes. "Muitas vezes, há uma janela disponível de quatro horas para transportar os pacientes da nossa instituição", diz ela. Embora Key tenha precisado fazer essa convocação aproximadamente uma ou duas vezes por semana durante os invernos anteriores, o pronto-socorro só operou em regime de desvio de ambulâncias três vezes durante todo o inverno de 2003. "Montar um plano desse tipo requer muita colaboração e profissionais trabalhando fora do hospital, mas, afinal, é do interesse de todos na comunidade que não operemos em regime de desvio", acrescenta ela. "O serviço de ambulâncias não quer que operemos em regime de desvio porque isso deixa Cocoa Beach a descoberto, o que faz com que eles tenham de viajar quase 15 quilômetros até o próximo hospital."

Sucesso gera sucesso

Conseguir a aceitação do médico e da equipe é simplesmente uma questão de lhes mostrar como as mudanças recomendadas vão beneficiar a eles e a seus pacientes, conforme Key. Essas mudanças nunca devem ser comunicadas como ordens da administração; ao contrário, "Permita que a equipe chegue às ações que precisa realizar. Mantendo a concentração no que realmente é do maior interesse do paciente, você conseguirá superar muitas barreiras." E acrescenta: "As pessoas querem realizar um bom trabalho e se sentir bem com o que fazem."

As iniciativas de MD atingem grande sucesso porque os médicos e a equipe do PS têm estado abertos para experimentar coisas novas, diz Key. Eles também são autorizados a experimentar novas idéias e recebem *feedback* positivo. "Comemoramos cada ganho que obtemos", diz ela. Em uma recente reunião da equipe, com comidas, balões e faixas, o diretor-geral do hospital e o diretor dos serviços de cuidado do paciente, assim como o diretor administrativo e o chefe de operações do HealthFirst Inc., parabenizaram a equipe pelas recentes melhorias.

O apoio da liderança é fundamental, acrescenta Key. Os líderes da organização não só comparecem às comemorações do PS, mas proporcionam subvenção para recursos, como, por exemplo, o sistema de computação e a contratação de novos profissionais quando o pronto-socorro proporcionou cuidado adicional a pacientes que aguardavam internação. "Além disso, quando as iniciativas envolvem outros departamentos, os líderes estão disponíveis se precisamos de apoio."

Embora os volumes de pacientes continuem a aumentar, de aproximadamente 21.000 em 1998 para quase 31.000 em 2002, o pronto-socorro atingiu 97% na última pesquisa de satisfação do paciente.

Não descansando sobre seus louros, o pronto-socorro continua a monitorar e rever os processos para melhorar o fluxo de pacientes. Os últimos esforços para melhorar o processo de triagem são feitos por uma equipe, fundamentalmente formada por enfermeiros do turno da noite, que analisa a adoção de um sistema de cinco níveis. "Começamos com o processo de triagem em 1999 e temos outra equipe procurando melhorá-lo ainda mais", diz Key.

O St. John's Regional alivia a agenda do CC para reduzir a superlotação

O pronto-socorro do St. John's Regional Health Center, em Springfield, Missouri, ficou superlotado pela primeira vez após a temporada de gripe de 2002. Dentro da organização, o TP do paciente no pronto-socorro aumentava cada vez mais. Os desvios não eram um problema porque eles não tinham opção: existem apenas duas instituições na região, e o hospital é o único centro de trauma de Nível 1.

O aumento do volume do PS era, em grande parte, atribuído a um crescimento rápido da população: Springfield é a terceira maior cidade do Missouri. Piora o quadro o fato de que o hospital municipal, de 866 leitos, está alojado em um prédio antigo. "Estávamos nos deparando com questões de capacidade não apenas no pronto-socorro, mas em todo o hospital", diz Christy Dempsey, B.S.N., C.N.O.R., diretora dos serviços perioperatórios.

Juntando-se ao IHI

Em maio de 2002, o St. John's Regional uniu-se ao Institute for Healthcare Improvement's (IHI) Collaborative on Patient Flow. O propósito desse esforço colaborativo, que agrega aproximadamente 50 hospitais, é avaliar o que influencia o fluxo adequado de pacientes ao longo das unidades do hospital e desenvolver e implementar métodos para melhorá-lo. "Queríamos nos juntar ao IHI", disse Dempsey.

"Escolhemos o fluxo de pacientes sabendo que tínhamos problemas com a superlotação do PS e com o trânsito do paciente nos serviços perioperatórios e no hospital como um todo."

Em outubro de 2002, Dempsey assistiu a uma apresentação do IHI sobre um método que envolve criar um centro cirúrgico (CC) em que procedimentos não-programados podem ser realizados durante a parte mais ocupada do dia. Essa sala adicional se destinaria a aumentar a eficiência geral e reduzir a variabilidade no fluxo cirúrgico programado. A desorganização da programação de cirurgias pode provocar grandes picos na demanda por leitos, profissionais e outros recursos. Essa pressão sobre o sistema resulta na sobrecarga do prontosocorro, do CC ou de ambos, provocando superlotação do PS, atrasos nas cirurgias e desvio de ambulâncias.

Nenhum dos membros da iniciativa estava disposto a instituir a sala adicional e verificar se este era um método eficiente, lembra Dempsey. Em geral, surge a preocupação de que a programação dos procedimentos eletivos tenha duas conseqüências: a produtividade dos cirurgiões diminua ou os cirurgiões levem seus pacientes para outro lugar.

Antes de sair da reunião do IHI, Dempsey telefonou para o diretor da traumatologia para informá-lo sobre este método promissor de melhoria do fluxo de pacientes e redução da superlotação do hospital. Ela estava convencida de que a sala adicional funcionaria no St. John's Regional porque os CCs estavam bastante sobrecarregados e operando em quase 80% da sua capacidade. "Quando você está sobrecarregado de pacientes eletivos, ninguém pode cuidar de casos adicionais, que podem ser responsáveis por até 10% do volume do cuidado", diz Dempsey. Ela queria apresentar o método na próxima reunião da equipe de orientação dos serviços perioperatórios, um grupo de liderança de cirurgiões, anestesiologistas e administradores. "O diretor da traumatologia concordou que essa proposta fazia sentido e era, ao mesmo tempo, assustadora, mas valia a pena examiná-la", disse ela.

O cenário do CC

O St. John's Regional tem 26 salas de cirurgia, 18 das quais eram multifuncionais quando esse esforço foi empreendido (22 salas de cirurgia são atualmente polivalentes), com um volume de cerca de 25 mil casos cirúrgicos por ano. As salas de cirurgia estavam ocupadas das 7h30min às 17h, conforme Dempsey. Os numerosos casos cirúrgicos urgentes do CC diariamente competiam com os procedimentos eletivos já programados, ambos sendo preteridos por qualquer caso de emergência que se apresentasse. Em vista disso, às vezes as cirurgias eletivas eram feitas às 2h da manhã.

Enquanto isso, os cirurgiões do trauma tinham uma sala de cirurgia praticamente reservada para eles, diz Dempsey. Funcionava da seguinte maneira: o médico que estava de plantão na quarta-feira teria a sala de cirurgia bloqueada para seu uso na quinta. O cirurgião usaria a sala para programar casos eletivos. "Os cirurgiões (do trauma) tinham a agenda bloqueada para uso, como grupo, quatro dias por semana", explica ela. "E então, cinco dias por semana, eles tinham a agenda bloqueada para o cirurgião que estava de plantão na véspera."

Dempsey pediu aos cirurgiões que desistissem da agenda bloqueada na sala de cirurgia. Em troca, eles teriam a primeira oportunidade de usar a sala para realizar quaisquer casos não-programados que tivessem atendido durante o plantão na véspera. "Quando eles terminavam os casos adicionais, encaminhávamos todos os outros que iam surgindo ao longo do dia para aquela sala de cirurgia", disse ela.

Essa mudança foi importante, porque uma sala de cirurgia separada dedicada a casos não-programados não só reduziu o tempo de bloqueio geral dos cirurgiões, comentou Dempsey, mas reverteu a maneira como as salas de cirurgia eram programadas até então. Além disso, a sala passou a ter uma equipe própria, mesmo que não estivesse sendo ocupada. "Isso aparenta reduzir a capacidade e conduzir à ineficiência, mas, na verdade, faz o contrário", diz Dempsey. "Aumenta a eficiência nas outras salas de cirurgia e nos permite introduzir os pacientes que, do contrário, esperaríamos horas para programar, às vezes a um custo mais elevado devido às horas extras pagas à equipe."

Ceticamente, os cirurgiões do trauma concordaram em experimentar o novo método de programação. Era apenas uma experiência e, se não funcionasse, seria descontinuada. "Tantas vezes os cirurgiões e as equipes se submeteram a ordens superiores que achavam que, se aceitassem a nova organização, teriam de acatá-la para sempre", disse Dempsey. "Fomos muito claros ao dizer que iríamos experimentar, avaliar e ver se funcionava. Foi necessário um pouco de tentativa e erro para que acreditassem no que dizíamos."

Uma nova programação

Em novembro, foi implementada a sala adicional. Todos os dias, às 6h, a sala de cirurgia designada tem uma lista de casos adicionais a serem realizados naquele dia. Uma hora depois, os cirurgiões são chamados para agendá-los na sala depois que os cirurgiões do trauma terminarem seus casos. Esse processo contínuo é acompanhado em uma tabela e ocorre durante todo o dia, supervisionado pelo administrador do CC, conforme Dempsey. Às 15h, o enfermeiro-chefe checa o número de salas de cirurgia funcionando às 15, 17, 19 e 23h. O enfermeiro revê o número de casos que ainda têm de ser concluídos, de salas de cirurgia que precisam ser preparadas e de salas que não podem ser ocupadas durante esse tempo, por exemplo, por não haver equipes de cirurgia ou anestesia para assumi-las. "É apenas uma coleta de dados manual, mas nos dá uma idéia concisa da situação dia a dia", diz ela.

A sala adicional é usada entre 40 e 60% do tempo, comenta Dempsey. "Se fosse usada o tempo todo, perderia o seu propósito, que é proporcionar flexibilidade para atender os casos adicionais, evitando o acúmulo noite adentro."

Todos os dados das tabelas são encaminhados e transformados em relatórios mensais para a equipe de orientação dos serviços perioperatórios. Os relatórios finalmente seguem até o comitê executivo do departamento cirúrgico e, por fim, para o conselho de diretores. Após um ano da criação dos relatórios mensais e da comprovação de resultados consistentes, Dempsey avalia com menos freqüência as tabelas, mas está sempre atenta para qualquer tendência imprevista.

Obstáculo ao processo

Segundo Dempsey, o maior obstáculo é que o uso da sala adicional requer flexibilidade por parte dos cirurgiões para realizar os casos quando ela está disponível. Por exemplo, se a sala está disponível às 10h, esse é o horário em que o cirurgião precisa estar no hospital para realizar a cirurgia. "Isso significa que as consultas do médico vão atrasar mais ou menos uma hora", diz ela. "Mas também significa que o médico não terá de ficar no hospital até 9 ou 10 horas da noite para fazer uma cirurgia." Coordenar o horário do hospital com o do consultório do médico pode ser uma tarefa desafiadora, acrescenta Dempsey.

Às vezes, distribuir os casos também pode ser complicado. Por exemplo, o administrador do CC pode deslocar um cirurgião que está trabalhando em casos menores, como tonsilectomias ou biópsias de mama, para que realize um procedimento na sala adicional e depois se desloque para outra sala de cirurgia a fim de realizar um segundo procedimento consecutivo. Esse processo elimina o tempo estabelecido de 30 minutos para preparar a mesma sala para os dois procedimentos, diz ela. Conseqüentemente, o processamento dos pacientes é agilizado.

Enxergando resultados

Em janeiro de 2003, Dempsey comparou os dados de dois meses com volumes de pacientes similares, um antes do novo método de programação e outro depois. O processamento dos pacientes aumentou 5,1% e se mantém estável, apesar de um aumento de 7,1% no volume de pacientes. Além disso, houve um decréscimo de 4,5% nas salas bloqueadas para casos cirúrgicos. Esse número é importante porque o tempo de bloqueio diminuiu, ao passo que o tempo de processamento aumentou, mostrando que a sala adicional proporcionou a flexibilidade necessária para receber e liberar mais rapidamente os pacientes, diz Dempsey.

O número de salas de cirurgia necessárias para casos cirúrgicos às 15, 17, 19 e 23h diminuiu em 45%. "Conseguimos reduzir significativamente o número de salas que precisávamos no final da tarde e à noite, simplesmente disponibilizando essa sala para os cirurgiões começarem as cirurgias adicionais durante o horário comercial, em vez de esperarem até que os bloqueios terminassem, no fim do dia", diz Dempsey.

Os enfermeiros das unidades puderam planejar melhor a distribuição dos profissionais para todos os turnos porque os pacientes não-marcados passaram a retornar aos andares durante o turno do dia, e não fora do horário comercial. Foi relatada uma redução nas horas extras, em geral, e estas têm sido mantidas no menor número da história do hospital, segundo Dempsey.

"Como exemplo do resultado, os cirurgiões diziam que a sala adicional era ótima", afirma Dempsey. Eles não precisam mais trabalhar rotineiramente até tarde da noite, e os cirurgiões que renunciaram ao tempo de bloqueio conseguiram um aumento de mais de 4,6% na sua renda durante esse período devido ao aumento do processamento. A cirurgia geral, a cirurgia ortopédica e a neurocirurgia foram as mais beneficiadas, devido à natureza dos seus casos e ao volume de casos urgentes e emergenciais nessas especialidades. As queixas dos pacientes em relação aos atrasos cirúrgicos também diminuíram.

Facilitando as admissões eletivas

Com base no sucesso do novo método de programação, Dempsey está agora trabalhando para facilitar as admissões eletivas no hospital durante a semana (ver Cap. 4, "Estratégias para gerenciar o fluxo de pacientes e prevenir a superlotação", para uma discussão profunda da "facilitação"). "Para a primeira parte desse projeto, nosso principal enfoque foram os serviços perioperatórios, confrontando o pronto-socorro e com apoio da unidade de terapia intensiva (UTI) cirúrgica", diz ela. "Mas precisamos encontrar uma maneira de facilitar as cirurgias eletivas durante a semana, para que tenhamos mais consistência e menos flutuações. Facilitar o fluxo eletivo terá um impacto ainda maior na superlotação do PS, porque não esperaremos mais por leitos." Atualmente, o pronto-socorro admite uma média de 41 pacientes por dia. No entanto, não há leitos reservados para admissões no PS.

"Pode parecer uma coisa fácil de fazer", acrescenta Dempsey, "mas vai ser uma tarefa e tanto." Isso porque a maioria dos cirurgiões quer trabalhar nas terças e quartas-feiras, permitindo-lhes liberar seus pacientes no fim de semana, de modo que ninguém tenha de cobri-los, comenta Dempsey. Em geral, os médicos não querem marcar para sexta-feira nenhuma cirurgia que requeira uma permanência de alguns dias no hospital, como a substituição total de articulação ou a ressecção do cólon. Além disso, os cirurgiões ficam frustrados quando não conseguem internar pacientes no andar da sua escolha devido à capacidade de leitos limitada. Dempsey coletou essa informação com pesquisas enviadas aos 35 principais cirurgiões e aos 13 cardiologistas da admissão. Eles foram questionados em relação aos tempos de bloqueio, às preferências de andar e UTI, à percepção da disponibilidade de leitos para as admissões e às suas percepções a respeito do equilíbrio entre admissões emergenciais

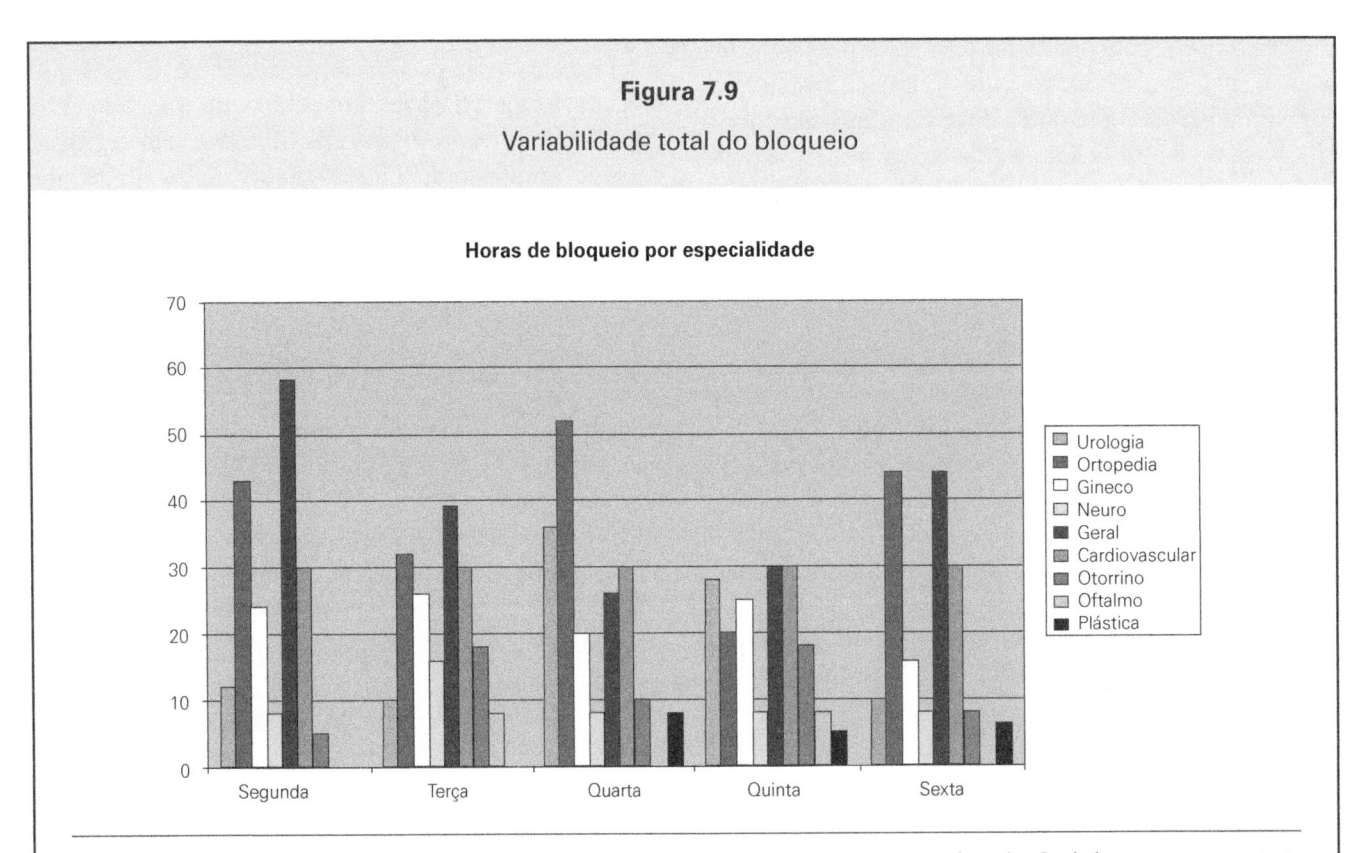

Figura 7.9

Variabilidade total do bloqueio

Horas de bloqueio por especialidade

[Gráfico de barras mostrando horas de bloqueio por especialidade (Urologia, Ortopedia, Gineco, Neuro, Geral, Cardiovascular, Otorrino, Oftalmo, Plástica) ao longo dos dias da semana (Segunda, Terça, Quarta, Quinta, Sexta).]

A variabilidade da programação foi coletada por serviço para determinar onde era necessário aliviá-la. Os dados mostram a maioria dos casos programados para o início da semana com altas no fim da semana, criando um desequilíbrio entre as necessidades de pessoal e de leitos.

Fonte: St. John's Regional Health Center, Springfield, MO. Usada com autorização.

e eletivas. Os enfermeiros-chefes do pronto-socorro também foram questionados sobre admissões, duração média de tempo entre a "decisão de admitir" até a colocação no leito e principais razões para a demora.

Além disso, Dempsey reuniu dados sobre a variabilidade da programação por serviço para determinar onde existia variabilidade e qual era a forma possível de aliviá-la (ver Fig. 7.9). Ela examinou os horários de bloqueio disponíveis todos os dias da semana para cada serviço e como esses bloqueios eram usados.

Os dados sobre a cirurgia eletiva mostram o esperado: uma enorme quantidade de casos é programada para as terças e quartas-feiras. "Há muitos pacientes entrando no hospital durante a primeira parte da semana, e muitos indo para casa durante a última parte da semana", comenta Dempsey. "Há um desequilíbrio entre as admissões e as altas, de modo que as necessidades de profissionais e leitos, particularmente no cuidado agudo, não são aliviadas durante a semana."

Isso dificulta a disponibilização de leitos na internação para pacientes do PS, especialmente para aqueles que se apresentam na primeira parte da semana.

Facilitar as cirurgias eletivas foi difícil para alguns cirurgiões cujas preferências de agenda não podiam ser acomodadas. Isso também pode significar que os serviços auxiliares, como a fisioterapia e a terapia ocupacional, que tradicionalmente não têm pacientes programados para os fins de semana, precisam começar a programá-los, diz Dempsey.

Em 2004, ela começou a se reunir com as várias especialidades cirúrgicas, particularmente com a ortopedia e a cirurgia geral, devido ao seu alto volume e à variabilidade da programação (ver Fig. 7.10). Ela tem trabalhado na facilitação do tempo de bloqueio dos cirurgiões ortopédicos para que eles consigam um número constante de horas diariamente. Basicamente, o grupo termina com mais 19 horas de tempo de bloqueio por semana. Além disso, a programação revisada é uma

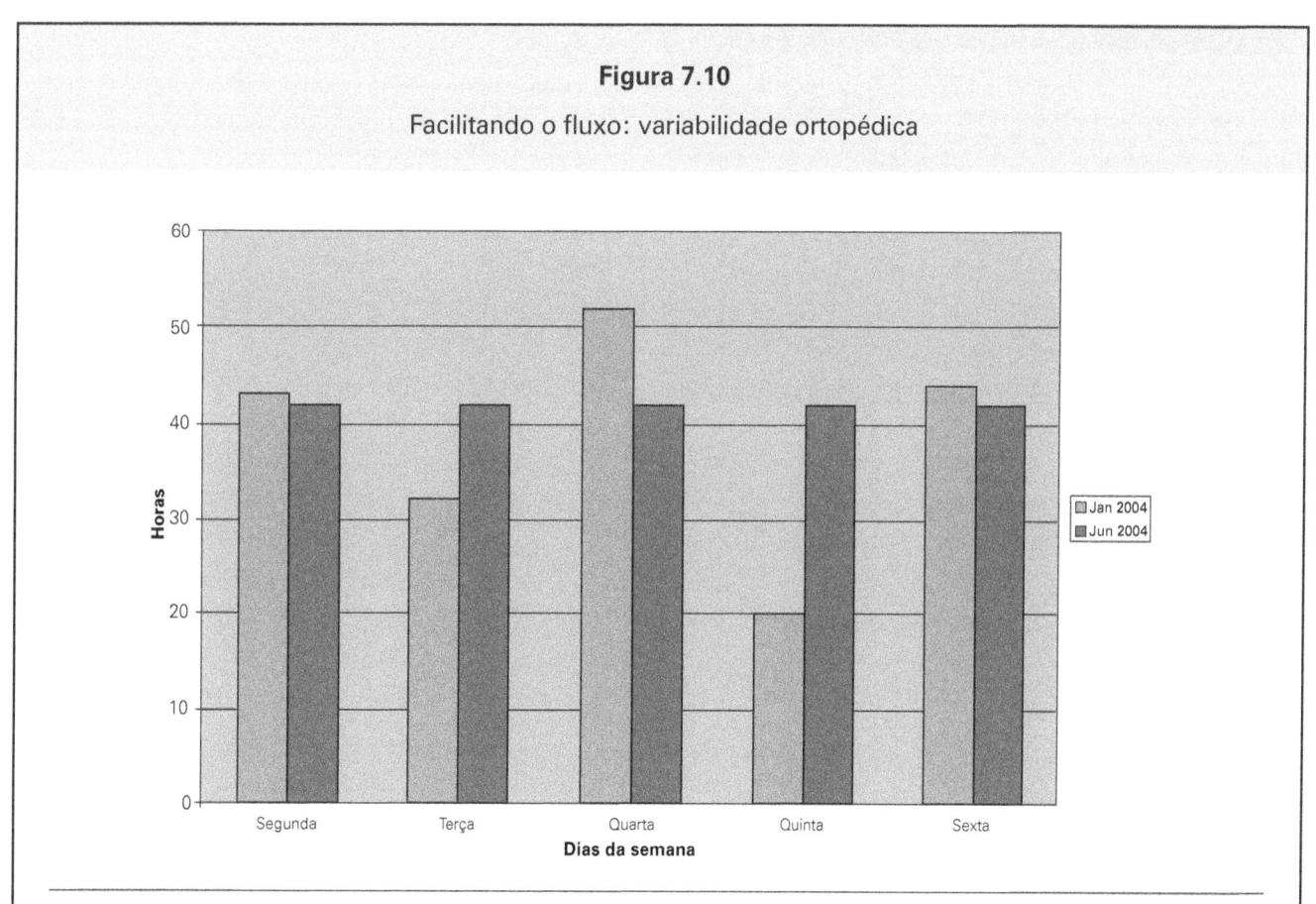

Figura 7.10

Facilitando o fluxo: variabilidade ortopédica

Como a ortopedia e a cirurgia geral têm variabilidade de volume e agendamento, este último tem sido revisado para tornar as horas de bloqueio mais constantes.

Fonte: St. John's Regional Health Center, Springfield, MO. Usada com autorização.

mudança importante que terá um impacto no conselho do CC, nos profissionais do andar e nos horários de consultório dos médicos, diz Dempsey, que planeja estender as revisões de programação para os cirurgiões ortopédicos no verão de 2004 e avaliar os dados no outono de 2004. Se tudo correr bem, a cirurgia geral será o próximo alvo, seguida por outras especialidades cirúrgicas. "A ortopedia e a cirurgia geral são responsáveis por 75% do nosso volume e da nossa variabilidade, e, por isso, lidar com essas áreas facilitará significativamente a programação para todo o hospital", afirma ela. Isso, por sua vez, vai tirar mais depressa os pacientes do pronto-socorro.

Aliviando o fluxo de pacientes durante toda a semana, Dempsey finalmente espera vincular as altas dos pacientes às admissões, para que a disponibilidade de leitos seja mais previsível.

Intervenções adicionais

Nesse meio tempo, o pronto-socorro implementou algumas intervenções adicionais que ajudaram a diminuir a superlotação do hospital. Uma delas foi um centro de cuidado agudo de oito leitos. "Começávamos a lidar com alguns traumas graves, e tínhamos de tirar as otites e as gargantas inflamadas do pronto-socorro", diz Dempsey. Além do centro de cuidado agudo, o hospital montou centros de cuidado urgente em algumas de suas clínicas para horários posteriores ao expediente.

Considerando sua parcela de pacientes de saúde comportamental, o pronto-socorro montou um programa com o departamento responsável por esse cuidado, cuja equipe agora está disponível 24 horas por dia, sete dias por semana, para avaliar os pacientes que se apresentam ao pronto-socorro com tendências suicidas e outras questões de saúde comportamental. "Esses pacientes, às vezes, ficavam até 12 horas no pronto-socorro", explica Dempsey. "Agora são medicamente atendidos e encaminhados à saúde comportamental para uma avaliação."

Lições aprendidas

Encorajada pelo sucesso da sala de cirurgia adicional, Dempsey procura facilitar as cirurgias eletivas para melhorar o fluxo de pacientes e diminuir ainda mais a superlotação do hospital. Ela oferece as seguintes dicas:

- *Use médicos líderes.* "Nós tínhamos um grupo de cirurgiões muito respeitados que se propuseram a experimentar a mudança", diz Dempsey. "Depois, a vender para todos os outros. Pela minha experiência, esse é o melhor caminho para conseguir a aceitação dos médicos."

- *Estabeleça objetivos atingíveis.* "Temos um grupo pequeno trabalhando em um aspecto do projeto de cada vez", diz ela. "Nós nos reunimos no fim do dia para ver o que funcionou e o que não funcionou e estabelecer as mudanças para o dia seguinte." Por exemplo, uma equipe modernizou o processo para introduzir os pacientes de cirurgias cardíacas abertas na sala de cirurgia, padronizando muitos dos passos envolvidos. O grupo reunia-se às 15h para ver quais mudanças haviam funcionado. As mudanças aprovadas eram implementadas, e as que não funcionavam eram aperfeiçoadas. A equipe continuou a se reunir diariamente até tornar o processo o mais eficiente possível. Dempsey não é favorável ao exame de grandes quantidades de dados por longos períodos. "Não acho que seja necessário reunir dados ao longo de anos para que se possa fazer mudanças", ela afirma. "Acho que se deve considerar dados presentes e decidir o que fazer na próxima terça-feira."

- *Teste as mudanças.* "Conseguimos convencer os profissionais dos serviços perioperatórios quanto à importância da sala adicional porque dissemos que iríamos coordená-la", diz Dempsey.

- *Pense diferente:* "Jamais diga que algo não vai funcionar, a menos que esteja disposto a tentá-lo", conclui ela. "É amedrontador dizer aos cirurgiões que você vai modificar sua agenda, mas, no fim, foi compensador."

APÊNDICE
Usando a metodologia do rastreador para avaliar o fluxo de pacientes

Um aspecto do novo processo de acreditação da Joint Commission é a metodologia do rastreador. Ela é utilizada durante uma pesquisa *in loco*, pois os pesquisadores se concentram em áreas importantes de um hospital para guiar as atividades e acompanhar as experiências de cuidado, tratamento e serviço de um paciente. Em essência, ela rastreia como o paciente "flui" pelo hospital, a fim de avaliar os sistemas e processos organizacionais que direcionam o cuidado no hospital e como eles afetam de fato as experiências dos pacientes observados durante a avaliação.

Nesse processo, os pesquisadores passam mais tempo conversando com os cuidadores diretos e observando seu trabalho. Avaliando-se os processos para a prestação de cuidado, tratamento e serviços, menos tempo é dedicado ao exame de políticas e procedimentos escritos. Prevê-se que os pesquisadores usem de 50 a 60% do seu tempo *in loco*, acompanhando o cuidado de determinados pacientes e avaliando como os profissionais de várias disciplinas trabalham juntos e como funciona a comunicação entre os serviços para proporcionar um cuidado seguro e de alta qualidade. A flexibilidade é a chave para o processo do investigador, que analisa uma ampla variedade de programas ou serviços e leva a acreditação aos profissionais da linha de frente, que descrevem como tomam suas decisões. Se possível, os pesquisadores também conversam com os pacientes, para conseguir um *insight* adicional a respeito de suas experiências de cuidado.

Essas discussões com a equipe e os indivíduos, combinadas com os registros e as observações dos pesquisadores, compõem um processo de pesquisa dinâmico que proporciona um quadro dos processos e serviços de um hospital. Em outras palavras, os rastreadores permitem que os pesquisadores "vejam" o cuidado, o tratamento e os serviços pelos olhos do paciente e analisem os sistemas de funcionamento da instituição. O enfoque do processo do rastreador está na execução ou prestação do cuidado – o aspecto mais importante das operações de todas as organizações.

Essa abordagem incentiva a concentração na provisão de cuidado, tratamento e serviços para um paciente durante toda a sua permanência ou contato com um hospital, em vez de olhar para cada processo por que ele passa como eventos separados. Quanto à superlotação, a metodologia do rastreador ajuda os hospitais a identificar onde podem ocorrer entraves nos sistemas de cuidado que podem conduzir à superlotação.

Para informações adicionais sobre a metodologia do rastreador, ver o *Comprehensive Accreditation Manual for Hospitals: The Official Handbook*.

Usando simuladores do rastreador para avaliar as áreas e melhorar o fluxo de pacientes

Uma maneira de os hospitais formarem um quadro completo do fluxo do cuidado dos pacientes é pôr em ação seus próprios simuladores do rastreador. Eles podem ser acionados após as pesquisas *in loco* (usando as informações proporcionadas pelos pesquisadores) ou em qualquer momento durante o ciclo da acreditação. Conduzir simuladores do rastreador não é uma exigência para a acreditação da Joint Commission, mas o uso dessa metodologia pode ser útil no esforço por uma melhora contínua. Os hospitais podem usar o mesmo processo que os pesquisadores utilizam para aplicar os simuladores. Além de gerar idéias para melhorar as áreas de foco prioritário (AFPs) e identificar áreas de não-cumprimento dos padrões, esse exercício pode familiarizar a equipe com a metodologia do rastreador. Os simuladores podem ajudar a equipe a identificar onde o sistema pode falhar, de forma que melhoras possam ser implementadas.

Toda a equipe deve estar envolvida nas atividades de simulação do rastreador, quando apropriado. Os membros da equipe podem incluir profissionais do pronto-socorro, nutricionistas, técnicos, camareiras, profissionais de escritório e dos recursos humanos, enfermeiros, coordenadores de encaminhamento, flebotomistas, profissionais de serviços ambientais e assistentes sociais. Os hospitais devem considerar usar tanto os profissionais de linha de frente quanto os líderes seniores para conduzir os simuladores. Isso vai proporcionar a cada grupo um *insight* no processo e pode revelar diferentes pontos fortes e fracos. Uma abordagem de equipe permite que mais pessoas fiquem envolvidas na criação de perguntas para a pesquisa e contribuam com seu conhecimento individual para as interações com os profissionais de toda a organização. Além disso, a equipe pode ser solicitada a ajudar no desenvolvimento de:

- Técnicas de entrevista
- Técnicas de exame de prontuários
- Técnicas de observação

Para ajudar a equipe a entender a metodologia do rastreador, os hospitais podem demonstrar o processo selecionando aleatoriamente o registro de um paciente de determinada área e rastreando-o ao longo de toda a sua experiência de cuidado. Podem escolher, por exemplo, um paciente admitido no pronto-socorro (PS) com dor ocasionada por uma úlcera de pressão. A equipe pode então acompanhar o exame do cuidado do paciente no pronto-socorro, nos departamentos de radiologia e cirurgia, juntamente com qualquer consulta nutricional ou dietética e serviços especializados de cuidado de ferimentos. No processo de simulação do rastreador, o hospital pode se concentrar na presteza com que cada um desses departamentos avaliou o paciente, aliviou sua dor, obteve uma história médica e fez planejamentos com segurança. A equipe que conduz essa simulação do rastreador também poderia ir até a unidade de enfermagem onde o paciente está para discutir os achados com a equipe participante enquanto estiver explorando os processos de cuidado. Como resultado, pode ser que um novo tema ou área de enfoque – como uma demora na transferência do paciente para a radiologia que conduz à superlotação no pronto-socorro – emerja desse rastreamento. O hospital pode, então, explorar mais abrangentemente esse novo tema para examinar demoras em outros simuladores, a fim de determinar se existem achados similares em outros locais.

Nos exercícios de simulação, os membros da equipe que estão informados sobre os padrões da Joint Commission podem desempenhar o papel de pesquisadores e visitar as áreas mapeadas. Os pesquisadores da simulação podem observar o cuidado direto que está sendo prestado, conduzir entrevistas com a equipe, examinar registros, perguntar à equipe sobre os processos e quaisquer questões relacionadas de melhora ou avaliação do desempenho e assim por diante.

Conduzindo as atividades de simulação do rastreador, os líderes e os profissionais podem identificar questões de desempenho e examinar como funciona a sistemática que conecta todos os processos dentro do hospital. Esse trabalho, por sua vez, apóia os esforços da organização para integrar padrões contínuos de avaliação e cumprimento na prática cotidiana da equipe (ver Quadro A.1).

Por exemplo, um paciente é conduzido ao pronto-socorro depois de ter se ferido em um acidente automobilístico. O hospital pode decidir usar uma abordagem de simulação do rastreador para avaliar se seus processos para tratar esse paciente fluem adequadamente, se o paciente está recebendo o cuidado adequado e se há oportunidades de melhora. A direção, a administração, a equipe clínica e os profissionais de apoio têm importantes papéis a desempenhar na exploração, no entendimento e na melhora dos sistemas e processos. Rastreando esse paciente, a diretoria do hospital pode falar com a equipe que o tratou no pronto-socorro, com o profissional que tirou o raio X, com o responsável pelos exames laboratoriais e com o profissional que admitiu o paciente na unidade de terapia intensiva (UTI). A diretoria e a equipe podem juntar essas peças para fazer uma abordagem total do hospital. Foram realmente realizadas todas as suas políticas relacionadas ao tratamento dos pacientes no pronto-socorro? Houve alguma demora na prestação de cuidado no pronto-socorro ou depois que ele foi admitido na UTI? Onde houve demoras? Havia pessoal adequado em cada unidade para prestar o cuidado necessário de uma maneira correta? Como as equipes das várias disciplinas comunicam seus achados quando encaminham o paciente para o próximo prestador de cuidado? Como os relatórios do laboratório foram disponibilizados para os cuidadores?

No final da simulação, o hospital pode comparar o cuidado prestado a esse paciente com suas próprias políticas e procedimentos internos, assim como com os padrões da Joint Commission.

Como não há dois rastreadores iguais, é importante que vários sejam conduzidos. Cada rastreador é específico para uma questão identificada em cada organização individual de atenção à saúde, e não é possível prever como um rastreador vai ocorrer ou que achados ele promoverá. Todo hospital tem áreas propensas a problemas. Pode-se usar simuladores para essas áreas específicas ou implementar processos de maneira consistente. Examinar a causa e a distribuição dos problemas mais prementes por meio das simulações pode conduzir a valiosas informações sobre tendências e padrões. Esse sistema de "advertência prévia" pode descrever o desempenho em áreas propensas a problemas e ajudar os hospitais a criar soluções.

Usando efetivamente os rastreadores para atingir os padrões

Os hospitais que conduzem simulações do rastreador podem usar o processo para determinar que áreas precisam melhorar e como essas áreas estão em relação aos padrões do hospital. Podem, então, desenvolver um plano de ação para lidar com as vulnerabilidades.

Por exemplo, considere os achados de um rastreador individual em um hospital que acompanhou um paciente de PS transferido para a UTI. A simulação pode revelar que os resultados dos testes laboratoriais foram muito lentos, de modo que o paciente teve de permanecer no pronto-socorro, o que, por sua vez, fez com que outros pacientes do PS esperassem mais tempo para ser tratados. Um hospital pode usar essa informação para trabalhar os padrões de "Provisão de cuidado, tratamento e serviços" (PC), relacionados à avaliação, reavaliação e ao planejamento do cuidado, além de considerar o padrão de "Liderança" (LD), relacionado ao gerenciamneto do fluxo de pacientes.

Essa abordagem reflete a idéia de que o novo processo de acreditação da Joint Commission se destina a mover as organizações de uma postura voltada à pesquisa contínua para o conceito de serviço contínuo. Em outras palavras, em vez de usar os padrões da Joint Commission para preparar uma pesquisa no local, os hospitais usam-nos para constantemente avaliar e melhorar seus processos e operações diárias. Conduzindo rastreadores mensais ou trimestrais, os hospitais podem gerenciar e melhorar os serviços, em vez de simplesmente usar os rastreadores para se preparar para a próxima pesquisa da Joint Commission.

Amostra do rastreador do paciente

O exemplo a seguir demonstra como rastrear um paciente que se apresenta ao pronto-socorro, como ele experimenta o cuidado em múltiplas unidades e de muitas equipes, ou seja, como seu cuidado flui pelas unidades do hospital. Traçar um caso complexo permite ao pesquisador visitar mais equipes ou áreas do hospital e discutir um número maior de elementos do trajeto de cuidado. Avaliando o tratamento em cada unidade, incluindo o pronto-socorro, o pesquisador pode identificar onde há possíveis falhas que poderiam conduzir à superlotação do hospital.

Quadro A.1
Estratégias para obter o máximo da metodologia do rastreador

- Use os padrões como diretrizes em todas as operações.
- Use os rastreadores individuais como uma ferramenta de manejo, não como uma "checagem" de acreditação.
- Planeje antecipadamente a abordagem organizacional para a pesquisa no local (por exemplo, criando um centro de comando onde as informações e a logística possam ser coordenadas).
- Designe pessoal do hospital para ajudar os pesquisadores (como facilitadores ou alguém que acompanhe os problemas e as questões à medida que surjam).

Análise de caso

O Sr. Smith, de 62 anos, apresentou-se ao pronto-socorro com dor no peito; um eletrocardiograma mostrou sinais de taquicardia sinusal. A equipe administrou aspirina, oxigênio e nitroglicerina sublingual e tirou sangue. Uma história e um exame físico abreviados revelaram que o Sr. Smith estava em tratamento para diabete e hipertensão e que recentemente havia deixado de fumar, após 33 anos. O paciente foi enviado ao setor de cateterismo cardíaco para a realização de um angiograma, que revelou cinco bloqueios.

O Sr. Smith foi medicado com heparina intravenosa (IV), nitroglicerina e um betabloqueador, sendo, em seguida, transferido para a UTI. Por ser hipertenso, as medicações foram ajustadas para baixar ainda mais sua pressão sangüínea. Uma cirurgia para revascularização de uma artéria coronária foi marcada para a manhã seguinte. Sob anestesia geral, os bloqueios foram desviados com sucesso. Antibióticos foram iniciados durante a cirurgia. O paciente passou cinco horas em uma unidade de cuidado pós-anestesia (UCPA) antes de ser extubado e retornar à UTI.

Infelizmente, o mesmo paciente desenvolveu pneumonia dois dias depois. Seu antibiótico IV foi mudado, mas sua história de tabagismo havia comprometido sua função pulmonar. Ele foi colocado em um ventilador, que foi retirado seis dias depois para iniciar um regime de tratamento pulmonar com nebulizador, espirometria de incentivo e tosse assistida.

Após três dias, o Sr. Smith foi transferido para uma unidade de telemetria com monitoramento cardíaco e oximetria de pulso contínuos. Na época da pesquisa, o paciente estava programado para ser transferido para uma instituição de enfermagem capacitada a fim de continuar sua reabilitação internado.

Nota: *As perguntas de amostra que se seguem são apenas uma representação do que poderia ser perguntado durante qualquer rastreador de um paciente no hospital. O objetivo de apresentar estes exemplos é orientar a equipe para o caminho que um rastreador pode seguir.*

Passo 1: Depois de examinar o registro médico, o pesquisador vai primeiro ao pronto-socorro para falar com a equipe que cuidou do Sr. Smith. As discussões cobrem questões de comunicação, avaliação, melhora do desempenho e manejo das medicações. Seguem-se alguns exemplos de perguntas feitas pelo pesquisador:

- "Pouco mais de duas semanas atrás, o Sr. Smith veio até o pronto-socorro com dor no peito e uma história de hipertensão e diabete. Que processos foram seguidos para sua triagem e o tratamento? Quanto tempo demoraram? Quantos outros pacientes estavam esperando no pronto-socorro ao mesmo tempo que o Sr. Smith?"

- "O paciente, como muitas vítimas de infarto cardíaco, demorou a buscar ajuda após experimentar os primeiros sintomas. O pronto-socorro conduziu algum projeto de melhora do desempenho a fim de reduzir a demora para o início do tratamento?"

- "Quando se decidiu que um cateterismo cardíaco era necessário, como o consentimento informado foi obtido do Sr. Smith?"

Passo 2: Em seguida, o pesquisador visita o setor de cateterismo cardíaco para conversar com o enfermeiro da equipe e o cardiologista que atendeu o Sr. Smith sobre prescrições verbais, avaliação e questões de acompanhamento. As perguntas relacionadas ao cuidado do paciente incluem:

- "Que comunicação ocorreu entre o setor de cateterismo e o pronto-socorro antes de o Sr. Smith chegar para esse procedimento? Houve alguma demora no encaminhamento do paciente ao setor?"

- "Como vocês se certificaram de que o Sr. Smith não tinha alergias ao contraste que seria usado para o procedimento?"

- "Que processo foi usado para garantir a segurança do equipamento médico?"

Passo 3: O pesquisador vai até o CC para conversar com a equipe, incluindo o enfermeiro circulante e o anestesiologista, sobre a cirurgia cardíaca aberta do Sr. Smith. A discussão concentra-se em uso de medicação, cuidado de anestesia, consentimento informado, verificação do local, questões de acompanhamento e controle da infecção, com as seguintes perguntas de amostra:

- "Que avaliações foram realizadas e que informações vocês receberam antes de o Sr. Smith chegar no CC? Onde houve alguma demora na recepção de informações sobre o avaliação do paciente?"

- "Vocês podem explicar o processo de obtenção do consentimento informado do paciente para essa cirurgia?"

- "Que processos você seguiu para verificar se estava com o paciente e o procedimento corretos antes de iniciar a cirurgia do Sr. Smith?"

- "Durante a cirurgia cardíaca aberta, foi usado potássio concentrado. Como o acesso a esse eletrólito concentrado é controlado?"

- "Os pacientes que se submetem à cirurgia de revascularização têm um risco maior de desenvolver infecção no local da cirurgia. Que medidas preventivas vocês tomaram para ajudar a reduzir esse risco para o Sr. Smith?"

- "Como foi confirmada a colocação do cateter na artéria pulmonar do paciente?"

- "Como vocês mantêm esse equipamento? Como foram treinados para usá-lo?"

- "O que vocês fazem no caso de um incêndio?"

O pesquisador também solicita os arquivos de credenciamento do anestesiologista e do cirurgião cardíaco.

Passo 4: O pesquisador visita então a UCPA para conversar com o anestesiologista e o enfermeiro da unidade sobre questões relacionadas a manejo da dor, prescrições verbais, diretrizes clínicas e uso do equipamento. As perguntas formuladas pelo pesquisador incluem:

- "Após a cirurgia do Sr. Smith, ele recebeu medicação em bomba de infusão IV para o manejo da dor. Que checagens vocês realizaram no equipamento antes de colocá-lo em funcionamento?"
- "Quem tomou a decisão de liberar o paciente da UCPA?"
- "Que diretrizes vocês seguiram para o monitoramento pós-anestésico do Sr. Smith?"
- "Como vocês garantem que essa unidade está adequadamente equipada? Vocês se deparam com situações em que não podem receber novos pacientes? O que ocorre nessas situações? Como evitam que isso provoque a superlotação de outra unidade?"
- "O sr. Smith foi contido enquanto estava no ventilador? Como foi tomada a decisão de removê-lo do ventilador?"

O pesquisador pede para examinar as diretrizes pós-anestésicas do hospital, a manutenção preventiva e o registro de testagem da bomba de infusão, além do arquivo de recursos humanos da enfermagem da UCPA.

Passo 5: O pesquisador passa, então, algum tempo na UTI cardíaca do hospital, interagindo com o médico atendente, o enfermeiro da UTI, o fisioterapeuta respiratório e o profissional de controle de infecção. Os tópicos incluem comunicação, avaliação, diretrizes clínicas, credenciamento, controle de infecção, manejo do equipamento e da medicação. Exemplos das perguntas formuladas durante as entrevistas da equipe incluem:

- "Como o CC comunicou que procedimentos foram feitos quando o Sr. Smith foi transferido para a UTI?"
- "Que procedimentos vocês têm preparados para quando a UTI atinge sua capacidade máxima, mas os pacientes precisam ser colocados aqui?"
- "O Sr. Smith estava recebendo medicação IV para dor após a cirurgia. Vocês podem me mostrar onde documentaram a avaliação da dor, o tratamento e a reavaliação do paciente?"

O pesquisador pede para examinar os dados de prevenção de pneumonia associada ao ventilador, o registro de manutenção do ventilador e os arquivos de recursos humanos de um fisioterapeuta e de um nutricionista. O pesquisador examina os arquivos na busca de evidências de competência, orientação, treinamento e demais capacitações da equipe.

Passo 6: Neste passo, o pesquisador retorna à unidade de telemetria, unidade médico-cirúrgica em que o Sr. Smith se encontra, para sintetizar a avaliação. Lá, o pesquisador fala com o enfermeiro da equipe, o enfermeiro da reabilitação cardíaca, o fisioterapeuta, o nutricionista e o educador do paciente sobre manejo do equipamento, educação do paciente, direitos e ética, planejamento da alta e continuidade do cuidado. Algumas perguntas levantadas na discussão incluem:

- "O Sr. Smith tem um alarme de monitor cardíaco. Vocês conseguem ouvir o alarme de outros locais da unidade?"
- "Quando soa o alarme, qual é o procedimento para desligá-lo?"
- "Como a unidade lida com pacientes adicionais quando atingiu sua capacidade?"
- "Que processos foram seguidos para prescrever fisioterapia respiratória para o Sr. Smith?"
- "Vocês podem descrever os protocolos de medicação do paciente?"
- "Que informações escritas o Sr. Smith vai receber sobre suas medicações quando ganhar alta esta tarde? O Sr. Smith tem conhecimento de suas medicações? Quando vocês o instruíram? Como?"
- "Como foram proporcionadas ao paciente a nutrição e a instrução para o controle do peso?"
- "Qual é o processo de coordenação da alta?"

O pesquisador examina os materiais de educação do paciente e conversa com ele e com sua esposa sobre sua educação contínua, o processo de consentimento informado e o cuidado proporcionado pela equipe da instituição.

Como mostrado neste exemplo, o pesquisador visita as áreas dentro do hospital em que o paciente efetivamente esteve, mas também pode visitar outras áreas (por exemplo, o laboratório e a farmácia) para explorar questões como o diagnóstico e o manejo da medicação. Devido à natureza abrangente das atividades do rastreador, teoricamente um pesquisador poderia visitar qualquer local no hospital que estivesse relacionado ao cuidado proporcionado ao paciente rastreado.

Depois de analisar todas as informações reunidas durante o rastreamento, o pesquisador pode trabalhar juntamente com o hospital para identificar onde poderiam ocorrer retardos que, potencialmente, conduziriam à superlotação. Com base nessas informações, o hospital poderia, então, desenvolver e implementar planos de ação para lidar com esses retardos e impedir que eles afetem o cuidado, o tratamento e os serviços prestados ao paciente.

Índice

A

Abordagem "*fast track*", 87, 116
Abuso, identificação de, 51-52
Abuso de álcool, 20-21
Abuso de droga, 20-21
Abuso de substância, 20-21
ACEP. *Ver* American College of Emergency Physicians (ACEP)
Admissões eletivas, 134-136
Agency for Healthcare Research and Quality Measures (AHRQ), 92
Ambiente de cuidado
   elementos de desempenho, 48-49
   manejo da emergência, 58-62
American College of Chest Physicians, 23
American College of Emergency Physicians (ACEP)
   definições
      pronto-socorro, 9-10
      superlotação, 15
   diretrizes
      desvio de ambulâncias, 103
      política de desvio de ambulâncias, 104
   estudos
      desvios de ambulâncias, 32
      superlotação, 34-35
      tempos de espera, 32
   pesquisa sobre escassez de pessoal, 23-24
   plano de resposta à saturação/pane, 110-112
   uso não-urgente do PS, 19-21
American Hospital Association (AHA)
   dados sobre o declínio do PS, 25-26
   estudo sobre a superação da capacidade, 23-24
   estudo sobre desvio de ambulâncias, 31-32
American Medical Association (AMA)
   estudo sobre o crédito não-compensado relacionado ao EMTALA, 25-26
   pesquisa sobre especialistas em alto risco, 23-24
American Organization of Nurse Executives, 22
American Thoracic Society, 23
Amostras do ar ambiente, 90
Análise da variabilidade, 83-85
Análise de vulnerabilidade ao risco, 59-60
Apoio administrativo, 23-24
Área de Cuidado Expresso (ACE), 126
Áreas de foco prioritário, (AFPs), 137-138
Assistentes de médico, 87
Atividades de mitigação, 59-60
Atividades de preparação, 59-60
Avaliação
   dados e informações reunidos, 50
   direitos dos pacientes a cuidado, tratamento e serviços, 40-41
   estruturas de tempo para, 51
Avaliações de processo, 91-92
Avaliações iniciais, 51
   soluções de entrada, fluxo de pacientes, 73-74, 93

B

Balanced Budget Act of 1997, 27
Biotecnologia, 23-24

C

Cadeia de cuidado, 67
Cálculo da proporção de gravidade, 72
Cálculo da proporção de leitos, 72
Cálculo de proporção de provedor, 72
Cálculo do valor da demanda, 72

Cálculos, sistemas computadorizados de rastreamento do paciente, 71-72
California Office of Statewide Health Planning and Development, diretrizes de gravidade do paciente, 17
Capacidade de expansão, 43-44
Capacidade de leitos, 92-96
Center for Studying Health System Change, 31-32, 65, 98
Centers for Medicare & Medicaid Services (CMS), 25-26
Código de Ajuda ao PS, 74
Código Vermelho, 102-104
Códigos de cor, 68-70, 117
Colaboração comunitária
  objetivos, 101
  políticas de desvio de ambulâncias, 101-104
Coleta de dados
  das avaliações, 52-54
  medindo a melhora do desempenho, 45-47
Comitê de Gestão de Leitos, 78
Committee on Manpower for Pulmonary and Critical Care Societies, 23
Competência da equipe, 56-58
Comportamento anti-social, 20-21
Computadores de mão, 90
Computadores portáteis sem fio, 90
Confidencialidade, 44-45
Conselho do Processo de Enfermagem (CPE), 126-129
Consultas com especialistas, 23
Controle de infecção (CI), elementos de desempenho, 41
Crescimento populacional, 20-21
Cuidado de saúde mental, 20-21
Cuidado protelado, 73-74
Cuidadores, 23-24
Czar dos leitos, 78

D

Data Elements for Emergency Department Systems (DEEDS), 89
Demandas de eficiência, 13-15
Demografia
  alto crescimento da população, 20-21
  áreas econômicas pobres, 32-33
Demoras no tratamento
  causas, 36-37
  devido à superlotação, 34-36
  devido ao desvio de ambulâncias, 32
Desvio de ambulâncias
  diretrizes, 103
  diretrizes das melhores práticas, 108-109
  estudo da University of Texas School of Public Health, 37
  estudo de caso, 131-132
  impacto sobre a superlotação, 31-32
  prevenção, 71
Diagnósticos de alta, 17
Direito a tratamento, padrões, 39-42
Direitos, cuidado, tratamento e serviços do paciente, 39-42, 50-54
Doenças crônicas, tempo de vida, 15

E

EDs
  dados de evento sentinela, 36-37
  padrões
    alta e transferência, 57-59
    direito a tratamento, 39-42
    fluxo de pacientes e prevenção da superlotação, 10, 42-44
    locais e serviços, 44-49
    manejo da emergência, 58-62
    melhora contínua, 61-64
    pessoal adequado, 54-58
    planejamento do cuidado, 48-55
    uniformidade do cuidado, 54-55
Efetividade da equipe
  abordagem de equipe, 65-66
  cobertura adicional, 98
  elementos de desempenho, 54-58
  identificação de abuso e negligência, 51-52
  manejo da emergência, 61-62
  pessoal adequado, 54-58
Elementos de desempenho (EDs)
  para EC.4.10, 59-61
  para EC.4.20, 60-62
  para EC.8.10, 48-49
  para HR.1.10, 56-57
  para HR.1.20, 56-58
  para HR.2.20, 61-62
  para IC.1.10, 41
  para LD.3.10, 47, 55-56
  para LD.2.20, 46-47
  para LD.3.15, 43-44
  para LD.3.20, 54-55
  para LD.3.30, 47-48
  para LD.3.70, 55-57
  para LD.3.80, 48
  para LD.3.90, 48
  para LD.4.10, 48
  para LD.4.40, 62-63
  para LD.4.50, 62-64
  para PC.1.10, 40
  para PC.15.10, 57-58
  para PC.15.20, 57-59

para PC.2.120, 51
para PC.2.130, 51
para PC.2.150, 51
para PC.2.20, 50
para PC.3.10, 51-52
para PC.4.10, 52-54
para PC.5.60, 54-55
para PI.1.10, 45-47
para PI.2.20, 54-56
para RI.2.10, 39-40
para RI.2.130, 44
para RI.2.140, 44
para RI.2.150, 45
para RI.2.30, 50
Emergência, 59-60
Emergency Medical Treatment and Labor Act (EMTALA), 9-10, 25-28
Emergency Nurses Association (ENA), 23-24
Enfermagem de emergência, 22
Enfermeiros "flutuantes", 23
Enfermeiros práticos licenciados (EPLs), 87
Equipe de triagem
  imediação designada por, 17
  procedimentos, 48, 121-132
Equipe temporária, 23
Equipes interdisciplinares básicas, 66
Erros ativos, 35-36
Erros latentes, 35-36
Erros médicos
  devido à segurança comprometida do paciente, 34-37
  prevenção, 65
Escâneres de *laser*, 90
Escassez de enfermeiros, 21-23
Escassez de força de trabalho. *Ver* Escassez de pessoal
Escassez de leitos, 21
Escassez de pessoal, 21-24
Especialidades de alto risco, 23-24
Especialistas e medicina pulmonar, 23
Essential Medical Data Set (EMDS), 89
Estudos de caso
  manejo da superlotação, 131-136
  metodologia do rastreador, 139-142
  procedimentos da triagem, 121-132
  tempos do ciclo de admissão, 115-122

F

Facilitação, 83, 134-136
Farmácias, índice de disponibilidade de vagas, 23-24
Farmácias de varejo, 23-24
Fechamento, 69-70

Ferramentas de apoio à decisão clínica baseada no conhecimento, 89-90
Ferramentas de avaliação da unidade, 68-69
Filas, 83
Fluxo de pacientes. *Ver também* Colaboração da comunidade; Superlotação
  abordagem "*fast track*", 87
  abordagem do grupo de trabalho, 65-66
  análise da variabilidade, 83-85
  avaliação com simuladores do rastreador, 137-139
  capacidade de leitos, 92-96
  entrada, processamento e saída, 67-67, 72-73
  facilitação e filas, 83
  ferramentas e métodos
    ferramentas de avaliação da unidade, 68-69
    fluxogramas, 68
    processo do IHI, 70-71
    Sistema de Manejo da Capacidade de Demanda (SMCD), 69-70
  hospitalistas, 87-88
  medidas de resultado, 90-97
  padrões, 10, 42-44
  processo, 92
  questões do sistema de prestação, 65
  questões externas, 23-24
  redução na demora, 121-132
  sistemas de rastreamento do paciente, 71-72, 88-89
  soluções baseadas em tecnologia, 88-90
  uniformidade das questões do cuidado, 54-55
Fluxogramas, 68
Fones sem fio, 90

G

General Accounting Office (GAO), 31-32
Gravidade, 17. *Ver também* Gravidade do paciente
Gravidade do paciente
  definição, 17
  diretrizes, 17
  exemplos, 15
Grupo de trabalho multidisciplinar, 65-66

H

Health Insurance Portability and Accountability Act (HIPAA) de 1996, subvenção, 27-28
Hospitais. *Ver também* Liderança; Superlotação; Fluxo de pacientes
  alta e transferência, 57-59, 78-80
  análise da variabilidade, 83-85
  aumento dos custos, 23-26
  centros de alta, 80-83, 97

códigos, 74, 76
códigos de cor, 69-70
comitês de gestão dos leitos, 78
controle de infecção, 41
coordenação do cuidado, do tratamento e dos serviços, 53-55
czar dos leitos, 78
desvio de ambulâncias, 31-32, 108-109
direitos dos pacientes a cuidado, tratamento e serviços, 39-42
escassez de pessoal, 21-25
fatores legislativos e regulatórios, 27-28
fusões e fechamentos, 25-26
impacto do alto crescimento populacional, 20-21
manejo da emergência, 58-62
manejo e eficiência financeiros, 13
monitoração do desempenho, 45-47
prêmios de responsabilidade, 25-26
processo de admissões, 76-77
proporções de pessoal, 56-57
tempo de permanência (TP), 21, 66-67, 87
Hospitalistas, 87-88

I

Identificação por freqüência de rádio (IFR), 89
Indicadores de piora precoce, superlotação, 71
Indicadores de qualidade, 129-131
Índice de gravidade, pronto-socorro, 75
Infecções associadas ao cuidado de saúde, (IACSs), 41
Iniciativa de questões urgentes, 113
Instituições de enfermagem capacitada (SNFs), falência, 27
Institute for Healthcare Improvement (IHI)
    abordagem da equipe interdisciplinar básica, 66
    avaliação do fluxo de pacientes, 70-71
    avaliações, 90-92
    Collaborative on Patient Flow, 131-132
    melhora do fluxo de pacientes, 67
    Modelo de Melhora, 90-92
Institute of Medicine, relatório "To Err is Human", 35-36

J

Joint Commission on Accreditation of Healthcare Organizations. *Ver também* Elementos de desempenho

L

Liderança
    abordagem do grupo de trabalho, 66
    alocação de espaço e recursos, 48
    competência da equipe, 56-57
    declarações de visão, missão e objetivo, 47, 55-56
    planejamento de curto e longo prazos, 47
    planos de melhora do desempenho, 62-64
    questões de fluxo de pacientes, 42-44
    questões de segurança do paciente, 62-63
    uniformidade do cuidado, 54-55
Lotação, 15. *Ver também* Superlotação

M

Manejo da emergência, 58-62
Manejo dos recursos da tripulação, 65
Medicações, visitas ao PS para, 20-21
Medicações para alívio da dor, 20-21
Medicaid, índices de reembolso, 27-28
Medicare, índices de reembolso, 27-28
Médicos
    escassez de pessoal, 23-24
    fatores legislativos e regulatórios, 27-28
    marcação de consultas com, 18-19
Médicos de atenção básica, marcação de consultas com, 18-19
Médicos em plantão a distância, 23
Medidas de equilíbrio, 92
Melhora contínua, 61-64, 89
Melhora contínua da qualidade (MCQ), 88-89
Melhora do desempenho
    determinação de prioridades, 45-47
    elementos de desempenho, 61-64
    estratégias, 48-49
    fatores de sucesso, 131-132
    redução da demora, 123
Metodologia do rastreador
    análise de caso, 139-142
    avaliação do fluxo de pacientes com simulação de rastreadores, 137-139
    processo, 137, 139
Monitoração biométrica, 90
Monitores de ultra-som, 90

N

National Association of EMS Physicians, 104
National Association of Inpatient Physicians, 87
National Association of Psychiatric Health Systems, 20-21
National Center for Injury Prevention and Control, 89
National Council of State Boards of Nursing, 22
National Hospital Ambulatory Medical Care Survey, 25-26, 37
National Information Infrastructure Health Information Network (NIH-HIN), 89
"National Preparedness: Ambulance Diversions Impede Access to Emergency Rooms", 32
Negligência, identificação, 51-52

O

Organização de cuidado gerenciado
  cobertura limitada, 23
  revolução, 21
Organizações de atenção à saúde. *Ver também* Prontos-socorros; Superlotação
  em áreas econômicas pobres, 32-33
  prêmios de responsabilidade, 25-26
  problema do sistema, 9-10
  revolução no cuidado administrado, 21
  superpopulação, 21-27
Organizações de manutenção da saúde (HMOs), 18-19

P

Pacientes
  falta de acesso ao cuidado de saúde, 16
  reavaliação, 51
Pacientes aguardando internação, 9-10
Pacientes críticos, 17
Pacientes da emergência, 17
Pacientes "embarcados", 34-35
Pacientes idosos
  co-morbidades, 15-16
  impacto na superlotação, 9-10
Pacientes não-emergenciais, 19-21
Pacientes não-segurados, índices de uso do PS, 18
Pacientes não-urgentes, 17
Pacientes semi-urgentes, 17
Pacientes suicidas, 20-21
Pacientes urgentes, 17
Pessoal auxiliar, 23-24
Políticas de desvio de ambulâncias, 101-104
Privacidade, 44
Processo de admissões
  estudos de casos, 115-122
  evitando a superlotação, 76-77
  unidade de admissões rápidas, 97
Processo de alta, 57-59, 78-80, 97
Processo de transferência, 57-59
Processos mais bem demonstrados, 81-82
Processos modernizados, 90
Prontos-socorros. *Ver também* Superlotação; Fluxo de pacientes
  capacidade, 92-96
  consultas de especialistas, 23
  cuidado não-reembolsado, 25-26
  diretrizes e protocolos, 74-75
  estatística
    dados da AHA sobre declínio do PS, 25-26
    duração média das visitas, 33
    imediação, 19
    pacientes sem seguro, 16
    tempos de espera, 32-33, 37
    uso, 15, 16
    visitas aos prontos-socorros, 9-10
  facilitação e filas, 83
  gerente de caso, 123, 126
  gravidade e complexidade do paciente, 15
  imagens, 20-21
  indicadores de qualidade, 129-131
  índice de severidade, 75
  iniciativa de questões urgentes, 113
  lista de problemas e recomendações para melhora, 79
  pagamentos de reembolso, 27-28
  políticas de desvio de ambulâncias, 105
  procedimentos de triagem, 48
  questões organizacionais, 21-27
  readmissão, 37
  resultados deficientes, 35-37
  serviços diagnósticos e de avaliação, 20-21
  sistemas de rastreamento do paciente, 71-72
  superação do desvio de ambulâncias, 31-32
  tempo de permanência (TP), 74, 76
  tempos de espera, 37, 123
  tempos do ciclo de admissão, 116
  uso
    cuidado de saúde mental, 20-21
    estudo do tempo de permanência (TP), 21
    matriculados na HMO, 18-19
    pacientes não-emergencias, 19-21
    pacientes não-segurados, 18
    para medicações, 20-21
Proporções da equipe, 56-57
Padrão "do leigo prudente", 27-28

R

Rádio-telefones, 90
Raios X, *fast tracking*, 116
Rastreamento em tempo real, 115-116
Readmissão, 37
Reavaliação, dados e informações reunidos, 50
Recursos humanos, elementos de desempenho, 56-58
Registro à beira do leito, 123
Registro médico eletrônico (RME), 89
Relatório "To Err is Human", 35-36
Resultados, erros médicos, 35-37

S

Sala de Recursos de Alta (SRA), 97
Salas de cirurgia, estudo de caso, 132-133

Satisfação do paciente, 87
Segurança do paciente
  comprometida, 34-37
  elementos de desempenho, 62-63
  impacto da superlotação, 9-10
  impacto dos locais e serviços, 44
  prevenção de erros médicos, 65
Seguro saúde, pacientes sem, 16, 18
Sensores termográficos, 90
Serviços de avaliação, estatística, 20-21
Serviços de imagem, 20-21
Serviços diagnósticos
  espera por resultados, 23-24
  estatística, 20-21
Serviços psiquiátricos, 20-21
Simuladores do rastreador, avaliação do fluxo de pacientes, 137-139
Sistema de informação clínica, 126
Sistema de manejo da capacidade de demanda (SMCD), 69-70, 116-121
Sistemas computadorizados de rastreamento do paciente, 71-72, 88-89
Sistemas computadorizados de registro de ordem, 89
Sistemas de monitoração de âmbito estadual, 104-107, 110-112
Sistemas de rastreamento, 71-72, 88-89, 115-116
Sistemas de rastreamento ativo, 71-72, 89
Sistemas de rastreamento passivo, 71-72, 89
Sistemas de ratreamento do paciente, 71-72, 88-89, 115-116
Sistemas de triagem, 73-74
Society of Critical Care Medicine, 23
Soluções de processamento, fluxo de pacientes, 77-78, 94
Soluções de saída, fluxo de pacientes, 78, 95
Superlotação
  causas, 9-10
  crescimento populacional, 20-21
  definição, 15
  estatística, 13
  estudo de caso, 131-136
  fatores legislativos e regulatórios, 27-28
  impacto dos pacientes "embarcados", 34-35
  indicadores de piora precoce, 71
  padrões, 10
  prevenção, 92
  problemas sistêmicos e, 9-10
  questões organizacionais, 21-27
  recomendações para reduzir, 102
  tendências simultâneas, 13-15

T

Técnicos de imagem, índice de disponibilidade de vagas, 23-24
Técnicos de laboratório, índice de disponibilidade de vagas, 23-24
Tecnologia das comunicações, 90
Tecnologia médica, custos, 25
Telecomunicações, 89
Telecomunicações sem fio, 89
Telemática, 89, 90
Tempo de espera
  estatística, 32-33, 37
  redução, 123
  testes diagnósticos, 23-24
Tempo de permanência (TP)
  abordagem "*fast track*", 87
  estudo, 21, 66-67
  redução do, 74, 76
Tempo de vida, doenças crônicas, 15

U

U.S. Bureau of Labor Statistics, 22
U.S. Census Bureau, estatística de seguro saúde, 16, 18
U.S. Department of Health and Human Services (HHS)
  Office of the Inspector General (OIG), 27-28
  relatório sobre escassez de enfermagem, 21-22
U.S. House of Representatives, Committee on Government Reform, 32
Unidades de admissão rápida, 77
Unidades de curta permanência, 97
University of Texas School of Public Health, estudo sobre desvio de ambulâncias, 37

V

Variabilidade artificial, 83
Variabilidade diária, 83
Variabilidade do fluxo, 83
Variabilidade natural, 83
Visão do pássaro, 120